ARKANA

Buch

Die tibetische Medizin ist eines der ältesten und raffiniertesten Heilsysteme der Welt. Sie beruht auf der Einheit von Körper, Geist und Seele und der Beziehung zwischen emotionaler Dynamik und physischen Zuständen. Negative Erfahrungen, die wir im Laufe unseres Lebens machen, dringen bis in die tiefsten Schichten unserer Persönlichkeit ein und kommen irgendwann in Form von Krankheiten zum Ausdruck. Heilung wird vor diesem Hintergrund zu einem Akt der Selbsterkenntnis. Wir sind unsere eigenen Heiler, indem wir dem Ursprung und den Ursachen unseres Leidens auf die Spur kommen. Christopher Handsard, der die traditionelle Medizin Tibets jahrelang studiert und praktiziert hat, lädt den Leser ein, sich auf eine innere Reise zu begeben. Unterstützt wird die Selbsterforschung durch eine Reihe von Meditationsübungen, Massagetechniken, geiststärkenden Diäten und heilenden Kräutern. Sie befähigen den Leidenden, sich mit jenem kontinuierlichen Strom harmonisierender Energie zu verbinden, der alles Chaos ins Gleichgewicht bringt und die Balance zwischen Geist, Körper und Seele wieder herstellt.

Autor

Christopher Hansard, Jahrgang 1955, wurde bereits im Alter von vier Jahren in die spirituellen und medizinischen Traditionen Tibets eingeführt. Durch ein Zeichen der Gestirne war der tibetische Meister Ürgyen Nam Chuk auf ihn aufmerksam geworden und hatte ihn als Schüler angenommen. 23 Jahre lang studierte er das tibetische Heilsystem. Heute ist er einer der führenden Praktiker auf diesem Gebiet und Direktor des Eden Medical Centre in London.

CHRISTOPHER HANSARD

TIBETISCHE LEBENSWEISHEIT

Selbstheilungstechniken für Körper, Geist und Seele

Aus dem Englischen
von Ria Höner

ARKANA
GOLDMANN

Dieses Buch ist als Anleitung für Menschen gedacht, die ihre Gesundheit verbessern oder behalten wollen. Wenn Sie gesundheitliche Beschwerden haben, sollten Sie professionelle Hilfe durch ärztliche und naturheilkundliche Diagnose und Therapie in Anspruch nehmen.

Die englische Originalausgabe erschien 2001 unter dem Titel »The Tibetan Art of Living« bei Hodder and Stougthon, London.

Umwelthinweis:
Alle bedruckten Materialien dieses Taschenbuches
sind chlorfrei und umweltschonend.
Das Papier enthält Recycling-Anteile.

Umschlaggestaltung: Design Team, München
Umschlagabbildung: Photonica/Yagi
Satz/DTP: Martin Strohkendl, München
Druck: Elsnerdruck, Berlin
Verlagsnummer: 21635
Redaktion: Irina Mamula
WL · Herstellung: WM
Made in Germany
ISBN 3-442-21635-4
www.goldmann-verlag.de

1. Auflage

Widmung

Das Wissen in diesem Buch ist den Meistern
der Zwölf Überlieferungen des Bön
und den Schulen dMu und Dur gewidmet.
Den Ngagpa des Nam- oder »Himmels«-Clans
segne ich tausend Mal.
Ich widme dieses Buch auch denen, die es lesen;
mögen sie dauerhaftes Glück finden.

Auf der persönlichen Ebene widme ich dieses Buch
meiner wunderbaren Frau Silvia
und meiner entzückenden Tochter Flavia,
deren Aufmunterung und Liebe
mich beim Schreiben begleitet haben.

Inhalt

Die Erschaffung des Universums

Wie der folgende tibetische Mythos schildert, wurden alle lebenden Geschöpfe mit der Sehnsucht nach Harmonie und Vereinigung geschaffen.

Bevor die Zeit begann, bevor das Licht war, herrschte die Finsternis, und alles, was war, wurde von einem großen kosmischen Ei umschlossen. Langsam brach dieses Ei auf. Ihm entströmten das Licht, die Zeit und der Raum, die zu Universen, Planeten, Sternen und Sonnen wurden.

Aus dem kosmischen Staub traten die Sonne und der Mond hervor. Sie durchmaßen den Himmel als eins, bis sie auseinander gerissen wurden. Aus diesem Bruch entstanden die ersten Lebewesen.

Um sich an ihre Erschaffung zu erinnern, ordneten sie an, dass Sonne und Mond einmal im Leben zu einer vollständigen Verschmelzung zusammenkommen sollten; dies würde den Moment in Bewegung setzen, in dem das große kosmische Ei sich wieder öffnen und alle Dinge ihre Herkunft erkennen würden.

Sonne und Mond, in der tibetischen Mythologie König und Königin, sehnten sich nacheinander und träumten von ihrer Wiedervereinigung. Ihre Träume wurden zum Stoff des menschlichen Geistes, sodass die Menschen den gleichen Traum träumen wollten wie Sonne und Mond. Und so kamen der König und die Königin des Himmels in jedem Lebenszyklus ganz kurz zusammen, um eins zu werden und sich wieder zu trennen; ihre Tränen erfüllten die große Leere des Himmels und verbreiteten ihr Licht durch Zeit und Raum.

Durch ihre vollständige Verschmelzung erinnern Sonne und Mond alle Lebewesen daran, dass niemand vom anderen getrennt ist, und dass Erneuerung und Transformation zum Wesen aller Dinge gehören. Und so umarmen der König und die Königin des Himmels sich wieder und wieder, bis sie am Schluss vollständig und als neue Einheit in der Kraft ihrer Umarmung verweilen werden.

Vorwort

Das Lied der Weisheit

Das Feuer brannte gemächlich vor sich hin, und seine blinkenden Funken sprühten in den Sonnenuntergang. Wacholderduft erfüllte die Luft, heiliges Opfer an die Götterenergien des alten Tibet. Die Schwingungen des leisen Gesangs meines Lehrers drifteten vom Gipfel des Mount Pihanga, wo ich mit ihm saß, hinunter ins Tal, wo sie mit dem Nebel verschmolzen.

Wir befanden uns im Taupo-Bezirk auf der Nordinsel Neuseelands, einer gebirgigen, seenübersäten Landschaft. Den einheimischen Maori galt sie seit über tausend Jahren als heilig. Im letzten Licht des Tages hob sich vom dunklen Wald das blass glitzernde Band eines Flusses ab, der sich aus einem See herauswand. Dann kam die Nacht. Sterne sprangen aus der Leere, hell leuchtend jeder einzelne, und sangen als Widerhall auf den Gesang meines Lehrers.

Er befand sich in tiefer Versenkung, sein Gesicht ein vollkommener Ausdruck von Konzentration und Ruhe. Ich warf noch ein paar Wacholderbeeren und -zweige ins Feuer. Die Flammen züngelten auf, als wollten sie in den Raum hinausspringen. Das Feuer war wie ein Kanal zwischen Himmel und Erde, gereinigt durch den Wacholder, mit Kraft versehen durch den Gesang.

Ürgyen, mein Lehrer, griff nach einer kleinen flachen Trommel und begann, in großen, weit ausladenden Kreisen langsam seine Finger über die abgegriffene Tierhaut wandern zu lassen. Ein Flüstern, ein Raunen erklang unter seinen Fingerspitzen.

Dann brach plötzlich ein Dröhnen aus der Trommel heraus, hing in der Luft, schwoll ab und wurde zu einem tiefen Murmeln, Hintergrund für die Worte des Gesangs. Unvermittelt kam Wind auf, ein kontinuierlicher Strom aus magisch herbeigerufener Luft. Der Klang von Trommel und Wind verband sich und strömte vom Berg hinaus in die ganze Welt.

Der Gipfel wurde zum einzigen Gipfel der Welt.
Die Dunkelheit unter uns war ein Ozean voll Energie.
Einer Energie, die allem Lebenden, Fühlenden gemeinsam ist.
Mein Geist machte sich auf in dieses dunkle Meer, das aus den Worten des Gesanges entstanden war.
Worte aus den alten Zeiten Tibets – Worte von Kraft und Segen, von Wiedergeburt und Schöpfung.
Worte, die den Geist befreien.
Worte, die Unwissenheit zerstören und Angst bannen.
Heilende Worte für jedes Lebewesen, das sie hört.

In dieser Nacht hörte ich das Lied der Erde und der Elemente. Die Worte erzählten, woraus wir gemacht sind, woher wir kommen und wohin wir gehen. Sie erzählten vom Wesen der Dinge. Es war der Gesang der Weisheit – einer Weisheit, die dem Menschsein zu Grunde liegt.

Alle lebenden Dinge können diese Weisheit hören. Sie kannten den Gesang, den mein Lehrer in jener Nacht sang. Sie kannten ihn, weil sie selbst die Worte und die Weisheit waren. Auch wir kennen diesen Gesang. Denn wir sind die Worte. Wir sind die Weisheit.

In dieser Nacht begann ich zu verstehen und zu erleben, welche Weisheit, welche Heilkraft und welche Macht dieser Gesang hat, der grenzenlosem Mitleid und unendlicher Weisheit gilt. Dem alttibetischen Glauben zufolge wurde er zuerst von den als Theurang bezeichneten frühesten nichtmenschlichen

Bewohnern Tibets gesungen, die lange vor dem Heraufdämmern der Menschen existierten.

Der Gesang war ein bedeutender Schritt in meiner Ausbildung als Arzt der tibetischen Dur-Bön-Medizin. Nach 23 Jahren verschmolzen spirituelle und medizinische Unterweisungen schließlich zu einer Einheit. Beim Singen gab mein Lehrer spirituelle Kraft weiter. Die Energie, die dabei frei wurde, verwandelte und erweiterte meine Psyche, meinen Geist und meinen Körper. Meine Bindung an meine Unvollkommenheiten, meine Vorurteile und Blockaden begann sich aufzulösen.

Das leise Dröhnen der Trommel erfüllte jeden Teil von mir, organisierte mein inneres Gefüge neu, schuf Raum für Bewusstsein, machte Platz, damit meine Menschlichkeit wachsen konnte, erzeugte spirituelle Verbindungen zu allem, was ich seit der Kindheit von meinem Lehrer gelernt hatte.

Es sollte das letzte Lebensjahr meines Lehrers sein. Er hatte mir viele wichtige Lektionen beigebracht, und ich erinnerte mich daran, wie wir uns 1959 in Neuseeland kennen gelernt hatten. Es war in Rona Bay, Wellington, am Strand. Ich war vier Jahre alt und mit meinen Eltern für einen Tag am Meer.

Die Flut ging langsam zurück, und in langen, sachten Wellen schlug das Meer auf den graubraunen Sand. Einige Leute sammelten im flachen Wasser schon Muscheln und Krabben für die Abendmahlzeit. Möwen zogen ihre Kreise oder standen erwartungsvoll im Wind, als ich am Strand entlang zum verblichenen, vom Wetter gebeutelten Pier spazierte.

Schon den ganzen Tag lang hatte ich das Gefühl gehabt, dass etwas Wichtiges passieren würde, etwas, das ich irgendwie schon wusste, das ich aber nicht in Worte fassen konnte. Meine Eltern riefen mich zu sich; sie wollten nach Hause. Aber irgendetwas in mir wusste, dass ich noch nicht gehen konnte.

»Ich muss hier bleiben.«

»Komm schon, es ist Zeit.«

»Nein, ich muss hier bleiben.«

»Warum?«

Ich wusste nicht, was ich sagen sollte. Meine Worte und Gedanken schossen wild durcheinander. Langsam stapfte ich auf meine Eltern zu. Als wir dann vom Strand auf die geschotterte Straße einbogen, sah ich meinen Lehrer. Er stand da und wartete. Ein Regenbogen erschien, und er lachte.

Ürgyen Nam Chuk stellte sich meinen Eltern vor. Er erklärte, er würde eine spirituelle und medizinische Tradition Tibets verkörpern, die unter anderem mit einem ausgefeilten astrologischen System arbeitete. Dieses hatte Hinweise darauf gegeben, dass ich möglicherweise ein Kandidat für eine Ausbildung in der spirituellen und medizinischen tibetischen Bön-Tradition war. Zunächst waren meine Eltern nicht sonderlich beeindruckt. Aber als sie Ürgyen kennen lernten und begriffen, dass er nicht auf irgendwelche Almosen aus war, entspannten sie sich. Sie fingen an zu verstehen, wie wichtig die Sache für mich war, und erlaubten mir, die nächste Stufe zu absolvieren – eine Reihe von Tests und spirituellen Fragen, durch die festgestellt werden sollte, ob die Astrologie Recht gehabt hatte.

Meine Eltern kannten die tibetische Überlieferung, der zufolge spirituelle Lehrer wiedergeboren werden. Aber Ürgyen erklärte, dass ich so etwas seiner Meinung nach nicht war; vielmehr hielt er mich für jemanden, der bei entsprechender Ausbildung seltene und besondere Fähigkeiten entwickeln konnte, die mit der Medizin, der Heilung und der Spiritualität der Bön-Tradition zu tun hatten. Ich wurde nicht als vollkommen oder als etwas Besonderes betrachtet, und ich würde auch nicht ermutigt werden, so etwas von mir zu denken.

Ürgyen Nam Chuk war ein bekannter Bön-Ngagpa, ein verheirateter Mann von hohem spirituellem Rang. Die Ngagpa-Tradition findet sich in den meisten der verschiedenen spirituellen Richtungen, die aus den vier buddhistischen Schulen in Tibet hervorgegangen sind, und in allen Bön-Traditionen. Ngagpas sind sofort an ihren langen Haaren zu erkennen, die sie entweder zu einem Knoten binden oder zu dünnen Zöpfchen flechten.

Ngagpas galten immer als die spirituelle Seele Tibets, als wild, unberechenbar und außergewöhnlich. So war auch mein Lehrer. Als ich älter wurde, musste ich deshalb ständig auf der Hut sein, um nicht auf irgendwelche Eulenspiegeleien, versteckte Fallstricke und sonstigen Unsinn hereinzufallen, der subtil in die vielen Stunden hineinverwoben war, in denen Disziplin, Lernen und harte Arbeit angesagt waren.

Seit alters her kümmern Ngagpas sich um ihre Gemeinschaft, indem sie Geburts-, Hochzeits-, Bestattungs- und Wahrsagerituale durchführen. Außerdem halten sie zum Schutz und zum Nutzen der Gemeinschaft die verschiedensten einfachen oder komplexen Zeremonien ab. Allen Ngagpas wird nachgesagt, dass sie Macht über die Naturkräfte besitzen und mit diesen zusammenarbeiten. So unterstehen das Wetter und die Ernte ihrer Obhut, ebenso die Rechtsprechung und zuweilen auch das Kriegführen. Manche Ngagpas sind in den Kampfsportarten versiert, andere sind hervorragende Ärzte oder spirituelle Meister. Ürgyen gehörte zu den wenigen, die alle diese Fähigkeiten entwickelt hatten.

Er stammte aus dem halbnomadischen Nam-Clan, der vor weit über achthundert Jahren über den sibirischen Baikalsee nach Tibet eingewandert war. Seine Mitglieder waren berühmt für ihre medizinischen Fähigkeiten, ihre spirituellen Lehren und ihre medialen Kräfte. Obwohl sie Halbnomaden waren, heirateten sie in die einheimische Bevölkerung ein und wurden schließlich in der tibetischen Provinz Amdo sesshaft. Eine andere Gruppe ließ sich in Nangchen Gar nieder, einem kleinen unabhängigen Königreich innerhalb Tibets, das für die Ngagpa-Tradition zu einem wichtigen spirituellen Zentrum wurde.

Der ganze Clan verließ Tibet 1916, also fast vierzig Jahre vor dem Einmarsch der Chinesen. Ein bedeutender Meister der Nam-Linie hatte die Invasion vorhergesagt und – zusammen mit anderen – vergeblich versucht, die tibetischen Autoritäten zu warnen. Der gesamte Nam-Clan wanderte aus Tibet aus und teilte sich auf Anweisung des Clanführers in mehrere Gruppen, damit jede einen speziellen Bereich der Kultur betreuen und ein Handelsnetzwerk aufbauen konnte.

Einige Gruppen gingen nach Nepal, ein paar nach Leh und in das kleine Königreich Lo, andere nach Himachal Pradesh, einem indischen Bundesstaat. Wieder andere machten sich nach Sikkim und einem anderen indischen Bundesstaat namens Arunachal Pradesh auf oder auch nach Kalkutta, Bombay, Varanasi oder Madras. Die Personen, die das spirituelle Zentrum des Nam-Clans verkörperten, brachten sich in abgelegenen Teilen Sikkims und im Königreich Lo in Sicherheit. Als mein Lehrer groß wurde, reiste er zwischen all diesen Orten hin und her, um verborgenes Wissen zu erwerben; er war außerdem mit der Verwaltung des Clanvermögens befasst.

Jedes Jahr wurden zu den spirituellen Lehren des Bön Weissagungen durchgeführt, die auf die Astrologie zurückgriffen. Sie führten zu der Entscheidung, dass geeignete Personen außerhalb des Clans und eventuell sogar außerhalb der tibetischen Gemeinschaft gefunden werden mussten, um die Kontinuität der Lehre zu wahren. Die Meister der Weissagung konstruierten ein Gerät, das die Erde und die astrologischen Einflüsse repräsentierte, und nachdem sie es intensiv studiert hatten, dirigierten sie meinen Lehrer, der damals Ende Dreißig war, auf die Südhalbkugel der Erde, damit er dort nach einem geeigneten Kandidaten suchen sollte. Vier Jahre vor meiner Geburt kam er in Neuseeland an.

Erste Unterweisungen

Von meinem vierten Lebensjahr an verbrachte ich die nächsten 23 Jahre damit, das spirituelle und medizinische Wissen des alten Tibet kennen zu lernen. In dieser Zeit zog meine Familie von Wellington nach Auckland; ich ging in eine normale westliche Schule und war ein ganz normaler frecher kleiner Junge. Mein Lehrer folgte uns; ich sah ihn immer morgens und abends an Wochentagen, und am Wochenende.

Als ich acht war, fing neben den spirituellen Disziplinen, in denen ich seit meinem vierten Lebensjahr unterrichtet wurde, meine formale Ausbildung in tibetischer Medizin an. Unter anderem lernte ich die Bön-Version des als Kum Nye bekannten Übungssystems kennen; dessen acht Übungen sollen Geist und Körper verwandeln, Blockaden beseitigen, die körperliche Kraft und die Gesundheit verbessern und den Schüler auf die höheren Wissensstufen vorbereiten.

Jeder von uns kann sich selbst heilen

»Wenn du Menschen heilen willst, musst du zuerst wissen, warum sie leiden«, sagte mein Lehrer. »Wenn du ihnen dadurch, dass du sie heilst, zeigen kannst, wie sie ihr Leiden beenden können, hast du deine Aufgabe als Arzt erfüllt.«

Ich erfuhr, dass es für jedes Leiden ein spirituelles Heilmittel gibt, das aus dem Wissen um die Beziehungen zwischen Karma und Leiden erwächst. Ursprung des Karmas ist das Chaos, das in allen Lebewesen, in allen Aspekten dieser Welt und im gesamten Universum existiert. Chaos ist manchmal gut, manchmal neutral und manchmal schlecht, aber immer ist es der Stoff, aus dem Glück und dann Erleuchtung hergestellt werden können.

Ein tibetischer Arzt verwandelt das Chaos in Geist und Körper und gibt dadurch dem Patienten die Chance, gesund, glücklich und weise zu werden. Meditation und die Erzeugung von Mitgefühl bilden das Herzstück dieses Wissens, denn ohne sie kann Wissen leicht ungeschickt verwendet werden.

Das Heilen wird nicht gelehrt. Vielmehr ist es ein kontinuierlicher Energiestrom, der vom Bewusstsein des Menschen in die natürlichen und vom Menschen geschaffenen künstlichen Welten fließt. Mit Hilfe der Methoden, Beobachtungen und Theorien der tibetischen Medizin kann man lernen, sich mit diesem unaufhörlichen Heilungsstrom zu verbinden.

Heilung ist ein Aspekt der Liebe, eines sich ausweitenden Mitgefühls, das durch den Drang des Bewusstseins entsteht, sich selbst zu suchen. Das Bewusstsein strebt danach, das Chaos in der Welt, im Universum und in uns selbst ins Gleichgewicht zu bringen, sodass Materie, Zeit und Raum schließlich in einem ununterbrochenen Harmoniestrom verschwinden. Heilung bedeutet nicht nur, einen Kranken gesünder zu machen; sie bedeutet, ihn bewusster zu machen.

Heilung ist auch ein Akt der Selbsterkenntnis. Jeder von uns ist sein eigener Heiler. Wenn wir wissen, dass wir Heilung brauchen, aktivieren wir die Heilung in uns; dies weckt das Wissen, wer wir sind. Der Prozess kann auch durch den Arzt angeregt werden, der auf den Hilferuf des Patienten reagiert.

Je mehr ich lernte, desto mehr reifte meine Selbsterkenntnis (zumindest glaubte ich das), und Jahr für Jahr wurde mir die Großartigkeit und Komplexität der tibetischen Medizin bewusster. Mit vierzehn legte ich das Gelübde ab, zu dem alle tibetischen Ärzte meiner Tradition sich verpflichten: »Ich gelobe zu arbeiten, bis ich nicht mehr gebraucht werde, bis die Krankheit in all ihren Formen und Verkleidungen verschwunden ist und alle Lebewesen dauerhaft glücklich sind.«

Der Mond ging hoch über einer Sternengirlande auf und warf sein bleiches Licht über den Himmel. Ich konnte den Fluss und den See unter mir sehen. Der Schein der Feuerzungen huschte über das Gesicht meines Lehrers und zeigte mir seine tiefe Meditation. Hier und da schossen Sternschnuppen über den Himmel.

»Jede von ihnen ist eine Seele, die wieder geboren wird«, sagte er leise.

Ich dachte still darüber nach, wie seltsam diese Erfahrung war. Ich saß auf einem heiligen Berg im heiligen Land der Maori und lernte die heiligen Lehren Tibets von einem Lehrer, auf dem der Segen der Maori-Ältesten ruhte. Es schien nicht einfach, das alles zu begreifen.

Mein Lehrer wusste, was ich dachte. »Verleugne deine Kultur nicht, lerne von ihr, so viel du kannst«, meinte er. »Sieh zu, dass du das, was ich dich zu lehren versuchte, und das, was im Westen ist, zu einer Einheit verbindest.«

Seine Worte aktivierten ein Bewusstsein in mir, das wuchs und sich veränderte. Ich spürte, wie östliche und westliche Energien in mir verschmolzen: Tibet und die Antipoden, Bön und Neuseeland – altes Wissen vom Dach der Welt, das einem jungen Mann in einem jungen Land, gelegen am Ende der Welt, vermittelt wurde, erreichte sein Ziel.

Christopher Hansard
London, 2001

1

Wie die tibetische Weisheit die Welt sieht

Mit diesem Buch möchte ich Ihnen zeigen, wie Sie mit Hilfe der tibetischen Medizin Weisheit, Gesundheit und Wohlbefinden hervorbringen können. Es wendet sich nicht an Gelehrte: Solche Bücher sind von versierten Autoren bereits geschrieben worden. Mir geht es in erster Linie um eine Reise zum eigenen Selbst, bei der die tibetische Medizin den Weg zur Selbsterkenntnis weist.

Betrachten Sie sich als Pilger auf einer Seelenreise, die wunderschön, beängstigend und manchmal schwierig ist. Auf den folgenden Seiten erfahren Sie etwas über die Kunst zu leben. Sie lernen viele bewährte, traditionelle Selbstheilungstechniken kennen, die Sie gesund und glücklich machen können. Vor allem aber werden Sie mit dem tief greifenden Heilungssystem bekannt, das Sie in sich tragen. So werden Sie selbst Ihr eigener Heiler.

Es kann schwierig sein, eine Kultur zu verstehen, wenn Sie die ihr zu Grunde liegende Denkstruktur nicht kennen. Das gilt auch für die tibetische Medizin, die ihre eigene Gedankenstruktur und Ausdrucksweise hat. Wenn Sie von diesem Buch profitieren wollen, sollten Sie die Weltanschauung kennen und am besten auch praktisch erleben, auf die sich eins der komplexesten Heilungssysteme der Welt gründet.

Die tibetische Medizin ist ein altes, weit verzweigtes System, das Seele, Körper und Geist des Kranken zu einer Einheit zusammenführen und auf diese Weise ein dynamisches Gleichgewicht wiederherstellen will. Ihr Ziel, die Herstellung von Gesundheitsmustern, versucht sie dadurch zu erreichen, dass sie den Menschen bei der Veränderung ihrer geistigen Einstellungen und Verhaltensweisen hilft. Das wird auch dann für wichtig gehalten, wenn das Problem in einer körperlichen Verletzung besteht, etwa einem gebrochenen Bein. Das bedeutet nicht, dass »alles nur im Kopf ist«. Aber die tibetische Medizin möchte uns verständlich machen, woher unsere Krankheit kommt, welche Ursache sie hat und wie wir sie in Körper und Geist festhalten.

Wenn Sie begreifen, warum Sie krank sind, Schmerzen haben oder auf andere Art leiden, werden Sie stärker und weiser. Sie fangen an zu verstehen, wie und warum überwältigende oder blockierende Erfahrungen sich als geistig-seelische oder körperliche Krankheit äußern. Dadurch erkennen Sie auch, wie Sie Ihr Leid beenden und nicht nur Ihre Krankheit, sondern auch Ihre Lebensweise heilen können.

Die Ursprünge der tibetischen Dur-Bön-Medizin

Die tibetische Spiritualität in all ihren Formen geht auf eine einfache, elementare Überzeugung zurück, die seit undenklichen Zeiten bei den Menschen Tibets verbreitet ist. Spirituelles Wachstum ist nur möglich, wenn Sie zuerst persönliche Vitalität und Energie erwerben. Das macht Sie stark und befreit Sie von Blockaden, sodass Sie nur gute Dinge anziehen. Diese Vorstellung liegt dem gesamten religiösen und spirituellen Denken der Tibeter zu Grunde.

In der heutigen tibetischen Kultur gibt es zwei strukturierte religiöse Lehrsysteme. Das eine ist der Buddhismus, das andere der Bön – ein tibetischer Begriff, der in etwa »eine Gottheit anrufen« bedeutet. Der Bön-Überlieferung zufolge begründete der große spirituelle Genius Tonpa Shenrab Miwo, der 17 000 Jahre vor dem historischen Buddha geboren wurde, die Bön-Lehre. Als von Geburt an Erleuchteter gab er Unterweisungen weiter, mit deren Hilfe die Menschen ihre Leiden kurieren konnten.

Sowohl Tonpa Shenrab Miwo als auch Buddha galten als meisterliche Ärzte, weil sie die Wurzel des Leidens diagnostizierten. Sie entwickelten ähnliche Ideen über die Umwandlung des Leidens, die Förderung des Glücks und die Herstellung inneren Gleichgewichts. Sie verstanden das Wesen des Menschseins.

In der vorbuddhistischen Zeit waren die ersten Praktizierenden des Dur Bön – aus dem meine Tradition sich entwickelte – verheiratete Priester. Sie hatten die Aufgabe, den Körper der toten Könige herzurichten und ihre Seelen auf höhere Bewusstseinsebenen zu begleiten; sie waren Ratgeber der königlichen Familien und wichtige Leitfiguren für die Gemeinschaft. Außerdem besaßen sie ein komplexes medizinisches Wissen über die Funktionsweise von Körper und Geist, ihren Tod und ihre Transformation. Dieses Wissen stammte von einer noch älteren Kultur, die als Zhang Zhung bezeichnet wird.

Die Dur-Bön-Schule verschmolz mit einer spirituellen Tradition namens dMu T'ang, die ebenfalls Teil der Bön-Kultur ist. In den ältesten Zeiten wurden die herausragenden Vertreter des dMu T'ang darin unterwiesen, den Geist in andere Bewusstseinsbereiche zu schicken. Die Fertigkeit wurde eingesetzt, um zu heilen und die Gemeinschaft zu führen und zu schützen. Die dMu T'ang-Tradition besaß außerdem wichtige spirituelle und medizinische Lehren in Form körperlicher und mentaler Übungen.

Die praktizierenden Anhänger des Dur Bön und des dMu T'ang waren als Mystiker, Philosophen, Ärzte und Wissenschaftler bekannt. Ihr Vermächtnis erstreckte sich auf alle Bön-Schulen und hat auch den tibetischen Buddhismus beeinflusst. Rningmapa, die älteste Schule des tibetischen Buddhismus, gleicht manchen Aspekten der Bön-Kultur. Moderne Forschungen deuten darauf hin, dass viele Aspekte der indischen und chinesischen Kultur nicht unwesentliche Anleihen beim Bön gemacht haben. Der Hinduismus und die Philosophien des Taoismus und des Feng Shui in China haben ihren Ursprung in der Bön-Kultur und deren Spiritualität.

Als im 7. Jahrhundert der Buddhismus nach Tibet kam, blieb sein Einfluss zunächst sehr beschränkt. Im 8. Jahrhundert jedoch befand die Regierung sich in einer Krise, und unter dem Bön-Adel gab es Unruhen. Die Buddhisten leiteten eine gut geplante militärische Invasion ein, die erfolgreich war und den Buddhismus in Tibet zur dominanten Religion machte, bis 1959 die Chinesen dort einmarschierten.

Zunächst kamen die beiden Denksysteme – Buddhismus und Bön – gut miteinander aus. Aber dann fingen einige buddhistische Splittergruppen an, Bön-Gemeinschaften zu verfolgen. Um die Hetzjagd zu beenden, übernahmen manche Bön-Gemeinschaften nach außen hin die buddhistische Lehre und entwickelten eine Richtung, die als »reformierter Bön« bekannt wurde. Seine Anhänger werden als Bön-pos bezeichnet. Tatsächlich sind die Lehren aber weitgehend dieselben geblieben, und zwischen den beiden Bön-Wegen gibt es kaum Differenzen. Die Buddhisten suchen genauso nach Tugend, Mitgefühl und Weisheit wie alle Bön-Gemeinschaften. Mein Lehrer, der ein Bön-Meister war und mich im alten Bön (dem Bön der Ngagpas) unterwies, heiratete eine Frau aus einer berühmten Familie buddhistischer Lehrer. Weder die spirituelle Praxis noch die religiöse Theorie führte in ihrer Ehe je zu Problemen.

Seine Heiligkeit der Dalai Lama hat 1980 die entscheidende Rolle des Bön für die Identität der tibetischen Kultur anerkannt und damit einen wichtigen Schritt zur Vervollständigung der

Struktur Tibets getan. Im Westen wird der Bön gern mit schamanistischen und animistischen Glaubensvorstellungen verwechselt. Das trifft den Sachverhalt nicht genau, aber verwirrenderweise haben sowohl der Buddhismus als auch der Bön einige dieser Überzeugungen – wenn nicht alle – übernommen und in ihr System integriert.

Tatsache ist, dass alle tibetischen Lehren bis heute lebendig und universell gültig sind. Auch wenn der tibetische Buddhismus sehr viel bekannter ist als der Bön, wird dieser in Tibet und im ganzen Himalaja immer noch von Tausenden von Menschen praktiziert; in Indien, Osttibet, Nordamerika und einigen Teilen Zentralasiens gibt es Bön-Gemeinschaften.

Derzeit ist in Tibet jegliche religiöse Aktivität gesetzlich verboten. Offizielle Religion heute ist das blinde Nachbeten des chinesischen Kommunismus. Aber nicht nur Buddhisten und Bön-Gemeinschaften leiden unter der kommunistischen Verfolgung. Auch die tibetischen Moslems, Juden und Christen haben schreckliche Zeiten durchzustehen.

Die tibetische Weltsicht

Die tibetische Medizin betrachtet den Körper als materiellen Ausdruck immaterieller Energien, die im Gehirn erzeugt werden. Die Beschaffenheit dieser Energien hängt davon ab, wie jemand die ihn umgebende Welt interpretiert.

Auch wenn wir meinen, wir würden augenblicklich auf alles reagieren, was uns widerfährt, leben wir in Wirklichkeit immer in der Vergangenheit. Unser Gehirn kann nämlich nur mit Hilfe der Sinne reagieren. Wenn Sie ein bisschen darüber nachdenken, wird Ihnen klar, dass Ihre Reaktion immer ein paar Sekunden hinter dem Ereignis hinterherhinkt; dieses muss nämlich erst von den Sinnen und dem Gehirn verarbeitet werden. Unser Gefühl, dass irgendetwas »sofort« stattfindet, ist eine Illusion. Wir meinen, ein Ereignis würde jetzt geschehen, aber in Wirklichkeit ist es schon vorbei.

Ähnlich verschleiert die Krankheit ihr Wesen, und diese Illusion müssen wir durchschauen. Wir sind psychisch so konditioniert, dass wir erwarten, krank zu werden. Weil wir mit dieser starken Erwartung leben, folgt die Krankheit uns wie ein eigensinniger Hund, der sich weigert, nach Hause zurückzugehen. Krankheit ist eine sich selbst erfüllende Prophezeiung.

Wie die Krankheit sich im Körper ansammelt

Negative und extrem intensive Erfahrungen, gute und schlechte Lebensphasen, überwältigen im Lauf der Zeit langsam unseren Körper und unseren Geist. Sie sickern ins zentrale Nervensystem unseres Körpers ein und hinterlassen ihren Einfluss in Form von Energien, die sich in den tiefsten Schichten unserer Persönlichkeit festsetzen. Der tibetischen Medizin zufolge sammeln diese alten Einflüsse sich an und erzeugen einen emotionalen und spirituellen Müll, der mit der Zeit zu körperlicher und seelischer Krankheit oder negativen Lebensumständen wird.

Diese subtilen Kräfte, die einer schlechten Gesundheit zu Grunde liegen, haben mit dem so genannten Karma zu tun. Unsere Reaktion auf Reize aus der Umgebung und die Illusion, in der Gegenwart zu leben, erzeugen die Ursachen und Bedingungen unseres Lebens. Das ist Karma.

Karma kann als bewusste mentale Entscheidung und Handlung definiert werden, die im Hinblick auf ein bestimmtes Ergebnis ausgeführt werden. Wir erzeugen jeden Tag Karma: wenn wir Problemen begegnen, Stress bewältigen, zu viel essen oder trinken und auch dann, wenn es uns zu gut oder zu schlecht geht – wenn wir wütend sind, lügen, anderen Schwierigkeiten machen oder uns selbst schaden, indem wir handeln, ohne die Dinge zu durchdenken. All diese Alltagserfahrungen drücken unserem Geist und unserem Körper, unserem Leben und dem Leben anderer Menschen ihren Stempel auf. Weitere Erklärungen zum Begriff Karma finden Sie in Kapitel 3.

Wir können wir dieses Dilemma überwinden?

Gesundheit ist ein Prozess

Die Tibeter glauben, dass Gesundheit wie Ebbe und Flut ist. Sie ist ein Prozess, nicht etwas Statisches, immer gleich Bleibendes. Bei jedem von uns verändert der Energiepegel sich von Moment zu Moment, er steigt und fällt, nimmt zu und ab. Wenn er unter ein bestimmtes – individuell verschiedenes – Level absinkt, bemerken wir die ersten Krankheitsanzeichen.

Es kann lange dauern, bis die Krankheit ihren Weg in die Materie findet und sich zeigt. Viele Leute leben ihr Leben und sehen äußerlich vollkommen gesund aus, aber innerlich haben sie vielleicht ein tief sitzendes emotionales Problem oder ein unsichtbares Krebsleiden, das sie dem Tod näher bringt. Manche Menschen lassen zu, dass Stress, der heutzutage zu den schädlichsten Einflüssen auf die Gesundheit gehört, sich in ihnen festsetzt und sich immer mehr ansammelt, sodass sie Jahre oder Jahrzehnte später ausgepowert sind und krank werden.

Wenn wir den Ursachen einer Krankheit vorbeugen wollen, müssen wir daher wissen, wie wir nicht kunstgerechte Gefühls- und Verhaltensmuster verhindern und unser Leben harmonischer und ausgeglichener machen können. Von kunstgerechtem, geschicktem Verhalten und von nicht kunstgerechtem, ungeschicktem Verhalten wird in diesem Buch noch oft die Rede sein. Ein kunstgerechtes Verhalten führt, kurz gesagt, zu positiven Ergebnissen, ein nicht kunstgerechtes dagegen zu negativen.

Negativität und Vorurteile hängen eng zusammen. Vorurteile – in den unterschiedlichsten Formen – einen die Menschen stärker als alle anderen Gemeinsamkeiten. Wer Vorurteile hat, fühlt sich wertlos und unwichtig. Krankheit lässt sich als ein Vorurteil begreifen, das wir gegen uns selbst haben. Wenn wir erkennen, wie wir über uns selbst denken, wird uns klar, wie wir selbst den Grundstein für unsere Gesundheit oder unser Kranksein legen, und das wiederum zeigt uns, wie wir selbst unterbewusst die Strukturen unseres Karmas hervorbringen.

Das Leben ist eine spirituelle Erfahrung

Wir meinen, wir wären Fleisch und Blut, aber in Wirklichkeit sind wir Bewusstsein, das einen Weg gefunden hat, sich in dieser materiellen Welt auszudrücken, und dazu eine stoffliche Form angenommen hat. Hinter allen physischen und mentalen Gebilden des Alltags auf dieser Erde steht reines, offenes spirituelles Bewusstsein. Es ist ein natürlicher Geisteszustand, der immer in jedem Menschen vorhanden und in das Gewebe des Lebens hineinverwoben ist.

Diese Dualität kann Chaos und Leid erzeugen. Krankheit entsteht oft, weil unser Geist, unsere Gefühle und unsere Gewohnheiten das reine Bewusstsein in unserem Inneren behindern. Aber die uns angeborene Spiritualität kann auch Ordnung und Schönheit hervorbringen.

Die Erkenntnis, dass jeder von uns dieses grenzenlose Potenzial besitzt, ist der Kernpunkt der spirituellen tibetischen Lehren. Es existiert in jedem, in allem. In eben diesem Augenblick sind Sie ein erhabenes Symbol für Ihre potenzielle Erleuchtung.

Jeder spirituelle Weg, jede Ethik und jeder religiöse Glaube sollte uns helfen, das Leben, das wir haben, zu genießen. Wichtig ist, dass wir uns nicht ständig mit der Zukunft beschäftigen, denn sie ist – genauso wie die Vergangenheit – ein Produkt unserer Fantasie. Um glücklich zu sein, müssen wir als Erstes nur sein – jetzt. Vergessen Sie deshalb Gedanken wie: »*Wenn* das eintreten *würde*, *wäre* ich glücklich ...«, oder »Ich *war* so glücklich, als das anders war ...«. Sie haben nur das Jetzt. Also akzeptieren Sie sich so, wie Sie sind, ohne Glorienschein und ohne Bedauern.

Versuchen Sie, den Alltag möglichst offen und direkt zu erleben. Lassen Sie vom Aufwachen bis zum Einschlafen alle Erfahrungen auf sich zukommen, ohne sie zu beurteilen. Die Losung heißt: Akzeptieren.

Am Anfang ist es sehr schwierig, alles zu akzeptieren, was einem widerfährt. Schon der Gedanke daran macht fast jedem Angst; aber wenn Sie die Mauern durchbrechen, die Sie durch jahrelange Gewohnheiten aufgebaut haben, werden Sie auf Ihre Umwelt allmählich immer weniger reflexhaft reagieren. Oft begegnen wir Erfahrungen unser ganzes Leben lang rein reflexhaft. Wenn jemand uns wehtut, werden wir wütend, oder wir leiden, weinen, haben Angst um unsere Existenz. Diese reflexhaften Reaktionen auf wichtige und unwichtige Lebensereignisse setzen die subtilen Verästelungen unseres Leidens fort.

Wenn wir etwas akzeptieren, nehmen wir dem reflexhaften Verhalten die Spitze und erkennen, wie wir selbst unser Leben erschaffen. Wenn Sie in all Ihre mentalen und physischen Aktivitäten den Filter des Akzeptierens einbauen, werden die Dinge ziemlich einfach. Am Anfang werden Sie sich vielleicht nackt und exponiert vorkommen, aber wenn Sie diesen Filter beibehalten, wird Ihnen klar, dass die Wahrheit keine Kleider braucht.

Wenn Sie dem Weg zu Ihrer inneren Ethik folgen, tauchen möglicherweise viele wirre Emotionen in Ihrem Alltagsverstand auf und lösen Selbstzweifel und Angst aus. Vielleicht schmerzt es Sie, dass Sie sich Ihren Kollegen oder Ihrer Bezugsgruppe unterlegen fühlen. Denken Sie daran: Sie sind nicht schlecht. Ihr Wesen ist gut und auf Grund seines Soseins erleuchtet. Ihnen fehlt nichts. Wenn Sie das akzeptieren können, zeigt der Weg sich von selbst.

Sehen Sie sich die Natur an. Bienen und Blumen, Wolken und Regen, Sonne und Mond, Licht und Finsternis, Geburt und Tod sind Teil des ewigen Kreislaufs der Wahrheit. Beobachten Sie, wie Ameisen oder Vögel zusammenarbeiten und die eigene Art unterstützen. Menschen tun das oft nicht. Der Same in der Frucht weiß nur eines: dass er wachsen, blühen und Früchte tragen muss. Das gilt auch für uns Menschen, aber einige von uns haben es vergessen. Die Wahrheit ist überall, in allen Dingen, in allen Situationen, sie ist hinter dem Anfang und dem Ende von allem. Sie kann Sie zu Ihrem spirituellen Potenzial führen und Ihnen vor allem zeigen, wie Sie Ihr eigenes Leben leben können.

Denken Sie daran: Es ist nicht immer einfach, so zu leben, dass man sich selbst gegenüber möglichst wahrhaftig ist. Erklimmen Sie spirituelle Berge nicht einfach nur deshalb, weil sie da sind, und suchen Sie den Sinn des Lebens nicht deshalb, weil Sie meinen, Sie müssten es. Das Leben hat nur den Sinn, den Sie ihm geben. Die Wahrheit zeigt das Leben so, wie es ist.

Spirituelles Bewusstsein im 21. Jahrhundert

Die ersten hundert Jahre dieses neuen Jahrtausends sind so etwas wie die Vorlage für die Zukunft. Neue Formen einer auftauchenden spirituellen Weisheit und Bewusstheit finden ihre Wurzeln. Neue Technologien, die Veränderungen des globalen Geldmarktes und die Verwendung natürlicher Ressourcen werden die Entwicklung der Menschen als Spezies beeinflussen.

Der tibetischen Weisheit zufolge zeigen die Grundlagen dieser neuen Denkweise sich jetzt daran, dass die Frauen und ein weibliches Bewusstsein stärker in den Vordergrund treten, was die Weltanschauung genauso beeinflussen wird wie die Entwicklung des Einzelnen. Dieses weibliche Bewusstsein wird neue Denkstrukturen und neue Einsichten in das Wesen des Menschen kreieren und zum nächsten Schritt führen, den die Menschheit auf dem Weg zur Erkenntnis ihres spirituellen Potenzials macht.

Das weibliche Bewusstsein wird Männer und Frauen stärker machen, es wird dem Gedanken der individuellen Verantwortung eine neue Basis geben und unsere Prioritäten einer Revision unterziehen. Die Spiritualität des Individuums und der Gesellschaft werden die einzig wichtigen menschlichen Ressourcen sein, die uns unser Wesen und die Welt verständlich machen. Überall auf der Erde fangen Menschen an, tief in ihrem Inneren zu begreifen, dass die so genannte moderne Welt nicht der Weisheit letzter Schluss sein kann. Wissenschaft, Technologie und rationale Philosophien haben zu materiellem und intellektuellem Wohlbefinden beigetragen, aber unsere spirituellen Bedürfnisse werden nicht erfüllt.

Innere Weisheit und höhere Bewusstseinszustände sind die einzige Basis für das spirituelle Glück des Einzelnen. Sie spiegeln auch die höhere Menschlichkeit, die alle Menschen miteinander verbindet. Wir jedoch fühlen uns von ihnen getrennt. In diesen wirren Zeiten wird vieles uns klar, wenn wir lernen, die Vergangenheit, die Gegenwart und die Zukunft zu verstehen.

Viele Menschen wissen, dass unsere Erde nur ein Übergang zu einer höheren Ebene ist. Aber oft haben wir genau die Wahrnehmungen ausgeblendet, die uns unser inneres Licht zeigen können, und begrenzen uns auf diese Welt und ihre materiellen Manifestationen. Aber wenn wir jetzt nicht auf das zugehen, was für uns der Himmel und ein höheres Bewusstsein ist, könnten sich klammheimlich die Hölle und ihre Bewusstseinszustände in uns einschleichen.

Unsere Erde wird derzeit unter Schmerzen erwachsen, denn nicht nur die Gattung Mensch ist jung, auch der Boden, auf dem wir stehen. Wir leben in einer Art globaler Pubertät. Im Schraubstock zwischen dem Alten und dem Neuen vergessen wir das Unveränderliche, das immer da ist und sich um die Geschichte, den Kalender und die Politik nicht kümmert: dass wir als Individuum und als Spezies die Fähigkeit haben, den Kontakt zu anderen und den Gaben der Natur wiederherzustellen. Es gelingt, wenn wir unsere Demut zu Tage fördern. Demut ist die Basis der Großzügigkeit.

Wir finden diese Demut, wenn wir in allen Lebensbereichen einfach denken und direkt handeln. Respektieren Sie die Gesellschaft, in der Sie leben, und begreifen Sie, dass das, was Sie haben und sind, wertvoll sein kann. Auch ohne jahrelange Ausbildung kann jeder das eigene spirituelle Potenzial verstehen und erleben. Oft reichen dafür ein zielgerichtetes, aufrichtiges Herz und ein direkter mentaler Fokus. Das Ziel besteht darin, die letztendlich spirituelle Beschaffenheit aller Dinge zu verstehen. Daraus entwickelt sich die Möglichkeit, Freiheit, Frieden, Glück und Bewusstsein nach außen zu tragen.

Jeder von uns ist weise. Jeder hat Zugang zur inneren Wahrheit. Niemand hat den Schlüssel zur Wahrheit für sich gepachtet. Bleiben Sie still, wenn Ihre Göttlichkeit und Ihre Bewusstheit sich zu zeigen beginnen. Seien Sie nicht auf sie aus. Nehmen Sie sie entgegen und genießen Sie sie.

Leben Sie jeden Tag nicht so, als wäre es Ihr letzter oder als hätten Sie noch nie zuvor gelebt; leben Sie ihn als das, was er ist: eine unbekannte Erfahrung, die Sie mit Ihrer Menschlichkeit und Ihrem Glück verbinden kann. Machen Sie sich klar, dass die Reise zu Ihren Träumen schon an sich eine spirituelle Erfahrung ist.

Das nächste Kapitel beschreibt, wie Sie sich für dieses Leben eine Seele erschaffen. Die tibetische Bön-Tradition nennt diesen Vorgang »den Donner aktivieren«, denn Menschen, die ihre Seele erschaffen haben, können mit der Macht von Blitz und Donner die Unwissenheit durchschneiden und anderen die Wahrheit zeigen.

2

Den Donner aktivieren – eine Seele erschaffen und behalten

Die Seele ist nicht ewig. Sie hält ein Leben lang und während des Sterbens. Dann zerfällt sie – sie ist sozusagen spirituell abbaubar. Deshalb werden wir nicht mit einer fertigen Seele wiedergeboren; aber wenn wir in dieses Leben kommen, haben wir alle Zutaten, die erforderlich sind, um sie zu erschaffen.

Jeder von uns ist ein Wesen mit vielen Dimensionen, die alle simultan zusammenarbeiten. Wenn wir anfangen, diese inneren Dimensionen zu erforschen, weil wir uns für unser jetziges Leben eine Seele erschaffen wollen, bekommen wir eine Ahnung von der Weite und Komplexität unseres Bewusstseins. Die Seele ist ein Hilfsmittel, das unsere potenzielle Bewusstheit und Erleuchtung in Gang hält und dirigiert. Bei ihrer Erschaffung ist jeder von uns ein Anfänger, egal welchen Hintergrund er hat. Denken wir daran, dass es beim Seelenaufbau nicht um Prüfungen, Titel oder Vollkommenheit geht. Es geht darum, die Energie in sich selbst und in allen Dingen zu verstehen.

Ein häufiges Missverständnis möchte ich hier klarstellen. Wir sind nie ganz das, was wir zu sein meinen – weder ganz gut noch ganz schlecht. Denn unser Blick auf uns und unser Leben besteht zum größten Teil aus den in Kapitel 1 erwähnten reflexhaften Emotionen. Diese im täglichen Lebenskampf erzeugten egozentrischen Gefühle drehen sich oft wie eine seelische Endloskassette im Kreis und spielen uns innerlich immer wieder dieselben Erfahrungen vor. Es kann sein, dass wir nach einer bestimmten Facette einer Emotion süchtig werden, weil wir uns dabei gut fühlen. Verstehen Sie mich nicht falsch: Emotionen sind wichtig und wertvoll, aber wir sollten uns von ihnen nie zu dem Irrglauben verleiten lassen, sie wären das Leben oder Bewusstsein.

Das, was wir für unsere Identität halten, ist weitestgehend der Schatten früherer Gewohnheiten und einer sensorischen Überlastung. Die Einsicht in das Wesen unserer Gewohnheiten, die in ihrer Gesamtheit den Alltagsverstand bilden, ermöglicht uns, all diese getrennten inneren Kräfte zu vereinen und so den ersten Schritt zur Seelenerschaffung zu tun. Dann bekommen wir eine Ahnung davon, wer wir wirklich sind.

Liebe ist eine zentrale Komponente unseres Menschseins und daher unserer Seele. Menschen und andere Lebewesen erleben Liebe, damit sie das Wesen der Existenz, die Vergänglichkeit von Besitz – bei dem es sich um Menschen oder Dinge handeln kann – und Leid sowie den unabänderlichen Ablauf des Karmas begreifen.

Das tibetische Denken erinnert uns daran, bei allem, was wir tun und denken, nach bestem Können und Wissen wahre Fürsorglichkeit, Liebe und Anteilnahme zu zeigen. Liebe – zu sich selbst und anderen, in welchen Kontexten, Erfahrungen und Formen auch immer – lässt sich auf jedes Lebewesen leidenschaftlich ein, betrachtet alle Dinge mit Respekt und urteilt nicht. Wahre Liebe will für jedes existierende Geschöpf immer das Beste und liebt die ganze Welt vorurteilsfrei und daher weise.

Zu den Aspekten weiser Liebe gehört, dass wir nicht am Objekt unserer Liebe hängen und dass die Freude anderer uns freut. Simpel gesagt: Wir lieben ohne Bedingungen, Erwartungen oder Verpflichtungen. Liebe ist oft mit irgendeiner Form von Anhaftung verflochten, was vom tibetischen Denken entschieden abgelehnt wird. In dieser Fixiertheit schwingen Erwartung, Bedürftigkeit und Gier mit. Wenn Sie ohne Anhaftung lieben, lieben Sie selbstlos; Sie erwarten nichts zurück. Sie lieben einfach.

Die tibetischen Lehren empfehlen, die Welt nicht abzulehnen, sondern sie zu umarmen und sich intensiv mit dem Leben vertraut zu machen. Hier kommt die einzig akzeptable und gesunde Form von Fixiertheit ins Spiel: Die Ausrichtung auf die eigene Seele und ihre Entwicklung. Die Fixierung auf das Göttliche in uns kann uns dazu inspirieren, alle anderen aufrichtig zu lieben, und das ist etwas wirklich Großartiges. Überlegen Sie: Wie viele Menschen lieben Sie, auf wie viele sind Sie fixiert? Da sind Freunde, geliebte Menschen und Feinde; Lehrer, Eltern, Nachbarn und Kollegen; Ikonen der Zeitgeschichte und nicht zuletzt Ihre Haustiere. Die Liste ist endlos. Fragen Sie sich: »Welchen Charakter hat meine Anhaftung?« Viele dieser Beziehungen können nützliche Hilfsmittel für Veränderungen sein, auch wenn noch ein paar Erwartungs- und Verpflichtungsfäden sie durchziehen, die Sie vielleicht entwirren wollen.

Wir müssen uns auch ansehen, wie wir auf unseren physischen Körper fixiert sind. Sind wir in ihn verliebt? Fühlen wir uns als sein Gefangener? Hassen wir ihn, haben wir Angst um ihn? Wir müssen lernen, alle negativen Gefühle freundlich loszulassen, sodass wir anders und liebevoll mit unserem Körper umgehen können. Genauso müssen wir die Vorstellung hinter uns lassen, dass unser Körper unsere Identität bestimmt.

Genauso groß wie unsere Liebesfähigkeit ist auch unsere Leidensfähigkeit. Durch Leid erkennen wir den zeitlosen Wert der Liebe. Wenn wir durch Trennung oder Tod einen lieben Menschen verlieren, trauern wir und leiden, aber aus unserer Fixierung auf ihn erwächst auch Wissen. Wenn wir das Gefühl, die Erfahrung und die Anhaftung so schätzen, dass wir wirklich trauern können, lernen wir etwas und entwickeln uns weiter.

Es ist besser, das Leiden anzunehmen, als eine Gefasstheit an den Tag zu legen, die unmenschlich wäre und nur Vorurteile erzeugt.

Jede Spiritualität sollte Sie Ihrem Menschsein näher bringen. Wenn Sie am Schluss kalt und verschlossen sind und Gefühle nicht mehr verstehen, ist Ihre spezielle Vorstellung von Heiligkeit ein Akt spirituellen Terrors gegen die eigene Person und gegen andere Menschen. Je mehr wir uns von anderen entfernen, desto mehr gehen wir in die Irre. Je mehr wir uns von unserem Menschsein distanzieren, desto stärker wird unser Ego. Seien Sie am Anfang, in der Mitte und am Ende des Weges ganz Mensch. Dann finden Sie zur Göttlichkeit.

Die Heranbildung einer Seele ist ein erhabener Schöpfungsakt, weil wir die Verbindung zu einer größeren Realität herstellen. Eine starke Seele hilft uns, den Stürmen des Alltags zu widerstehen.

Im vorliegenden Kapitel geht es um das Wesen des Bewusstseins, die körperliche und geistige Vitalität, die wir zur Erschaffung einer Seele brauchen, die fünf spirituellen Grundlagen der Seele und die Entwicklung der fünf Sinne.

Zunächst aber möchte ich Ihnen erzählen, wie meine eigene Seelenerschaffung angefangen hat.

Es war ein Sommerabend auf dem Pihanga-Mountain im Zentrum der Nordinsel Neuseelands.

Hell und machtvoll hob der Abendhimmel sich gegen die Nacht ab. Alles war still; kein Wind wehte, kein Lüftchen regte sich. Der See im Tal war ein friedlicher Spiegel. Der Berg über mir erhob sich stark, herausfordernd und wissend.

»Heute Abend wirst du lernen, eine Seele zu erschaffen«, sagte Ürgyen, mein Lehrer. »Wir alle werden ohne Seele geboren, und die meisten Leute wissen nicht, wie sie eine erschaffen können. Zuerst musst

du dich mit der Energie der Seele beschäftigen. Pass auf.«

Er sah über das Tal. Alles wurde noch stiller. Er hob die rechte Hand in die Luft; die Handfläche wies hinaus in die Nacht. Dann fing er an zu singen, leise und lange, und vor mir explodierte alles in Licht und Flammen. Ich sperrte Mund und Augen auf; ein Teil von mir konnte nicht glauben, was ich sah. Aber meine Zweifel verflogen, als ich genauer hinsah: Der Himmel, die Sterne und Bäume, die Luft, der Berg, der See und der Hügel, auf dem ich saß, waren zu einer weiß glühenden Flamme geworden. Ich sah an mir selbst herunter: Auch ich war Teil dieser Flamme.

»Das ist die Energie, aus der alle Dinge gemacht sind«, meinte Ürgyen. »Sie ist Bewusstsein. Sie ist du und ich und alle lebenden Geschöpfe. Diese Energie formt unseren Geist und unsere Seele.«

Plötzlich war die Flamme weg. Die Sterne, der Berg und der See waren wieder wie vorher.

Mein Lehrer erklärte, dass unsere Sinne Vorrichtungen zur Interpretation dessen sind, was *um uns herum* in der Alltagswelt geschieht. Nicht so offenkundig ist, dass sie auch das interpretieren, was in der Alltagswelt *in uns* passiert. Infolge dieser spirituellen Dimension unserer Sinne kann unser Geist sich mit der Energie verbinden, die im Zentrum anderer Lebewesen und in der Essenz der unbelebten Existenz pulsiert, in den Sandkörnern am Strand genauso wie in den riesigen Ozeanen. Hier erläutere ich zunächst, wie wichtig die wechselseitige Verbundenheit aller Dinge ist; am Schluss des Kapitels finden Sie Übungen zur Verfeinerung Ihrer Sinne.

Alles Lebendige ist verbunden. Menschen zum Beispiel sind im Bewusstsein anderer stärker präsent, als die meisten gerne zugeben. Der folgende alttibetische Bön-Spruch nennt die wichtigsten Faktoren, die unsere Sinne beeinflussen und transformieren und deshalb zur Seelenerschaffung herangezogen werden können:

Denken ist der Körper des Klangs.
Klang ist der Körper des Lichts.
Licht ist der Körper des Bewusstseins.
Bewusstsein ist der Körper der Menschheit.
Die Seele, einmal erschaffen, ist der Körper dieser vier.

Denken und Klang

Unsere Gedanken sind unser individuelles Destillat aus den Klängen der Welt und des Universums – der Menschheit, der Natur, des sich lebenden Lebens. Diese Klänge füllen das breite Spektrum des Lebens und äußern sich durch das menschliche Denken, was zu Kreativität und Aktivität führt.

Klang und Licht

Dem alten tibetischen Glauben zufolge besteht Klang aus Licht. Licht, materielles genauso wie spirituelles, ist die Essenz, aus der jeder Klang sich aufbaut.

Die enge Verflochtenheit von Klang und Licht zeigt sich in der Musik, der vielleicht wirkungsvollsten und universellsten Kunstform. Das innere Licht kann Klänge hervorbringen, die zu einem Teil unserer persönlichen Umgebung werden. Umgekehrt gilt Gleiches: Die Musik, die uns anzieht, erzeugt in Gehirn und Nervensystem ganz real Licht, und in unserem Bewusstsein lässt sie das spirituelle Licht leuchten.

Wie andere Kunstformen auch ist die Musik oft ein Ausdruck der geistigen Kräfte der Menschheit zu einem gegebenen Zeitpunkt; außerdem spiegelt sie die psychische Gesundheit der Erde. Das liegt daran, dass die Werke angefüllt sind mit

Licht und Klang, das heißt Bewusstsein. Denken Sie an Komponisten wie Mozart, Beethoven und Bach oder an Maler wie Picasso und Matisse.

Richtungswechsel und Veränderungen unserer Welt in Folge von Kriegen, Naturkatastrophen und Krankheiten sind, ungeachtet ihrer momentanen Dramatik, genauso wie die Pornografie und die Pop-Musik ein natürlicher Bestandteil der Zyklen, die unser Planet bei seiner Reise durch das Universum durchläuft.

Licht und Bewusstsein

Die Essenz des Lichts ist Bewusstsein, egal ob es als physische Energie (Sonne, Mond, Feuer, Glühbirne) oder innere spirituelle Energie auftritt. Dieses Bewusstsein ist die Summe aller physischen und spirituellen Energien, die in eins zusammenlaufen. Nach der Seelenerschaffung begreifen Sie die vielfältigen Verflechtungen dessen, was die Menschen den getrennten Kategorien »spirituell« oder »materiell« zuordnen. Ihnen wird klar, dass es sich in Wirklichkeit um dieselbe Energie in unterschiedlicher Gestalt handelt. Wenn Sie das akzeptieren, zeigt die Welt Ihnen bereitwillig alle Dimensionen ihrer Existenz.

Bewusstsein

Wir sind Bewusstsein. Es ist die Energie, die alles im Universum erschafft.

Das Bewusstsein äußert sich auf verschiedene Weise. Unsere Evolution als materiegebundene Spezies ist um dieses Bewusstsein herum aufgebaut. Denken Sie an Worte wie »spirituell« und »Inspiration«, die von ihrem lateinischen Ursprung her mit dem Vorgang zusammenhängen, der unseren physischen Körper am Leben erhält: der Atmung. Jeder Atemzug, den wir tun, ist eine physische Äußerung des Bewusstseins. Deshalb finden Sie in diesem Buch auch Atemübungen.

Das Bewusstsein verändert sich nicht, aber es steht auch nicht still. Es ist die Quelle der Evolution. In sehr alten Bön-Texten ist von einer Zeit vor Millionen Jahren die Rede, als die Erde jung war und zyklisch von großen Fluten bedeckt wurde. Die Menschen lebten in Höhlen oder auf hohen Bergen, aber sie hatten das gleiche Bewusstsein wie wir heute. Das Bewusstsein, das allen Dingen zu Grunde liegt, findet immer Wege, sich in breitere, tiefere Dimensionen zu entwickeln. Wenn es nicht so wäre, könnten wir unsere Emotionen, unseren Intellekt und unsere Spiritualität nicht untersuchen. Weil das Bewusstsein sich entwickelt, kann jeder seine Seele erschaffen.

Durch diesen Prozess bewegen Sie sich von einem rein reflexhaften Verhalten, bei dem Sie letztendlich von Ihren Emotionen und Ihrer materiellen Umgebung gesteuert werden: in einen Bewusstseinszustand, in dem Sie zum Schöpfer Ihres Lebens werden; Sie verstehen die Zyklen des Bewusstseins und wissen, wie Sie sie nutzen können.

An dieser Stelle möchte ich den kulturellen Hintergrund der tibetischen Lehre erläutern, aus dem die spirituellen und psychischen Techniken der Seelenerschaffung hervorgegangen sind.

Ursprünge

Der Ursprung der tibetischen Kultur und Spiritualität ist, wie gesagt, der Schamanismus Zentral- und Nordasiens. Die entsprechenden Kulturen lehrten differenzierte Theorien über den Geist, spirituelle Meditationen und andere Techniken, die den Einzelnen mit transzendenter Freude und natürlichem Glück in Kontakt brachten.

Als glücklich galt ein spirituelles Leben, wenn spirituelle und materielle Aktivitäten im Gleichgewicht waren. Der erste Schritt bestand in der Entwicklung persönlicher Kraft, was durch die Erschaffung und Bewahrung der Seele erreicht wurde. Dieser Vorgang bedeutete, dass Ihre Lebenskraft, Ihre geistige Klarheit und Ihr allgemeiner innerer Zustand stärker wurden als die Welt um Sie herum. Dies umfasst den Bereich der Gedanken und Emotionen genauso wie die materielle Welt und die Umwelt.

Damals und heute

Wie die Schamanen anderer Kulturen wollten auch die tibetischen Ngagpas zwischen der Menschheit und den Naturkräften ein Gleichgewicht herstellen. Sie hatten großen Respekt vor allen Formen der Natur, die sie als Werkzeug für die Gesundheit der Erde betrachteten. Angesichts der heutigen globalen Umweltkrise und der neuen weltweiten Formen von Krankheit und Leid ist es für alle Menschen enorm wichtig, dass sie die Beziehungen und Harmonien wieder entdecken, die für die schamanische Weisheit zentral waren. So kann die Erde geheilt, in Ordnung gebracht und gehandhabt werden, und globale Negativität, kultureller Niedergang und individuelles Leid bleiben der Menschheit erspart. Wenn wir die Erde weiter vergiften, vergiften wir am Ende uns selbst – emotional, physisch und schließlich auch spirituell.

Wenn wir ein direktes Wissen über unser Bewusstsein erwerben und bei unseren Interaktionen mit allen Dimensionen des Lebens kunstgerecht einsetzen, können wir Kraft und Gleichgewicht in unserem Leben und Harmonie auf der Erde erreichen.

Bausteine der Götter

Ngagpas erleben den göttlichen Kern der Menschheit tagtäglich. Das können wir auch, aber wir machen es uns nicht bewusst. Wir alle sind aus den Bausteinen der Götter geschaffen und haben die Macht, die optimalen Umstände für Glück und spirituelle Erweckung zu finden.

Ngagpas haben in der Welt die Aufgabe, die natürlichen Harmonien wiederherzustellen, die beim ersten Herzschlag der Menschen vorhanden waren. Ngagpas erzeugen weise Verbindungen zwischen allen Formen des Bewusstseins, den Kräften der Natur, des Kosmos und anderer Reiche, und den Kräften der Erde in all ihren Formen und Variationen.

Wir alle wissen instinktiv um diese Rolle und reagieren auf sie. Wenn wir sie leugnen, verleugnen wir uns selbst. Im persönlichen Kontext unseres Lebens ist in gewisser Weise jeder von uns ein Ngagpa. Körperliche und geistige Disziplin stehen am Anfang der entsprechenden Fertigkeiten; aber auch die bewusste Erschaffung und Formung der Seele löst sie aus und lässt sie wachsen.

Seelenenergie und die Herstellung von Vitalität

Der tibetischen Weisheit zufolge hängt die Erschaffung einer Seele davon ab, dass wir Vitalität haben. Sie ist die Lebenskraft, die uns nährt und antreibt. Das Vitalitätsreservoir wird bei der Empfängnis geschaffen und bei der Geburt aktiviert. Für die Gesundheit von Körper und Seele und unsere Existenz als emotionales, energetisches und spirituelles Wesen ist es entscheidend.

Aber die Höhen und Tiefen des Lebens können diese Lebensenergie aufzehren, und es kann sein, dass sie unfähig ist, sich selbst zu erneuern. Wenn das geschieht, treten Krankheit, Leid, Depressivität, Unglück oder massive Hindernisse in unser Leben, und die Erschaffung einer Seele erscheint irrelevant.

Die dezimierte Vitalität versucht sich zu erneuern, aber der Vorgang kann in die Irre gehen und Blockaden und Probleme erzeugen, die immer dann zurückkehren, wenn Sie meinen, Sie hätten sie endgültig gelöst. Ursache ist das Fehlen der starken Vitalität, die sie zu einem erfolgreichen Abschluss führen könnte.

Es kann schwierig sein, eine starke Vitalität wieder herzustellen, aber es ist möglich. Der erste Schritt besteht darin, mehr über die eigene Geschichte herauszubekommen. Denken Sie an Tiefpunkte in Ihrem Leben und überlegen Sie, in welcher Zeit des Jahres sie eingetreten sind, mit welchen Menschen Sie damals zu tun hatten und was diese Menschen Ihnen bedeuteten. Sie werden entdecken, dass Ihr Leben in Zyklen verläuft und dass seine Höhen und Tiefen dem An- und Abschwellen Ihrer Vitalität entsprechen. Wenn unsere Vitalität instabil und zerbrechlich ist, folgen Höhen und Tiefen einander oft Schlag auf Schlag, was eine Serie von sich wiederholenden Problemen, Situationen und Blockaden einleitet. Wenn Sie sich diese Zyklen genauer ansehen, werden Sie das Wesen und die Entstehung Ihres Vitalitätsmangels besser verstehen.

Das Ziel besteht nicht darin, mehr Vitalität zu erzeugen – ihre Menge steht von Geburt an fest –, sondern die Qualität Ihrer Lebenskraft zu verbessern, damit sie stärker und langlebiger wird. Ein respektvoller und ausgeglichener Umgang mit der eigenen Person optimiert die Vitalität beziehungsweise stellt sie wieder her, lässt inneres und äußeres Glück ungehinderter fließen und ermöglicht Ihnen, den Prozess der Seelenerschaffung in Angriff zu nehmen.

Vitalität und die Kunst gut zu leben

Gut leben ist nicht nur eine Fertigkeit, sondern auch eine Kunst, an der vor allem drei Faktoren beteiligt sind: andere Menschen, Sie selbst und die Vitalität. Wenn Sie diese Kunst ausüben, müssen Sie ihre Komponenten verstehen. Die alttibetische Tradition lehrt, dass es neun Arten von Aktivitäten gibt, die eng mit dem Zustand unserer physischen, emotionalen und psychischen Vitalität zusammenhängen.

Die neun Arten der vitalen Aktivität betreffen:

1. Nahrungsmittel und Ernährung
2. Verhalten
3. Arbeit/Beruf
4. Innenwelt
5. Spirituelle Bedürfnisse und Überzeugungen
6. Großzügigkeit und Mitgefühl
7. Geistige Disziplin
8. Glück
9. Teilen, Geben und Nehmen

In den folgenden Kapiteln werde ich diese vitalen Aktivitäten und die besten Methoden zu ihrer Förderung genauer beschreiben. Hier möchte ich nur kurz skizzieren, was sie sind und wie sie in Ihr Leben eingreifen.

1. Nahrungsmittel und Ernährung

Nahrung ist Energie und macht Ihren Organismus mehr oder weniger vital, je nachdem, wie Sie sie verwenden. In der tibetischen Medizin geht es nicht nur um eine »gesunde« Ernährung, die Nahrungsmittel müssen auch Ihrem Körper- und Seelentyp entsprechen. Wenn Sie etwas essen, das sich mit Ihrem

Körper- und Seelentyp nicht verträgt, zerstreut Ihre Vitalität sich und wird schwach.

Und was ist von Diäten zu halten? Im Westen ist man geradezu verrückt nach ihnen. Eine Diät kann gut für Sie sein, aber eine falsche Diät schadet Ihrer Gesundheit und schwächt Ihre psychische und physische Vitalität. Eine Diät verändert die Art, in der Ihr Körper und Ihr Geist die subtilen Einschränkungen verarbeitet, denen Sie Ihre Einstellungen und Ideen unterwerfen.

Einschränkungen der Nahrungsaufnahme sind nur dann sinnvoll, wenn Sie krank sind. Wenn Sie eine Diät nur machen, weil Sie abnehmen wollen, sind die Pfunde bald wieder da. Damit eine Diät Ihnen langfristig gut tut, müssen Sie auch Ihre Lebensweise so verändern, dass Körper und Geist gekräftigt werden. Mit einer vernünftigen Diät lässt sich der generelle Gesundheitszustand Ihres Körpers fein abstimmen. Wenn Sie alle zwei Jahre ab Anfang oder Mitte Januar einen Monat lang eine gute Diät machen, verbessern Sie Ihre körperliche und geistige Vitalität für das kommende Jahr.

Alkohol ist eine alte und sozial akzeptierte Droge, ein Missbrauch deshalb sehr leicht. Versuchen Sie, Ihren Alkoholkonsum auf ein Level herunterzuschrauben, auf dem er Ihnen gelegentlich Genuss und nicht ständig ein schlechtes Gewissen bereitet. Ein hoher Alkoholkonsum dezimiert Ihre Vitalität. Zu viel Kaffee wirkt ähnlich. Koffein ist wie Alkohol eine komplexe Droge, deren Missbrauch weltweit zu sozialen Problemen geführt hat, vor allem wegen der starken Verbreitung koffeinhaltiger Getränke. Mehr Wasser zu trinken ist für jeden gut, besonders wichtig aber, um die Wirkung solcher Getränke zu neutralisieren. Die tibetische Ernährungsphilosophie wird in Kapitel 8 ausführlicher dargestellt.

2. Verhalten

Damit ist die Art Ihrer Reaktionen auf andere Menschen und die Umstände gemeint. Alle Menschen sind, egal wie sie von außen erscheinen, von Natur aus verletzlich. Je älter wir werden, desto verletzlicher werden wir.

Zu den wichtigsten Aspekten des Verhaltens gehören unsere sprachliche Ausdrucksweise und die ihr zu Grunde liegenden Gedanken. Negative Gedanken und Äußerungen schwächen die Vitalität und damit auch uns. Wenn Sie lieblos auf andere reagieren, übertragen Sie Ihre eigenen Schwierigkeiten auf sie. Ein solches Verhalten kann leicht zur Gewohnheit werden und dazu führen, dass Sie sich selbst genauso viel Leid bereiten wie den Menschen, mit denen Sie kommunizieren. Wenn Sie erkennen, wie Ihr Geist im Alltag funktioniert und reagiert (was ich als »Alltagsverstand« bezeichne), lernen Sie, weder Ihrem eigenen zerbrechlichen emotionalen und physischen Gleichgewicht zu schaden noch dem anderer Menschen.

Wenn Sie eine negative Reaktion von jemandem bekommen, geben Sie sie in den meisten Fällen weiter und tun dadurch sich und anderen weh, was ihre Vitalität vermindert. Tief innerlich hat jeder Mensch den aufrichtigen, von Herzen kommenden Wunsch, mit anderen freundlich und zuvorkommend zu kommunizieren und zu interagieren. Wenn wir – wie wir meinen – »schlecht« behandelt werden, sind wir enttäuscht und fühlen uns missbraucht. Also versuchen wir, uns von Zurückweisung, Grobheit und Unfreundlichkeit nicht mehr beeindrucken zu lassen und anderen zu helfen, genauso »immun« zu werden.

Die Vitalität hat ihre eigene Persönlichkeit, die sich ausdehnen und mit allem verschmelzen will, mit Steinen und Sternen genauso wie mit Menschen und Tieren. Auch wenn es uns nicht klar ist, treibt dieser Impuls uns dazu an, mit anderen zu kommunizieren, kreativ zu sein und nach den höchsten Ebenen menschlicher Einsicht zu streben. Wenn dieser Impuls falsch angewendet wird, kann er grausam und böse werden und darauf aus sein, andere zu beherrschen.

3. Arbeit und Beruf

Arbeit ist jede Aktivität, bei der Menschen miteinander kommunizieren, und daher ein recht großer Lebensbereich. In solchen Situationen wird immer Vitalität ausgetauscht, was ein natürlicher Prozess ist. Die tibetische Weisheit meint, dass jegliche Arbeit letztendlich nur den Grund hat, mit anderen Menschen zu interagieren und eine gesteigerte Vitalität zu erleben. Diese Erfahrung wiederum bringt die Arbeit und ihr Endergebnis hervor.

Oft jedoch fühlen wir uns am Arbeitsplatz oder im Beruf erschöpft, müde und alles andere als vital. Das liegt nicht an der Aktivität als solcher, sondern an unserer Reaktion auf sie, und außerdem daran, wie wir mit anderen und diese mit uns kommunizieren. In den tibetischen Lehren ist immer darauf hingewiesen worden, dass wir bei jeder Aktivität oder Aufgabe unsere Ziele dadurch erreichen, dass andere Menschen uns helfen. Aber wir müssen aufpassen, denn während manche Menschen unsere Vitalität steigern oder stabilisieren, schwächen andere sie.

Wir müssen erkennen, wann unsere Vitalität – bewusst oder unbewusst – missbraucht wird. Wenn wir andererseits das Gefühl haben, dass andere Menschen uns Kraft geben, müssen wir herausfinden, wie wir damit am besten umgehen. Die Lebenskraft ist ein zentraler Aspekt unserer Individualität in der Alltagswelt, und wir haben die persönliche Verantwortung, uns um sie zu kümmern.

Ausschlaggebend ist unsere Einstellung zur Arbeit. Viele Menschen betrachten sie als Möglichkeit, den Lebensunterhalt zu bestreiten – sie meinen, Arbeit wäre etwas, das sie tun müssen, um Geld zu verdienen oder Teil der Gesellschaft zu sein.

Das stimmt natürlich zum Teil, aber wenn wir mit dieser Einstellung an unsere Arbeit herangehen, wird unsere Vitalität auf jeden Fall schwächer. Auch der Arbeitsplatz, zu dem wir uns entscheiden, oder unsere beruflichen Ziele sind oft sehr effiziente Hilfsmittel, um die Vitalität zu schmälern oder uns sogar ganz von ihr abzuschneiden.

Eine konstruktive Einstellung zur Arbeit kann die Vitalität aufbauen. Betrachten Sie alles, was Sie tun, als Möglichkeit, dem Bewusstsein neue Erfahrungen zuzuführen. Die Arbeit zeigt uns unsere Grenzen, aber auch unsere Qualitäten und Fähigkeiten. Sie kann unsere emotionale Reife fördern, sodass ein negatives Arbeitsumfeld oder nicht kunstgerecht vorgehende Menschen uns weniger ausmachen.

Viele Arbeitsplätze indes sind tatsächlich negativ. Man fällt Ihnen in den Rücken, oder Sie hängen in einer mittelmäßigen Organisation fest. Denken Sie daran, dass wir die Eigenart karmischer Kräfte oft am Arbeitsplatz erkennen können, denn dort zeigt das Wesen des Menschen sich in all seinen Verkleidungen. Durch die Überwindung solcher Probleme können wir uns mit unserer eigenen inneren Vitalität verbinden. Machen Sie sich auch klar, dass Organisationen, Arbeitsplätze und Ihr Beruf ihre eigene Lebenskraft besitzen, die Sie deutlicher wahrzunehmen beginnen, wenn Sie mit Ihrer eigenen Vitalität in Kontakt kommen.

Wenn Sie schließlich feststellen, dass Sie Ihre spirituellen Überzeugungen am Arbeitsplatz nicht leben können, sollten Sie Ihre Ansichten einer Revision unterziehen, denn dieser Bereich Ihrer Vitalität ist schwach.

4. Innenwelt

Ihre Innenwelt ist der Ort, an dem Geheimnisse, Träume, Hoffnungen, Ambitionen, Fantasien und Pläne zu Hause sind – und auch Sehnsucht, Wut, Liebe, Hoffnung, Ehrgeiz und der Wunsch nach Glück. Dieser innere Ort kann Heiligtum und Rummelplatz zugleich sein. Unsere Vitalität kann in ihm verdorren oder florieren, denn in ihm erzeugen wir durch unsere Wünsche unsere ureigenste Identität. Ihre Vitalität übernimmt die Eigenschaften der emotionalen Kräfte, die tief in Ihrem Inneren dominieren. Sie bauen unsere Alltagspersona auf.

Die Vitalität ist ihrem Wesen nach rein, sie umfasst alles und gibt Leben. Aber durch wiederholtes nicht kunstgerechtes Tun und Denken können wir sie verunreinigen; ein Beispiel dafür wäre der Missbrauch unseres Körpers durch Drogen oder andere nicht kunstgerechte Verhaltensweisen, die uns und andere Menschen verletzen, schmerzen oder verwirren. Deshalb sollte jeder von uns wissen, wie seine Innenwelt aussieht. Ist sie wirklich der Ort, an dem Sie sein wollen? Sind Sie dort glücklich?

Unsere Innenwelt gibt vor, wie wir mit unserer Umwelt interagieren. Sie führt uns zu allen Leistungen und Erfolgen unseres Lebens; sie bestimmt unsere Bedürfnisse und Wünsche, denn sie ist unser eigentliches Wesen.

Ohne ausgeglichene Innenwelt wird unser Leben immer wieder von Phasen durchzogen, in denen Unwissenheit, Ohnmacht und ein plötzliches Kontrollbedürfnis uns regieren. Wenn das Leben stärker zu sein scheint als Sie, braucht Ihre Innenwelt Heilung.

Wir schwimmen fast alle unser ganzes Leben lang an der Oberfläche unserer Innenwelt herum und sind uns in keiner Weise bewusst, wie unwissend wir sind und wie sehr persönliche Kraft uns fehlt. Aber wenn wir den Mut haben, in unser Inneres hinabzusteigen, entdecken wir zwischen Angst und Wut unendliche Schönheit, ein ewiges Licht, das aus uns heraus in eine Welt und ein Universum grenzenloser Möglichkeiten leuchtet. Im Zentrum unserer Innenwelt pulsiert eine grenzenlose Liebe, die weder eine Sprache noch Intelligenz braucht, um verstanden zu werden, nur ein Herz, das zur Demut bereit ist.

5. Spirituelle Bedürfnisse und Überzeugungen

Eine spirituelle Überzeugung ist etwas anderes als ein spirituelles Bedürfnis. Mit einer spirituellen Überzeugung können Sie eine Wahrheit auf Ihre Weise verstehen. Mit einem spirituellen Bedürfnis können Sie leben und lebendig sein. Bedürfnisse sind elementar und instinktiv; sie sind Grundnahrungsmittel des Bewusstseins, die uns zu Menschen machen. Jeder von uns hat spirituelle Bedürfnisse, die durch unsere Lebensweise seit der Empfängnis festgelegt werden. Wenn wir keinen Weg finden, diese Bedürfnisse zu erfüllen, ist unser Leben unvollständig, und wir werden krank.

Spirituelle Bedürfnisse lassen sich in drei Hauptgruppen unterteilen:

1. Bedürfnis nach realer Zugehörigkeit, Sicherheit und Harmonie
2. Bedürfnis nach realem Glück, nach realer Schönheit und Leistung
3. Bedürfnis nach realer Kontinuität, Weisheit und bedingungsloser Liebe.

Im beginnenden neuen Jahrtausend haben die Menschen zwar Bedürfnisse, aber keine Überzeugungen. Weil das neue Jahrhundert die Vorlage für die kommenden Jahrhunderte liefert, nimmt der psychische Druck auf die Menschen immer mehr zu. Durch die Befriedigung des spirituellen Bedürfnisses kann er ein Ventil finden. Die daraus entstehende Vitalität ist der Anker, der alle neun Aktivitäten hält.

Die Vitalität des spirituellen Bedürfnisses eint alle Lebewesen; wenn Sie sie per Selbsterkenntnis kultivieren, werden Sie menschlicher, das heißt, Sie verbinden sich mit dem Göttlichen im Alltag. Die Entdeckung der Schönheit im Alltag führt zu der Erkenntnis, dass ganz normale Ereignisse und Situationen die Tür zu Ihrer spirituellen Schönheit und Vollkommenheit öffnen.

Das größte Abenteuer bei der Suche nach Selbsterkenntnis ist die Reise nach innen. Sie brauchen nicht außerhalb Ihres Lebens nach bedeutenderen Wahrheiten zu suchen, denn jeder Tag Ihres Lebens ist ein unermesslicher Zustand der Gnade, der Lektionen über Ihr wahres Wesen bereithält. Für die spirituelle Entwicklung gilt das Gleiche wie für das Leben und Sterben: Niemand kann Sie wirklich darauf vorbereiten; Sie lernen es, indem Sie es tun. Sie brauchen nur den Mut anzufangen.

Das Einzige, was jeder auf seiner spirituellen Reise braucht, ist die Fähigkeit, Dinge zu akzeptieren. Sie ist das beste Überlebenswerkzeug von allen, denn durch sie lernen Sie Anpassungsfähigkeit, Geduld und Humor. Diese drei Eigenschaften machen das Leben erfreulich, lassen Sie alle Erfahrungen im richtigen Verhältnis sehen und helfen Ihnen, Ihre Vitalität zu beurteilen und zu schätzen.

6. Großzügigkeit und Mitgefühl

Großzügigkeit und Mitgefühl sind die zwei Gebilde, die das Leben zusammenhalten. Sie sind die Grundlage aller guten Dinge. Ohne sie hat das Leben keine Vitalität; ohne sie ist es schattenhaft, krank, leer und eindimensional.

Großzügigkeit bedeutet nicht nur, dass wir gern und reichlich geben; sie ist auch eine Lebensweise, die für alle Überfluss hervorbringt. Großzügigkeit gibt Leben.

Mitgefühl baut Leben auf. Es ist ein transformierender Bewusstseinszustand, der allen Geschöpfen neues Leben gibt, die sich von den Ereignissen in ihrem Leben überwältigt fühlen.

Mitgefühl ist die Basis und die Identität des Menschseins. Wenn wir nach bestem Vermögen Mitgefühl zeigen, entwickeln wir uns weiter und integrieren eine zusätzliche Facette des Menschseins. So entsteht bleibende Weisheit, deren Wesen geistige Großzügigkeit ist. Diese wiederum wird zu Glück.

7. Geistige Disziplin

Geistige Disziplin ist der erste Schritt zu einem bleibenden Glücksgefühl. Sie brauchen geistige Disziplin, um Ihr Glück zu verstehen und zu schätzen. Wenn Menschen glücklich sind, aber nicht wissen weshalb, verwenden sie ihr Glück oft falsch. Das schwächt die Vitalität, und das Glück kann nicht mehr erhalten werden. Also vergeht es.

Wenn wir wissen, warum und wie wir glücklich sind, erzeugen wir noch mehr Glück für uns und damit mehr Vitalität. Das ist der erste Schritt zu geistiger Disziplin. Geistige Disziplin ist keine strikt reglementierte Kontrolle über die Art und Weise, in der Ihr Verstand per Gewohnheit oder Vorausplanung mit Fakten umgeht; sie ist ein Zustand der Weisheit.

Diese Weisheit entsteht nicht durch Wissen oder den Intellekt – Faktenwissen hat mit dem Gedächtnis, nicht mit Weisheit zu tun –, sondern durch eine Aufgeschlossenheit, die Ihr emotionales und spirituelles Bewusstsein erweitert. Unwissenheit entsteht, wenn Ihr Verstand dichtmacht und neue Einflüsse in Ihrem Leben nicht akzeptiert.

Je weiser jemand wird, desto freier wird er von Wut, Täuschung, Hass, Besitzgier und allen Formen der Voreingenommenheit. Er wird empfänglich für alles, was das Leben zu geben hat, besitzt aber auch Unterscheidungsvermögen.

Denn wenn wir uns nicht mit Spiritualität, sondern mit Religion beschäftigen, besteht die Gefahr, dass wir eine falsche geistige Disziplin hervorbringen. Hier sollten wir uns etwas eingehender mit der Eigenart unserer Sinne befassen. Wir müssen lernen, unsere Sinne und die Erfahrungen, die sie uns bringen, zu schätzen. Wir müssen sie respektieren, damit ihre Gaben an Intensität und Tiefe gewinnen. So werden sie scharf und leuchten mit dem Licht der vollkommenen Verwirklichung.

Durch unsere Sinne kann unser inneres Wesen sich entfalten, und dadurch entstehen Authentizität, Schönheit und die Funken der Erkenntnis. Farben, Klänge, Gerüche, Berührungen, Geschmacksreize und alle körperlichen Empfindungen verbinden uns mit den Erfahrungen, die andere mit dem Menschsein machen. Diese Verbundenheit ist der Weg zur Einheit, zu der Einsicht, dass jeder Mensch ein Glied in der Kette ist, die uns zur Erleuchtung führen kann. Wenn wir das entdecken, beginnt in uns ein spirituelles Echo zu vibrieren, das uns zur Suche nach dem Sinn anspornt.

Wenn wir diese Suche nicht selbst unternehmen und uns stattdessen mit dem Echo zufrieden geben, führt dies nicht zu einer spirituellen Erfahrung, sondern zu einer konstruierten Religion. Religion allein ist eine falsche geistige Disziplin, die starr und unflexibel werden kann. Vergangenheit und Gegenwart sind voll von Beispielen für religiöse Intoleranz, Gewalt und Verderbtheit, die durch eine falsche geistige Disziplin entstanden sind.

Wahre geistige Disziplin ist egolos. Sie leugnet nicht alles ab, was Sie sind, sondern begreift, wie Ihr Verstand arbeitet, wie er Sie unterstützt – und wie er Sie austrickst. Je besser Sie Ihre Geisteskräfte schulen und lenken, desto besser wird die Qualität Ihrer geistigen Erlebnisse. Dies erzeugt Weisheit, Bewusstheit und ein Glücksgefühl, das in Ihnen lebendig bleibt, egal was in Ihrem Alltag geschieht.

8. Glück

In den vorigen Abschnitten war deshalb so viel von Glück die Rede, weil es so wichtig ist. Für die meisten Menschen ist Glück gleich bedeutend mit der offensichtlichen Abwesenheit von Leid. Aber das ist nicht Glück, sondern das Fehlen von Problemen. Oft glauben wir nicht, dass es ein anderes, tieferes Glück überhaupt gibt.

Aber es existiert, wenn wir uns die Mühe machen, es zu hegen und zu pflegen. Wir können das Glück in uns wachsen lassen.

Genauso wie Getreide muss wahres Glück gesät, in seiner Entwicklung gefördert, geerntet und in etwas Nützliches umgewandelt werden. Die Kultivierung dieser besonderen Vitalität ist einer der Gründe, aus denen jeder von uns Mensch geworden ist. Menschen, die die Vitalität des Glücks haben, machen alle Lebewesen einfach dadurch glücklich, dass sie existieren. Glück ist die höchste Form der Schönheit, die wir erleben können.

Eine glückliche Grundstimmung sorgt auch dafür, dass wir gesund bleiben. Wenn ein Arzt der tibetischen Medizin von einem Patienten konsultiert wird, der sich schlapp fühlt, wird er als Erstes herausfinden, ob und warum der Betreffende glücklich ist oder nicht. Wenn ein einziger Mensch unglücklich ist, beeinträchtigt das mehr oder weniger die ganze Menschheit. Durch die Globalisierung der modernen Medienlandschaft wissen wir, dass jeden Tag Millionen Menschen unglücklich sind, und das wirkt sich auch auf uns aus.

Unsere Wahrnehmung von Glück und Leid ist manchmal falsch. Wenn Sie je mit Menschen zu tun hatten, die jahraus jahrein immer nur Leid erleben, wissen Sie, dass unter ihrer Erschöpfung Schönheit und Glück lebendig sind. Sie wissen, dass das Leid nicht ewig weitergeht. Sie wissen auch, dass das Glück jederzeit kommen, sie umarmen und ihr Menschsein neu entfachen kann, egal wie sie sich gerade fühlen. Ich habe dies in Kriegsgebieten und an Krankenbetten der Ersten Welt erlebt. Es ist etwas, das wir nie vergessen sollten.

Die Unbeständigkeit der Vitalität der menschlichen Spezies hat in Gemeinschaften überall auf der Welt einen Mangel an Vitalität verursacht, was zu Hunger, Krieg, Not, Krankheiten und Klimaveränderungen geführt hat. Wenn wir der Welt die vitale Kraft liebevoller Freundlichkeit zurückgeben könnten, würde diese unbewusste kollektive Last leichter werden. Unsere mentalen und emotionalen Fähigkeiten würden transformiert. Es würde eine Zeit lang dauern, aber wir alle können beginnen ein bisschen dazu beizutragen, indem wir uns selbst kennen lernen. Wenn unsere Vitalität stärker wird, beginnen die schrecklichen Lebensumstände von Millionen Menschen sich zu verbessern.

Das Leid tritt in vielen Formen auf und kann uns vieles lehren. Wenn wir uns die Erfahrungen anderer Menschen ansehen, erkennen wir, dass ein inneres Glücksgefühl immer in unserer Reichweite ist. Es ist überall, in allen Dingen. Es sprudelt unter der Oberfläche unseres Alltagslebens und wartet darauf, dass wir es in uns zur Kenntnis nehmen.

9. Teilen, Geben und Nehmen

Diese drei Aktivitäten können entscheiden, inwieweit wir unsere Menschlichkeit verwirklichen. Aber weil sie in jeder Minute unseres Lebens stattfinden, neigen wir dazu, sie als Kommunikationsform zu vergessen. Wie viel wir geben, nehmen und mit anderen teilen, bestimmt unsere Fähigkeit, uns selbst zu verstehen.

Die Vitalität, die entsteht, wenn wir geben, ohne etwas zurückzuerwarten, befreit den Geist von Unrast und verbessert die körperliche Gesundheit beim Geber und beim Empfänger. Kunstgerechtes Teilen erkennt an, dass wir alle nur die Verwalter dessen sind, was wir haben oder besitzen, und dass wir alle großen und kleinen Ressourcen genießen, aber auch respektieren sollten, sodass wir sie an neue Verwalter weitergeben können. Das Nehmen ist der schwierigste Aspekt dieser Vitalität. Richtiges Nehmen beinhaltet eine Demut, bei der wir den, der unserem Bewusstsein etwas gibt, akzeptieren können. Und wir müssen unterscheiden können, wann das Nehmen gut und wann es nicht gut für uns ist und wann es nicht ratsam ist.

Die Kunst des richtigen Annehmens erzeugt positive Energieströme, die sich über die ganze Welt verbreiten und Großzügigkeit, materiellen Überfluss und kulturellen und wissenschaftlichen Fortschritt hervorbringen. Jeder von uns ist an der

Erzeugung dieser guten Dinge beteiligt, und deshalb ist jeder von uns als Verwalter und »Entwicklungshelfer« für alle Aspekte dieser Erde verantwortlich.

Aber nicht nur die Erde müssen wir betreuen und fördern wie ein guter Verwalter, auch uns selbst. Das bedeutet, dass wir uns selbst gegenüber großzügiger sein sollten, indem wir menschliche Freundlichkeit geben, mit anderen teilen und vor allem annehmen. Es gibt keine großartigere Erfahrung im Leben, als mit aufrichtiger menschlicher Freundlichkeit behandelt zu werden. Es ist eine Gnade, die jeden von uns verwandelt und an der jeder von uns teilhaben kann. Hinter den Masken des Alltagslebens ist dieser Zustand der Gnade unser wahres Wesen.

Die fünf Fundamente der Seele

Genauso wie Ihr Haus braucht auch Ihre Seele ein Fundament. Die Bausteine und der Mörtel für Ihre Seele sind fünf Formen der Einsicht, die Sie in Ihren Alltag integrieren können, um Ihre spirituelle Energie und Kraft aufzubauen.

Das erste Fundament ist das Erleben des Wissens jenseits der Sinne.
Das zweite Fundament ist das Erleben der inneren Stille.
Das dritte Fundament ist das Zuhörenlernen.
Das vierte Fundament ist die Einsicht in das Wesen des freien Willens und in die Verbundenheit aller Dinge.
Das fünfte Fundament ist die Einsicht, dass in allem und jedem Bewusstsein ist.

Wenn wir diese Fundamente aufbauen, können wir enorm profitieren. Traditionell gelten sie als die fünf Aspekte unseres Bewusstseins, die sich bei der Erschaffung unseres Seelenpotenzials entwickeln. Bei der folgenden Beschreibung der Fundamente und ihres Nutzens bin ich von meinen eigenen Erfahrungen ausgegangen, weil beides sich so am einfachsten erklären lässt.

Eine Bitte

Die von uns Menschen erschaffene Welt verlangt von uns allen sehr viel. Diese Ansprüche können dazu führen, dass wir unserem Leben keinen großen Respekt entgegenbringen. Das ist charakteristisch für ein Leben, das sich nicht in einem größeren Zusammenhang sieht. Das Universum, die Natur, unser inneres Bewusstsein stellen solche Ansprüche nicht. Sie haben nur eine Bitte, und wir haben alle Zeit, sie zu hören.

Die Bitte lautet: Akzeptieren Sie, dass Sie sich schon in einem Zustand von Gnade und Gleichgewicht befinden. Sie sind bereits zum Potenzial Ihres Bewusstseins erwacht. Akzeptieren Sie es, dann wird es so sein.

Hören Sie. All das ist näher, als Sie denken. Das Feuer der Erleuchtung leuchtet schon in Ihnen. Es ist egal, wer Sie sind oder was Sie getan haben. Seien Sie so demütig, sich selbst zu lieben, dann können Sie sich weiter entwickeln.

Das erste Fundament: Das Wissen jenseits der Sinne erleben

Mein Atem ging schwer, und meine Lunge fühlte sich an, als würde mit dem Vorschlaghammer auf sie eingeschlagen. Mein Herz hämmerte laut in meinem Kopf. Der Donner vom nahen Berg rollte herausfordernd über das Tal, Blitze zuckten über die Gipfel. Dann hörte das alles auf.

Stille.

Dann die Abwesenheit von Stille.

Ein blau flackerndes Licht lief durch mich hindurch. Es verglühte zu Weiß. Das Weiß verwandelte sich in das Rauschen des Ozeans. Ein sanftes Summen begann in meinem Herzen und fing an, sich spiralförmig durch meinen ganzen Körper zu winden. Jede Note war eine Klangperle. Jede Perle war mit einer anderen verbunden, wie auf einem Faden. Der Faden war ich und bestand aus meinen weggebrannten Wünschen und Ängsten, aus Verwunderung und Disziplin, Göttlichkeit und Bewusstsein.

Die Erschaffung meiner Seele hatte begonnen.

Die Spirale streckte sich durch all meine Knochen und wand sich in den sakralen Bereich meines Gehirns, dorthin, wo nach tibetischer Überzeugung das Potenzial zur Seelenerschaffung schlief. Die Welt um mich herum war ich. Der Wind wehte und ich mit ihm. Ein Fremder starb, und ich starb mit ihm. Und ich erkannte, dass es in unserem Leben keine Fremden gibt, nur entfernte Verwandte, die wir noch nicht kennen gelernt haben.

Ich spürte, wie die Strukturen meines Geistes sich mit meinem Körper verbanden. Mein Nervensystem war mein Denken, das zu einer Zündschnur aus brennendem Bewusstsein wurde, wie ein flammendes Leuchtfeuer in der Wüste. In mir sah ich den Seelenbaum, den brennenden Busch, den die Ngagpas beschrieben hatten.

In diesem Baum verbanden die vitalen Leitbahnen des Mentalkörpers sich mit dem physischen Körper zur Erschaffung der Seele. Meine Sinne begannen sich zu verwandeln. Jeder wurde eine Form der Intelligenz, und alle fünf arbeiteten zusammen, um mein Bewusstsein zu halten und meine spirituelle Energie und Kraft zu gestalten.

Nutzen: materiell

Bei der Entwicklung dieser Energie werden Sie feststellen, dass finanzielle, zwischenmenschliche, berufliche und gesundheitliche Probleme sich aufzulösen beginnen. Sie lernen das Wesen der materiellen Energie und die günstigsten Zeiten kennen, finanziellen und materiellen Erfolg hervorzubringen. Sie fangen an, das Wesen Ihrer Beziehungen zu verstehen. Sie bekommen entweder Lust auf eine neue, erfüllendere berufliche Laufbahn, oder Sie lernen Ihre gegenwärtige (berufliche) Tätigkeit neu schätzen. Sie beginnen zu erkennen, wie all diese Aktivitäten Ihre körperliche und mentale Gesundheit beeinflussen, sodass Sie die Kräfte, die Ihnen weiterhelfen, stärken können.

Das zweite Fundament: Die innere Stille erleben

Ürgyen starrte ins Feuer und nippte an seinem Tee. Alles war erfüllt vom Tosen der Göttlichkeit. Aber es war still. Kein Wind. Kein knisterndes Feuer, keine lauten Gedanken, kein Donner auf dem Berg.

Ich wusste, dass ich mit den Augen meiner neuen Seele in die Welt des Alltagsverstandes hineinsah. Dann kam mit einem Aufbrüllen der Natur alles wieder zurück: Der Wind wehte, das Feuer knisterte, der Donner polterte über die Berge.

Ürgyen sah auf. »Das zweite Fundament der Seelenerschaffung ist die Anwesenheit in der Stille.«

Vom Berghang auf der anderen Seite des Tals kamen Donnergrollen und bleiche Lichtblitze. Über dem Gipfel hing, beobachtend, der Vollmond.

Stille ist ein Prozess, kein Klang. Um sie zu verstehen, müssen wir arbeiten. Stille ist eine wichtige Fähigkeit des menschlichen Bewusstseins. Dank ihr kann es sich ausdehnen und den von unserem Verstand und unserer Persönlichkeit produzierten Müll beseitigen, sodass wir uns ein bisschen klarer sehen. Die Stille zeigt uns, ob wir unsere eigene Gesellschaft mögen oder nicht.

Je mehr Zeit wir mit der Stille verbringen, desto besser verstehen wir die mentalen und physischen Strukturen der inneren Veränderung. Wenn wir wachsen wollen, dürfen wir die Stille nicht fürchten. Wenn wir sie nur für die Abwesenheit von Geräuschen halten, kann sie uns überwältigen. Stille ist der Ruhepunkt in allen Klängen und Bewegungen. Genauso wie ein Wirbelsturm ein unbewegliches Zentrum hat, ist im Zentrum aller Dinge die Stille. Je besser wir die Stille verstehen, desto mehr wissen wir über das Zuhören, Sprechen und Denken. Die Stille gilt als erster Schritt zum richtigen Denken.

Wie fast alles im Leben müssen wir die Stille erleben, um sie zu verstehen. Die meisten von uns haben in ihrem Leben sehr wenig Stille, denn unser Verstand ist zu sehr damit beschäftigt, die Alltagsdinge aus dem Weg zu schaufeln, als dass er innehalten und die Stille erleben könnte. Sie können nicht still sein, aber die Stille kann in Ihnen sein.

Wenn Sie die innere Stille entdecken, wird Ihr Leben sich verändern. Sie werden etwas anderes, Erfüllenderes wollen. Ihre gegenwärtige Lebensweise wird Ihnen möglicherweise schal und überholt vorkommen. Oder Ihr Leben wird plötzlich so viel reicher und besser, dass Sie es nicht mehr wiedererkennen.

Erfüllung ist nicht Wahrheit oder glücklich sein. Erfüllung in diesem Kontext bedeutet, dass Aktivitäten und Emotionen vollendet werden, dass ein Verständnisprozess seinen natürlichen Abschluss findet. Die Erfüllung kann zu Ihnen kommen, wenn Sie zulassen, dass die innere Stille sich zeigt.

Nutzen: mental und emotional

Ihre geistigen Fähigkeiten werden strukturierter und umfassender, und Sie können die Intuition so mit Ihrem Alltag verbinden, dass er eine wirklich schöpferische Dimension erhält. Das Problemlösen wird einfacher. Der Zugang zu Ihren intellektuellen Fertigkeiten wird leichter, und Sie verstehen, woher Ihre Emotionen kommen. Wenn wir verstehen, wie unsere Emotionen funktionieren und dass sie den instinktiven Teil von uns bilden, behandeln wir die emotionale Seite unserer Persönlichkeit mit mehr Respekt.

Das dritte Fundament: Zuhören lernen

Hören ist eine andere Aktivität als Zuhören. Hören ist etwas Instinktives, ein Prozess des aktiven Bewusstseins, der jeden von uns dazu befähigt, seine Umwelt zu begreifen und das Gehörte zu verstehen. Hören kommt aus dem Alltagsverstand.

Zuhören oder Lauschen ist eine spirituelle Fertigkeit, durch die Sie zu dem werden können, was Sie hören, und das Wesen des Gehörten erkennen. Zuhören aktiviert die essenziellen Qualitäten dessen, dem zugehört wird, egal ob dies ein Mensch oder irgendetwas anderes ist. Lauschen ist mehr als die Ohren benutzen; alle anderen Sinne schließen sich ihm an und werden einbezogen.

Wenn wir mit offenem Herzen lauschen, führt dies auf beiden Seiten zu Entspannung und Gesundheit und dazu, dass das Bewusstsein erkannt wird. Vor allem aber zeigt echtes Zuhören, dass wir das Gehörte respektieren und uns in es einfühlen.

Das Zuhören ist der Schlüssel zum Körper. Das Bewusstsein ist die Tür, die sich öffnet, wenn Sie gelernt haben, gut zuzuhören. Hören Sie der Weisheit und Energie Ihres Körpers zu, dann erfahren Sie, dass Körper und Geist Zyklen folgen, durch die Sie verwandelt werden können.

Nutzen: intellektuell

Ihre intellektuellen Fähigkeiten werden besser, und Sie können intellektuelle Aspekte Ihres Geistes begreifen und anwenden. Die Entwicklung intellektueller Fähigkeiten gehört zu einer ausgewogenen spirituellen Weisheit unbedingt dazu.

Mit Hilfe des Intellekts können Sie das Glück verstehen und erreichen. Sie finden es, wenn Sie mit Vernunft, Logik, Forschergeist und Unterscheidungsvermögen die Natur des menschlichen Leidens beobachten.

So fangen Sie an, das Beobachtete mit Ihren Erfahrungen des Leids zu vergleichen. Sie finden heraus, warum Sie leiden. Das ist eine wichtige Fähigkeit, die allerdings von vielen Menschen nicht genutzt wird.

Spirituelles und emotionales Wachstum muss sich mit Hilfe des Intellekts äußern, sodass Sie eine innere, weitgehend transverbale Erfahrung intellektuell verstehen. Hier kommt die geistige Disziplin ins Spiel, die dazu beiträgt, dass Sie das, was Sie geschaffen haben, schätzen.

Das vierte Fundament: Den freien Willen und die Verbundenheit aller Dinge verstehen

Weil wir körperlich lebendig, emotional aktiv und spirituell bewusst sind, ist dieses Fundament eine kontinuierliche Erfahrung, die uns in unterschiedlichen Entwicklungsformen das ganze Leben hindurch begleitet.

Dieses vierte Fundament kann auf verschiedene Weise aufgebaut werden. Der freie Wille ist zunächst ein Produkt der Unwissenheit, aber beim Weisen wird er zu einem Werkzeug.

Der freie Wille beginnt als Akt der Ignoranz – wir tun oder denken häufig etwas Wichtiges oder Unwichtiges, ohne die Konsequenzen zu kennen.

Wenn wir bewusster werden und mehr über die möglichen Wechselwirkungen zwischen Denken, Handeln und Ereignissen wissen, wird unser Wille auf andere Weise frei, denn ihm stehen mehr Informationen zur Verfügung. In dieser Phase wissen wir, dass wir anderen Lebewesen und unseren Mitmenschen gegenüber eine Verantwortung haben. Dann müssen wir entscheiden, wie wir leben wollen.

Alle Dinge sind miteinander verbunden. Schon der Versuch, diesem Austausch nach besten Kräften zuzuhören, ihn zu schätzen und zu verstehen, zieht seine Energie an. Das wird Sie unterstützen und zu einer Erfahrung führen, die die unten dargestellten Vorteile nach sich zieht. Glück entsteht, wenn die Verbundenheit aller Menschen auf dieser Erde erkannt und erlebt wird. Es entsteht, wenn wir die Verantwortung übernehmen, unser Glück zu erschaffen und dann mit anderen zu teilen.

Nutzen: emotional

Sie erleben, dass Emotionen eine Dynamik haben und alles nähren, was uns physisch und spirituell zu Menschen macht. Wir entdecken, woher unsere emotionalen Verhaltensmuster – unsere Gewohnheiten und Wünsche, unsere Vorlieben und Vorurteile – kommen, und verstehen sie.

Die emotionale Energie ist die Kraft, die uns mit den Zyklen der Natur und anderen instinktiven Kräften der Menschheit verbindet. Durch die Erschaffung Ihrer Seele gehen Sie über die Begrenzungen des Instinkts hinaus und in die Erfahrung der Empathie hinein. Empathie ist entwickelte, disziplinierte intuitive Energie; sie ist so verfeinert und mit so viel liebevoller Kraft ausgestattet, dass Sie sich mit anderen Menschen identifizieren können. Diese nehmen Ihr Verhalten wahr und beziehen Hoffnung und Heilung daraus. Es gibt viele Möglichkeiten sich zu identifizieren. Vielleicht können Sie es auch. Versuchen Sie es. In diesem Bereich sind wir alle Anfänger, denn es ist eine Erfahrung, die wir immer wieder neu lernen und erleben müssen.

Der Instinkt ist nicht schlecht, aber er kann nachsichtig sein, denn der Alltagsverstand konditioniert ihn. Empathie ist der Wunsch, sich mit zwar vorbehaltlosem, aber durch Unterscheidungsvermögen gebremstem Mitgefühl mit anderen Menschen zu verbinden. Wenn jemand auf Grund seiner eigenen Lebenserfahrungen und der Erforschung seines Bewusstseins Einfühlungsvermögen entwickelt, beherrschen die negativen Aspekte des Instinkts ihn weniger. Wenn es dazu kommt, entwickelt die Menschheit als Ganzes sich weiter. Unsere artspezifische Instinktivität wird feiner, angstfreier und intelligenter. Die positiven Eigenschaften des Instinkts zeigen sich und machen jedem Menschen deutlich, wie viel Kreativität in ihm steckt.

Menschliche Emotionen treiben uns zu spirituellen Einsichten. Wir begreifen, dass die Spiritualität nicht außerhalb von uns ist und jeder Mensch zwar eine ganz eigene Spiritualität hat, es aber doch gemeinsame Erfahrungen gibt, die alle Menschen miteinander verbinden. Wir erkennen auch, dass wir nichts zu überstürzen brauchen, wenn wir erfahren wollen, wer wir sind und sein können.

Das fünfte Fundament: Akzeptieren, dass in allem und jedem Bewusstsein ist

Wir sind eine Spezies, die sich unsicher fühlt; jeder von uns schließt sich in seiner eigenen kleinen Welt ein. Das Streben nach Sicherheit kann uns auf verschiedene Weise austricksen. Viele Menschen halten ihre Welt für sicher, egal in welchen Lebensumständen sie sich befinden. Sogar Probleme können zu unserem Wohlbefinden beitragen, denn sie geben uns einen Sinn und eine Identität. Aus unserer kleinen Welt sehen wir nach draußen und beurteilen andere, aber weil wir es damit eilig haben, lassen wir uns oft vom Anschein täuschen. Wir sehen die äußere Schale, übersehen aber die innere Schönheit in allem und jedem, die Essenz, die das befreiende Bewusstsein enthält. Natürlich kann es sein, dass sie verborgen ist, aber wenn wir dafür sensibel werden, ist sie immer da.

Die Wahrnehmung einer größeren Realität ruft einen transformierenden Impuls auf den Plan. Der Wunsch nach spirituellem Erwachen kann Ihr bisheriges Leben gewaltig durcheinander bringen. Er entstammt dem innersten Kern unseres Menschseins, in dem jeder sich einer inhärenten kosmischen Ordnung bewusst ist. Der Wunsch führt uns von einem egozentrischen Bewusstsein, das sich um unseren Intellekt und unsere Gefühle dreht, in ein tieferes, universelles Bewusstsein hinein, das uns zur Einheit mit allem Leben führt.

Bei diesem Prozess verändern sich die intellektuellen Fähigkeiten – logisches Denken, Schlussfolgern, Kreativität – von einer eindimensionalen Erfahrung in multidimensionale Werkzeuge für Zeit, Raum und Materie, die vom klaren Licht unseres höchsten Wesens ausgehen.

Jeder von uns ist ein Tor, durch das jeder Aspekt der universellen Energie sich seines Wesens bewusst werden kann, jeder ist ein pulsierendes Bewusstsein auf der Suche nach sich selbst. Die Frequenz dieser Energie ist so intensiv, dass das Universum sich als Mensch, Tier, Pflanze, Fisch, Fels oder Kaugummi auf dem Großstadtpflaster ausformen kann. Aber diese Energie ist nie von sich selbst getrennt; sie bleibt ihre eigene Mitte.

In diesem wirbelnden kosmischen Bewusstsein sind die Realität, in der Sie und ich Tag für Tag leben, und die Realitäten unserer inneren Wahrnehmungen immer miteinander verschmolzen. Die Verschmelzung erzeugt Verwirrung: Wir müssen in der unwirtlichen Alltagsrealität arbeiten, wollen aber auch die reine universelle Energie erleben. Die Verwirrung bringt das Gefühl hervor, getrennt zu sein, und die Sehnsucht nach Sinn. Aber wir können zwischen diesen beiden Aspekten der Realität eine Brücke bauen, wenn wir unser Verlangen nach Sinn mit unserem Gespür für das Wesen des Bewusstseins durchdringen. Das sollten wir nicht erzwingen; es hilft schon, wenn wir uns die Möglichkeit bewusst machen.

Nutzen: spirituell

Wir fangen an, die höheren Dimensionen des menschlichen Bewusstseins zu entwickeln, und erleben Möglichkeiten, Alltagsverstand und inneren spirituellen Verstand zusammenzubringen. Die praktische Anwendung spiritueller Einsichten – bei der Arbeit oder in der Familie, um kreativer zu werden oder besser Fenster zu putzen – wird selbstverständlich, weil sie uns psychisch gesund und ausgeglichen macht. Es bringt nichts, höhere Aspekte des menschlichen Bewusstseins zu erleben, wenn wir dadurch unausgeglichen werden. Je höher wir innerhalb der Aspekte unseres Bewusstseins hinaufsteigen, desto wichtiger wird es, dass wir uns an diesen Grundsatz erinnern. Alle spirituellen Erfahrungen brauchen starke Fundamente, damit sie den Erdbeben standhalten können, die das menschliche Bewusstsein auf seinem Weg zu gründlicherer Selbsterkenntnis erlebt.

Die fünf Sinne transformieren

Jeder einzelne unserer im Alltag für so selbstverständlich gehaltenen fünf Sinne eröffnet uns die Möglichkeit, unsere Seele zu erschaffen. Jeder Sinn unterstützt die physische, emotionale und geistige Struktur, durch die wir Glück, Fülle, Gesundheit und Weisheit finden können.

Unsere Sinne sind eng mit dem Verstand verbunden. Die

meisten Leute meinen, der Geist würde aus Gedanken und Gefühlen, Erinnerungen und Empfindungen bestehen. Aber sie sind nur der Schutt, den das Gehirn erzeugt. Der Geist ist das breit fließende Band hoher materieller Energie, die alle physischen Dinge in dieser Welt und im Universum durchdringt.

Der Geist ist der Stoff, der alles zusammenhält, aber genau dadurch kann er sich selbst auf den Leim gehen und zwischen Mauern aus Wünschen und unentwickeltem Bewusstsein festkleben. Das ist die meiste Zeit so, aber wenn wir unsere Sinne transformieren und ihre Fähigkeiten und Funktionen einsetzen, können die Mauern verschwinden. Dann kann der wieder befreite Geist sich mit der größeren Geistenergie der Menschheit verbinden.

Wir können lernen, das spirituelle Universum direkt zu erleben, wenn wir unsere Sinne durch einen sechsstufigen Prozess namens Chilu transformieren. Wie die folgenden kurzen Erklärungen zeigen, spiegelt das Potenzial der einzelnen Sinne die fünf Fundamente der Seele und ihren Nutzen. Wenn wir – wie die meisten von uns – die Sinne rein physisch erleben, ist unsere sensorische Erfahrung begrenzt; wenn wir sie mit Hilfe einer speziellen, später beschriebenen Technik wecken, können wir für jeden Sinn eine Bewusstseinsart und eine Farbe entdecken.

Sehen

Beim Sehsinn geht es um das Erkennen, den Blick ins Herz der Dinge, das Begreifen der inneren Wahrheit und die Wiederentdeckung von Unschuld und natürlicher Freude. Durch eine Transformierung des Sehsinns erkennen Sie eher, was hinter Ihren Sinnen steht und was ihr eigentlicher Zweck ist. Jeder Sinn wird von einer Farbe regiert; beim Sehsinn ist dies ein rein weißes Licht. Der Sehsinn und die Farbe Weiß wecken den mentalen Aspekt des Bewusstseins.

Riechen

Durch den Geruchssinn erfahren Sie etwas über die Stille und die wechselseitige Abhängigkeit und Verbundenheit aller Dinge. Dem Geruch werden das Verzeihen und die Fähigkeit zu bedingungsloser Liebe zugeordnet. Ein warmes, fröhliches gelbes Licht beeinflusst ihn. Der Geruchssinn und die Farbe Gelb wecken den emotionalen Aspekt des Bewusstseins.

Hören

Über den Hörsinn fangen Sie an, den Zyklen Ihres Körpers zu lauschen; Sie entdecken ihre Weisheit und ihre Verbindung zur inneren Energie. Mit Hilfe des Hörens können Sie Ängstlichkeit überwinden und Illusionen durchschauen. Ein blutrotes, warmes, durchdringendes, Leben gebendes Licht ist mit diesem Sinn verbunden. Der Hörsinn und die Farbe Rot wecken den intellektuellen Aspekt des Bewusstseins.

Berühren

Wenn Sie Ihren Tastsinn schulen, entdecken Sie das Wesen der Vergänglichkeit und den Ursprung von wahrem Erfolg und wahrem Glück: Diese entstehen nur, wenn Sie im Einklang mit dem leben, was Sie glücklich macht. Wenn Sie diesen Sinn entwickeln, bekommen Sie die Kraft, Hindernisse zu überwinden; Sie erfahren etwas über den Wert von Reichtum, Geld und Macht und das Wesen der materiellen Welt. Dem Tastsinn wird ein sanftes grünes Licht zugeordnet. Dieser Sinn und diese Farbe wecken den materiellen Aspekt des Bewusstseins.

Schmecken

Der Geschmackssinn lässt Sie erfahren, dass in allem, was existiert, Bewusstsein, Spiritualität, Güte und Glück sind, auch wenn der äußere Anschein oder die Umstände dagegen zu sprechen scheinen. Mit dem Geschmackssinn ist ein himmelblaues Licht verbunden. Dieser Sinn und diese Farbe wecken den spirituellen Aspekt des Bewusstseins.

Der Seelenbaum

Die Transformierung Ihrer Sinne zeigt sich an der Entstehung eines Netzwerks von Energiebahnen, die von den Sinnesorganen durch den Körper zum Gehirn führen und Ihnen eine direkte Erfahrung des spirituellen Universums ermöglichen. Die alten Tibeter bezeichneten dieses Netzwerk als »Seelenbaum«. Er hat seine Wurzeln im Gehirn, und seine Zweige, Blätter, Früchte und Blüten sind die sich transformierenden fünf Sinne.

Stufe eins

Sehen

Setzen Sie sich mit geöffneten Augen bequem hin. Stellen Sie sich vor, dass nicht Sie durch Ihre Augen in die Welt hinaus sehen, sondern dass die Welt durch Ihre Augen in Sie hineinfließt, sich am Gaumendach sammelt und dann in die Mitte Ihres Brustkorbs strömt. Dabei verwandelt sie sich langsam in einen Strom aus funkelndem weißem Licht, der in Ihrem Brustkorb zu einer Kugel aus Sehen und weißem Licht wird.

Riechen

Setzen Sie sich mit geschlossenen Augen bequem hin und konzentrieren Sie sich auf das Innere Ihrer Nase. Spüren Sie, wie Ihre Nase Geruch wahrnimmt. Was immer sie riecht, lassen Sie es am Gaumendach zusammenkommen und in die Mitte Ihres Brustkorbs fließen. Während die Gerüche durch Ihren Körper strömen, verwandeln sie sich in ein herrliches gelbes Licht. Es wird in Ihrer Brust zu einer Kugel aus Geruch und gelbem Licht, die sich unter der weißen Kugel anordnet.

Hören

Setzen Sie sich mit geschlossenen Augen bequem hin und lauschen Sie auf alle Geräusche in Ihrer Umgebung. Stellen Sie sich vor, sie würden durch Ihre Ohren fließen, sich am Gaumendach sammeln und dann in die Mitte Ihrer Brust strömen. Während die Geräusche sich in Ihnen bewegen, werden sie zu einem wunderschönen blutroten Licht. Es fließt in Ihrer Brust in eine Kugel, die aus ihm und allem besteht, was Sie je gehört haben. Diese Kugel siedelt sich unterhalb der gelben Kugel an.

Berühren

Setzen Sie sich mit geschlossenen Augen bequem hin und legen Sie die Hände schalenförmig aneinander. Legen Sie in der Vorstellung Ihren Geist in sie hinein; lassen Sie ihn dann größer werden, sodass er sich bis in die Fingerspitzen ausdehnt. Berühren Sie, wenn Sie dies spüren, die Atmosphäre um sich herum; lassen Sie sie in Ihre Fingerspitzen strömen und dann die Arme hinauf über den Nacken zum Gaumendach wandern, wo sie sich sammelt und anschließend in die Mitte Ihres Brustkorbs fließt. Alles, was Sie in der Atmosphäre berühren, wird zu einem grünen Licht, das aus der Atmosphäre in Sie hineinfließt. In Ihrer Brust verwandelt es sich in eine Kugel, die sich unter der blutroten Kugel anordnet.

Schmecken

Setzen Sie sich mit geschlossenen Augen und leicht geöffnetem Mund bequem hin. Lenken Sie Ihre gesamte Aufmerksamkeit in Ihre Zunge. Lassen Sie die ganze Atmosphäre und Ihre Umgebung in sie hineinfließen. Lassen Sie auch Ihren ganzen Körper in die Geschmacksknospen auf Ihrer Zunge fließen. Ihr Körper und der Geschmack der Atmosphäre und Ihrer Umgebung vermischen sich, sammeln sich an Ihrem Gaumendach und fließen in die Mitte Ihres Brustkorbs. Dabei werden sie zu einem himmelblauen Licht, das unter der grünen Kugel eine Kugel aus Geschmack und himmelblauem Licht bildet.

Sie müssten jetzt die folgende leuchtend bunte Abfolge von Lichtbällen haben:

- Weiß
- Gelb
- Blutrot
- Grün
- Himmelblau

Wenn die Kugeln in dieser Reihenfolge angeordnet sind, können Sie anfangen, langsam durch die Nase ein- und auszuatmen. Dadurch wird jeder Lichtball einzeln versiegelt. Jetzt können Sie zur nächsten Stufe weitergehen.

Stufe zwei

Üben Sie Stufe eins drei Wochen lang täglich ein paar Minuten. Anschließend können Sie zu Stufe zwei übergehen. Wenn Sie die farbigen Lichtbälle in der angegebenen Reihenfolge haben, tun Sie Folgendes:

Arbeiten Sie von der Mitte Ihres Brustkorbs aus und stellen Sie den weißen Lichtball nach links oben, den gelben nach rechts oben, den blutroten nach links unten, den grünen nach rechts unten und den himmelblauen in die Mitte, sodass sich folgendes Bild ergibt:

Weiß
Gelb
Himmelblau
Blutrot
Grün

Dirigieren Sie dann in Ihrer Vorstellung das weiße Licht zur gelben Kugel, das gelbe Licht zur grünen Kugel, das grüne Licht zur blutroten Kugel und das blutrote Licht zur weißen Kugel.

Lenken Sie dann Licht von der weißen Kugel ins Zentrum der himmelblauen Kugel. Verfahren Sie genauso nacheinander mit der gelben, der grünen und der blutroten Kugel, sodass schließlich alle Kugeln miteinander verbunden sind. Üben Sie auf dieser Stufe so lange Sie wollen; Sie brauchen sich nicht zu beeilen.

Die Stufen eins und zwei schärfen Ihre Sinne: Sie werden physisch mehr sehen, hören, tasten, riechen und schmecken. Ihr allgemeiner Gesundheitszustand wird sich genauso verbessern wie Ihr Alltag. Oft werden auch körperliche Krankheiten oder chronische psychische Probleme durch diese Übung gelindert; manchmal werden sie ganz geheilt.

Stufe drei

Nach einiger Zeit können Sie mit der folgenden Übung anfangen. Konzentrieren Sie sich auf den himmelblauen Lichtball und lassen Sie ihn eins werden mit Ihrem physischen Herz.

Stellen Sie sich einen Kanal aus himmelblauem Licht vor, der sich von der Verbindung aus Kugel und Herz langsam den Nacken und den Schädel hinaufbewegt, bis zum höchsten, zentralen Bereich Ihres Kopfes. Fangen Sie dann an, von Ihrem Herzen zu dieser Stelle hin einzuatmen; beim Ausatmen schicken Sie die Luft vom höchsten Punkt des Kopfes durch das Herz nach außen. Wiederholen Sie Stufe zwei.

Stufe vier

Auf dieser Stufe atmen Sie in allen Kugelfarben gleichzeitig, das heißt, Sie führen alle Farben gemeinsam durch den Kanal vom Herz über den Nacken und die Rückseite des Kopfes hinauf bis zum höchsten Punkt des Scheitels. Beim Einatmen ziehen Sie die Farben behutsam und ohne Zwang nach oben. Mit der Zeit wird es Ihnen so vorkommen, als würden die Farben sich wie ein Seil aus einem weißen, gelben, blutroten, grünen und himmelblauen Strang verflechten. Wenn Sie vom höchsten Punkt des Kopfes durch das Herz ausatmen, ordnen die Farben sich wieder in ihren Kugeln an. Üben Sie dies so lange, bis Sie das Gefühl haben, für Stufe fünf bereit zu sein.

Stufe fünf

Gehen Sie wie bei Stufe vier vor, bis zu dem Punkt, an dem das farbige Seil am höchsten Punkt Ihres Kopfes ankommt. Stellen Sie sich jetzt vor, dass alle Farben ihr Leuchten über Sie ergießen und langsam und sacht wie ein Wasserfall über Sie hinwegströmen.

Die Farben rieseln über Ihren Geist und über Ihren Körper. Allmählich versiegen sie, und das Seil der miteinander verflochtenen Farben hängt über Ihrem Kopf im Raum. Atmen Sie sacht durch die Nase ein und aus. Bei jeder Ein- und Ausatmung pulsiert das farbige Seil. Stellen Sie sich vor, dass das

Seil sich in ein Ei verwandelt, das aus all diesen miteinander verflochtenen Farben besteht, herrlich leuchtet und mit den Eigenschaften all Ihrer Sinne pulsiert.

Singen Sie langsam und leise, aber bewusst, die folgenden heiligen Klänge. Jeder Klang entspricht einer Farbe, die einen Ihrer Sinne beeinflusst.

Singen Sie ein langes A, sodass der erste Klang sich anhört wie Aaah, der Zweite wie »Laaam«.
»AH«: Himmelblaues Licht blitzt in dem Ei auf (Sehen)
»LAM«: Gelbes Licht blitzt in dem Ei auf (Riechen)
»BAM«: Weißes Licht blitzt in dem Ei auf (Hören)
»RAM«: Blutrotes Licht blitzt in dem Ei auf (Berühren)
»YAM«: Grünes Licht blitzt in dem Ei auf (Schmecken)

Sie spüren, wie wunderbare Reinheit und Energie Ihren Geist und Ihren Körper durchströmen. Sie fühlen sich erfrischt, stark und friedlich.

Wenn Sie alle Stufen üben, werden Sie feststellen, dass der gesamte Vorgang leicht, mühelos und angenehm wird. Dann können Sie zur letzten Stufe weitergehen, der sechsten.

Stufe sechs

Auf dieser Stufe fangen Sie an, Ihre emotionale, intellektuelle, physische und spirituelle Welt dadurch in Einklang zu bringen und zu integrieren, dass Sie die farbigen Lichter und das Ei aktivieren. Üben Sie einfach die Stufen weiter und schicken Sie Ihre Gedanken zu dem Licht, dann werden sie bei allem, was Sie tun, Harmonie hervorbringen.

Nach einer Weile werden Sie feststellen, dass Sie das Band der miteinander verflochtenen Farben und das Ei ständig an der höchsten Stelle Ihres Scheitels aktiv lassen können. Die Energie, die Ihren Gedanken, Taten und Emotionen zu Grunde liegt, kann in dem Ei gespeichert und mit Kraft aufgeladen werden, sodass die Qualität und die Energie Ihrer Persönlichkeit zunehmen. Das baut Ihre Seele auf.

Solange Sie Vitalität haben, sind das Seil und das Ei unzerstörbar. Wenn Sie krank werden, sollten Sie beides in die Kugeln zurückziehen. Die beschriebene Chilu-Methode ist unbedenklich, wirksam und in der heutigen Welt sehr wichtig. Sie gibt Kraft, verbessert die geistige Klarheit, erweitert das Bewusstsein und integriert es in alle Aspekte des Lebens. Die Methode baut Stress ab und hilft Ihnen, stressfrei zu handeln. Vor allem aber ist sie ein spirituelles Hilfsmittel, das eine glückliche, heitere Grundstimmung in Ihnen auslöst, denn Sie erzeugen in sich mehr Harmonie. Dank Chilu können Menschen ihre Angst vor dem Leben genauso überwinden wie ihre Angst vor dem Tod, und sie können lernen, in Frieden zu sterben.

Wenn Sie mit diesem Chilu anfangen, um Ihre Seele zu entwickeln, sollten Sie nicht versuchen, etwas zu erzwingen: Lassen Sie Ihre Seele ihre eigenen Zeiten für Wachstum und Entwicklung finden. Denken Sie daran, dass Sie und jeder andere die Methode anwenden und die Ergebnisse erleben kann, weil Sie in sich von Geburt an das Gute haben, das wahrgenommen und erleuchtet werden möchte. Ihre Kraft, Ihre Weisheit und Ihr Unterscheidungsvermögen sind erwacht, und natürlich auch Ihre Liebe zum Leben und Ihr Mitgefühl mit allem Seienden. Denken Sie daran, dass nur das Mitgefühl alles, was ist, in das verwandeln kann, was es sein könnte. Im Urgrund aller Dinge ist Mitgefühl.

Das Bewusstsein frohlockt über sich selbst, und das ist Mitgefühl.

Meine Sinne pulsierten im Rhythmus des Lichts, das mich durchströmte. Die Welt um mich herum schenkte mir neue Dimensionen der Wahrnehmung, als mein Bewusstsein begann, sich in dem Ei zu entfalten. Ich spürte und sah, wie das Energieseil aus transformierten Sinnen ins Zentrum des Eies strömte, und meine Seele begann, vor mir erschaffen zu werden.

Die höheren Aspekte meines Bewusstseins verschmolzen mit den niedrigeren, die kunstgerechten mit den unbeholfenen, die verfeinerten mit den groben. Mein Menschsein begann mir klar zu werden, und sein Licht war so weit wie die Erde.

All meine Sinne waren Bahnen der Intelligenz geworden, einer Intelligenz, die aus dem Innersten meines Geistes und den Fundamenten meines Bewusstseins entstanden war. Sie erschuf sich selbst und existierte in allem, überall.

Ich war nicht vollkommen, erleuchtet oder etwas Besonderes geworden. Ich war mehr Mensch geworden.

Langsam öffnete ich die Augen, atmete die Morgenluft ein und blickte ins Feuer, das ruhig vor sich hinglomm. Ich schaute auf die Berge, das Tal und den See. Ich sah meinen Lehrer an und fühlte mich absolut normal.

»Tee?«, fragte er und bot mir eine Tasse an. Ich griff nach ihr und nahm ihren Duft in mich auf. Als ich sie an die Lippen führte und trank, tranken der Tee und ich einander.

3

Wie Karma wirkt

Die tibetische Medizin lehrt, dass Krankheit eine Sprache ist, durch die die miteinander interagierenden Kräfte von Geist und Körper sich äußern. Diese Sprache ist überall auf der Welt verbreitet, aber viele von uns haben vergessen, was ihre Worte bedeuten. Wir verstehen nicht mehr, warum wir oder andere krank werden.

Tibetische Ärzte lernen, dass wir Menschen immer irgendwie krank sind, auch wenn es von außen gar nicht so aussieht. Das liegt daran, dass unser Leben auf dieser Erde eigentlich ein Ergebnis des Karmas ist. Karma ist der Faden der weder sichtbaren noch greifbaren, aber doch alles durchdringenden Energie, aus dem das physische Leben gewebt ist. Karma ist etwas Unausweichliches. Es beeinflusst alle Lebewesen, ständig.

Erleuchtung ist die reine Vollkommenheit, die durch jeden Augenblick, von Millisekunde zu Millisekunde, in einer unaufhörlichen Gegenwart fließt, in der Vergangenheit und Zukunft irrelevante Vorstellungen sind. Kennzeichen der Erleuchtung ist das völlige Fehlen von Ichbezogenheit.

Vergleichen Sie dies mit unserem Leben in der materiellen Welt: Vergangenheit und Gegenwart kämpfen darum, den Augenblick zu besetzen, und selbst die einfachste Handlung ist komplex und mit etwas oder jemandem verbunden. Das wird im Allgemeinen dadurch verursacht, dass wir meinen, wir müssten uns schützen und in den Vordergrund schieben.

Das Karma ist der Ursprung aller Ursachen und Umstände, die unser Leben in dieser materiellen Welt gestalten. Aus tibetischer Sicht bringt jedes kleine oder große Ereignis in unserem Leben ein anderes hervor. Wir erzeugen Energiemuster und säen die Samen für zukünftiges Karma. Bei einem richtig gelebten Leben erwerben wir die Fähigkeiten, diesen Prozess zu verstehen.

Karma hat nichts mit Romantik oder Spiritualität zu tun oder damit, dass wir zu bestimmten Menschen gehören. Es ist das Rohmaterial für Geburt und Tod, Leid und Gesundheit und für das gesamte physische Leben, das aktive genauso wie das latente. Unser Charakter und unsere Wünsche entstehen aus dem, was wir in der Vergangenheit getan und gedacht haben. Wie und was wir denken, was wir tun oder nicht tun, gute oder schlechte Gedanken, Taten und Gewohnheiten, unser Blick auf die Welt, Sätze wie »Alles nervt mich«, »Ich hasse mein Leben« oder auch der alte Lieblingsspruch: »Es ist alles deine Schuld« – all dies sind Antworten und Reaktionen auf karmische Einflüsse.

Eine mir bekannte Frau vergleicht das Karma mit einem riesigen kosmischen Puzzle:

> *Fünfzig Jahre lang bestand mein Leben aus Höhen und Tiefen, Gutem und Schlechtem, einfachen und komplexen Angelegenheiten. Es war wie ein riesiges Puzzle, aber niemand hatte mir die Schachtel mit dem fertigen Bild gegeben. Ich sah Tausende winziger Schnipsel, die kunterbunt durcheinander lagen. Manchmal passten ein paar zusammen und ergaben etwas scheinbar Sinnvolles, aber dann fing das Chaos wieder an. Von außen besehen hatte ich ein glückliches Leben, aber unter dieser Oberfläche schwelte in mir der Verdacht, dass vielleicht alles sinnlos wäre, auch ich. Als ich die Vorstellung akzeptierte, dass es*

ein Karma geben könnte, bekam ich ganz tief innerlich das Gefühl, dass mein Leben in einem größeren Zusammenhang steht, auch wenn ich ihn vielleicht nie sehen werde.

Aus dem Karma lässt sich erklären, warum wir krank werden, und umgekehrt ist Krankheit ein direkter Schlüssel zu unserem Karma. Warum? Weil die Krankheit uns unsere emotionalen und physischen Muster und das Wesen unserer Persönlichkeit und unserer Lebensweise zeigt, die alle Karma in Aktion sind. Wie alle wirklichen Heiler und Ärzte behandeln tibetische Mediziner das Karma und seine Manifestation in Form von seelischer und körperlicher Krankheit.

Wenn wir unser Karma verstehen, erkennen wir, dass alles sich verändert, und das zeigt uns, wie wertvoll unser irdisches Leben sein kann: Es ist die einzige Dimension des Bewusstseins, in der wir begreifen können, wie unser Karma beschaffen ist.

Oft wird fälschlich davon ausgegangen, dass wir die Muster unseres Lebens nicht verändern können. Aber mit jeder Kleinigkeit, die uns zu mehr Bewusstsein verhilft, können wir die Qualität unserer karmischen Energie langsam verbessern. Den tibetischen Lehren zufolge hat jeder von uns das Potenzial, wie der Buddha erleuchtet zu sein und also ohne Karma zu leben. Mag sein, dass wir es in diesem Leben nicht schaffen, aber jeder kann damit anfangen, jetzt gutes Karma zu erzeugen. Wenn Sie den Karma-Begriff akzeptieren, sind die ersten Regungen des Bewusstseins – wie auch immer es sich Ihnen zeigt – wunderschön, aufregend und überwältigend. Wenn Sie jeden Menschen und jedes Ereignis in Ihrem Leben als Geschenk betrachten, das Ihnen auf Ihrer spirituellen Reise weiterhilft, nehmen Sie Ihr Leben anders wahr.

Sie fangen an, den Sinn zu sehen. Sie fühlen sich als Teil eines Ganzen.

Die Krankmacher-Einstellung

Krankheit entsteht aus einer Einstellung tief in unserem Inneren, die konditioniert, wie wir auf Leid aller Art reagieren. Ursache dieser Einstellung sind unser Blick auf uns selbst und die Art der Lektionen, die wir zu lernen haben. Oft halten wir es für ungerecht, wenn jemand, der nett und freundlich ist, eine tödliche Krankheit bekommt, oder wenn kleine Kinder krank werden. Wie kann erlaubt werden, dass diese unschuldigen Wesen derart leiden?

Wir werden krank, weil unsere innere Einstellung sich mit den Lektionen auseinander setzt, die wir auf Grund vergangener Taten oder Gedanken lernen müssen. Körperliche Schmerzen und seelische Not sind dasselbe und erzeugen Karma. Manchmal wird der Vorgang dadurch erschwert, dass der Körper erfolglos versucht, die Krankheit abzuschütteln, Geist und Persönlichkeit damit aber nicht einverstanden sind und anfangen, den Körper und sein Verhalten zu bekämpfen.

Jeder Mensch auf dieser Erde arbeitet an einem karmischen Ursache-Wirkung-Prozess. Das, was wir Krankheit nennen, ist die Folge einer karmischen Einstellung, die über den Körper oder den Geist die Kontrolle übernimmt. Auch große spirituelle Führer können unter der Herrschaft ganz subtiler Einstellungen stehen, die ihnen Krankheit oder andere Formen des Leids bescheren. Die Interaktionen anderer Menschen können Ihr Karma beeinflussen, und Ihr Karma kann sich auf sie auswirken. So haben etwa Seine Heiligkeit der Dalai Lama und überhaupt alle großen buddhistischen und Bön-Lehrer wegen der chinesischen Invasion in Tibet schrecklich gelitten. Viele Meister verschiedener tibetischer Traditionen meinen, dass dies vor vielen Jahrhunderten vorausgesagt und durch intensive karmische Interaktionen zwischen China und Tibet verursacht wurde.

Sobald derartige Einstellungen sich breit gemacht haben, ist eine Änderung des mentalen Prozesses möglicherweise schwierig, vor allem wenn es sich um eine ernste Krankheit handelt und der Körper sehr schwach und in seiner Funktionsweise gestört ist. Wenn die vitale Dynamik des physischen Körpers absackt, kann es sein, dass der Geist sich vom Körper trennt. Dann haben der tibetischen Medizin zufolge unsere Einstellungen die Vitalität der Geist-Körper-Verbindung vergiftet. Der Körper betrauert den Verlust des Geistes, und der Geist ist in Panik, weil kein Körper mehr da ist, der seine Botschaften in die materielle Welt hinaustragen könnte. Ergebnis ist ein Riesendurcheinander. Der Teufelskreis setzt sich fort, weil diese Verwirrung die Krankheit festhält, sie komprimiert in das Gefühl, unglücklich und erschöpft zu sein, und jede Umwandlung in positive Energie und Genesung verhindert.

Dieses Problem entsteht, wenn jemand nicht unterscheiden kann, dass die Welt aus drei miteinander verbundenen Energien besteht: mentalen, physischen und spirituellen. Diese allem zu Grunde liegenden, an allem mitwirkenden Energien werden in der tibetischen Medizinlehre auch als die drei Temperamente *Wind, Galle* und *Phlegma* bezeichnet, mit denen wir uns in diesem Buch immer wieder beschäftigen werden. Hier möchte ich nur sagen, dass der karmische Einfluss sich umso intensiver als Krankheit äußert, je zusammenhangloser ein Mensch die Welt sieht.

Die Krankheit ist da, damit wir den Kontakt zu den normalen Dingen des Lebens nicht verlieren und uns an unsere spirituellen, emotionalen und physischen Bedürfnisse erinnern. Wir werden krank, weil wir unseren Platz im natürlichen Zyklus der Dinge vergessen. Je weiter wir vom Wesen der Krankheit entfernt sind, desto wahrscheinlicher werden wir krank. Aber wenn unsere Selbsterkenntnis zunimmt und wir die Verantwortung für unser Denken und Tun übernehmen, wird uns bewusst, *warum* wir leiden und krank werden.

Tod, Wiedergeburt und Reinkarnation

Karma wird von Augenblick zu Augenblick, von Tag zu Tag und von Leben zu Leben erzeugt und aufgelöst. Wenn Menschen sterben, verschwinden sie nicht, sie verändern die Form. Dann werden sie wieder geboren, in Umstände, die besser oder schlechter sind als die, die sie gerade hinter sich gelassen haben.

Hier möchte ich zunächst die Begriffe »Reinkarnation« und »Wiedergeburt« klären, die oft durcheinander geworfen werden. Viele Menschen reden heute darüber, dass Probleme, Ereignisse, Krankheiten oder Erfolge ihnen auf Grund von Erfahrungen in früheren Leben begegnen. Sie sprechen über Reinkarnation und Wiedergeburt, als wäre es dasselbe. Aber es gibt da einen großen Unterschied. Die meisten von uns durchlaufen den Sterbeprozess mit all den Ängsten und Wirrnissen, die sie auch im Leben mit sich herumgetragen haben. Weil das verhindert, dass wir beim Sterben klarsichtig sind, kommen wir ins nächste Leben, ohne es gewählt zu haben, und ebenso ins nächste, übernächste und so weiter. Das ist Wiedergeburt. Von Existenz zu Existenz, endlos, weht sie uns, bedingt durch unsere Wünsche und das Karma, hierhin und dorthin.

Einzelne Menschen jedoch sind in der Lage, die Zeit, den Ort, die Dauer und die Art ihres Lebens zu wählen. Das ist Reinkarnation – der Vorgang, bei dem ein hoch entwickeltes Bewusstsein wählt, wohin es geht. Diese Menschen könnten, wenn sie wollten, auch beschließen, nicht wieder geboren zu werden. Für die meisten von uns ist das wichtigste Leben das, das wir jetzt haben – die Jahre, die wir gelebt haben, seit wir diesmal geboren wurden. Durch die Beschäftigung mit unserem gegenwärtigen Leben können wir erkennen, wie wir in Zukunft leben sollen.

Wie verhält es sich nun mit der Wiedergeburt? Sie ist eine Mischung aus Glück, richtigem Timing, geistiger Einstellung und Karma. An aufnahmebereiten Mutterschößen besteht kein Mangel, wohl aber an guten Leben, in die wir hineingeboren werden können. Stellen Sie sich vor, Sie wären im Bardo, dem Zustand, in dem wir zwischen Tod, Geburt und neuem Leben herumirren. Ihr Bewusstsein sehnt sich nach einem Betätigungsfeld in der Materie, und von karmischer Energie getrieben, werden Sie von Ihren zukünftigen Eltern angezogen, während diese eins werden. Ruckzuck wird über Ihr Geschlecht entschieden. Starke Emotionen treiben Sie dazu an, ein Junge zu werden, der sich zu seiner Mutter hingezogen fühlt, oder ein Mädchen, das zum Vater tendiert. Gegen den jeweils anderen Elternteil entwickeln Sie im Augenblick der Empfängnis eine starke Abneigung. Subtile karmische Kräfte für den Rest Ihres Lebens werden in Gang gesetzt. Deshalb agieren Menschen oft Verhaltensweisen aus, die nur für die Empfängnis und die Schwangerschaft relevant waren.

Schwangerschaft

Gegen Ende der Schwangerschaft empfinden Sie den mütterlichen Bauch als Einzelzelle im schlimmstmöglichen Kerker. Die von Ihnen zu diesem Zeitpunkt bewohnte babyhafte Form erlebt Trauer, Wut, Lust und Gier und hat außerdem das Gefühl, vergiftet und schmutzig zu sein, denn der Schoß ist voller Toxine. Die Geburt als solche ist ziemlich unangenehm, sie fühlt sich eher so an, als würden Sie geschlagen oder bei lebendigem Leibe verbrannt.

Die Umstände und die Art Ihrer Geburt hängen von Ihrem Karma und seiner Wechselwirkung mit dem Karma Ihrer Eltern ab. Manchmal ist dies insofern positiv, als gute familiäre

Beziehungen entstehen; andernfalls sind die familiären Beziehungen eher schwierig. In jedem Fall ist das Ergebnis eine langfristige psychische Programmierung Ihrer sich entwickelnden Persönlichkeit.

Schwere Zeiten

Karmische Lebenserfahrungen treten im Allgemeinen Schlag auf Schlag in Dreier- oder Vierergruppen auf. Wenn also eine Reihe von massiven, gewichtigen Problemen bei Ihnen Angst, Verzweiflung oder Ohnmacht bewirkt, arbeitet wahrscheinlich das Karma an seiner Auflösung. Es kann auch sein, dass Sie aus den Ereignissen etwas lernen sollen, sodass Ihr Leben – wenn auch vielleicht nicht sofort – besser wird. Denken wir daran, dass das Karma nicht gegen uns arbeitet; wir selbst haben es durch unser Denken und Tun hervorgebracht.

Gutes Karma hervorbringen

Wenn wir uns die karmischen Abläufe bewusst machen und beschließen, unser Karma zum Besseren zu verändern, erfordert dieser grundlegende Wandel keinen Aktionismus; vielmehr führt die veränderte Wahrnehmung behutsam an andere Seins-, Denk- und Handlungsweisen heran. Durch das Verständnis der karmischen Prinzipien wird uns der Strom des Mitgefühls deutlich, der die Grundlage für Glück und Zufriedenheit bildet. Aber wenn wir dieses Mitgefühl aufdecken – es öffentlich zur Schau stellen –, ist unser Alltagsverstand oft schockiert, oder er rebelliert sogar.

Denn je besser wir uns selbst erkennen, desto mehr geraten die weltlichen Gewohnheiten unseres Lebens aus den Fugen. Unser Alltagsverstand ist süchtig nach seiner behaglichen, vertrauten Routine; wenn er eine Bedrohung spürt, lässt er alle möglichen

Landminen hochgehen und errichtet Nebelwände, um zu verhindern, dass wir den Dingen weiter auf den Grund gehen.

Wenn wir uns trotzdem weiter vorkämpfen, sehen wir, dass viele Gewohnheiten zwar wert- und sinnvoll sind, aber auch unser Leben einschränken und unsere spirituelle Reise behindern können. Es gibt jedoch einfache Möglichkeiten, die Energie zu transformieren, die wir für Alltagsaktivitäten aufwenden. Auch wenn sie noch so banal und bescheiden sind, wird jede von ihnen zu einem Fenster, durch das wir das Göttliche sehen können. Wie bei einem Küken, das sich aus seinem Ei herausarbeitet, erwacht unsere eigene innere Erleuchtung.

Ein amerikanischer Patient von mir war todunglücklich, als er mich aufsuchte. Finanziell ging es ihm gut, aber er empfand nichts als Kälte und Isolation. Er erzählte mir, er wäre Drogendealer. Ich wies darauf hin, dass dies ein Arbeitsbereich wäre, der anderen und ihm selbst viel Leid bereiten würde.

Nachdem wir darüber gesprochen hatten, beschloss er, sein gesamtes Geld aus den Drogengeschäften den Gemeinschaften zurückzugeben, die er negativ beeinflusst hatte. In einem Bön-Reinigungsritual verbrannte er den Rest seines Geldes, Dollar für Dollar, wobei er heftigen seelischen und körperlichen Schmerz durchlebte. Aber auf diese Weise verbrannte er auch die selbst gemachte Verschmutzung seiner Seele.

Später stellte er sich der Polizei und saß eine Zeit lang im Gefängnis. Ein Mitarbeiter des Drogendezernats, bei dem er sein Geständnis ablegte, ist jetzt ein guter Freund von ihm. Nach seiner Entlassung startete er erfolgreich ein neues Geschäft, das landesweit ein von ihm ins Leben gerufenes Antidrogenprogramm finanziert.

Er fand einen spirituellen Weg und eine liebevolle Frau. Dieser Mann wendete sein Karma, indem er die Verantwortung für seine Taten übernahm.

Großzügigkeit bringt alle Dinge in Ordnung

Großzügigkeit ist der erste Schritt auf dem Weg zur Verbesserung des Karmas. Sie ist eine Kombination von emotionaler und intellektueller Energie und die einzige Kraft, mit der wir negative karmische Muster wegbrennen können, die das von uns gewünschte Leben verhindern. Großzügigkeit bringt alle Dinge in Ordnung und ist Teil des natürlich Guten in uns allen.

Großzügigkeit bedeutet nicht nur, dass wir anderen etwas geben, damit sie davon profitieren. Es bedeutet vor allem, dass wir mit Mitgefühl und Humor geben, sodass der Empfänger nicht nur materiell profitiert, sondern durch die Energie unserer Großzügigkeit auch Kraft gewinnt. Er hat ein gutes Gefühl, wenn er das annimmt, was wir ihm geben. So zieht er selbst Glück an und strahlt Großzügigkeit in die Welt hinaus. Wie bei einer Erkältung ist es einfach, sich Großzügigkeit zuzuziehen und sie zu verbreiten. Sie ist von Natur aus eine spontane Geste, kann aber auch geplant und gelenkt werden und wird dann zu einer Fertigkeit, die unsere angeborene Güte zum Ausdruck bringt.

Religion und Philosophie verursachen oft einen größeren Mangel an Großzügigkeit als alle anderen Aktivitäten des Menschen. Im Grunde sind sie nur die Behälter für die Snacks, mit denen unsere Seele sich erfrischt. Wenn Sie wirklich eine Energie erleben wollen, die das Leid transformieren und bei Ihnen und anderen tief sitzende karmische Muster auflösen kann, müssen Sie wissen, dass Sie nur eins wirklich lernen müssen: Liebe und Freundlichkeit. Sonst nichts.

Großzügigkeit und Gleichheit

Auch wenn alle von Gleichheit reden, sind in Wirklichkeit alle Lebewesen von Geburt an ungleich, denn die Maschinerie der Macht wird von Ungleichheit angetrieben. Manche Leute sind ungleicher als andere. Gleichheit wird erst dann entstehen, wenn die karmischen Muster auf dieser Erde ihre Macht verlieren und sich in neue Interaktionsarten verwandeln. Großzügiges Denken, Fühlen und Handeln ist der erste Schritt zur Gleichheit aller Lebewesen, denn wahre Großzügigkeit schließt stillschweigend immer Mitgefühl mit ein; mit ihm ist zwangsläufig die Notwendigkeit verbunden, allem gegenüber mit Verantwortungsgefühl zu handeln. Jede noch so unbedeutende freundliche Geste ist für die wachsende Gleichheit des Lebens auf der Erde ein großer Schritt.

Die Energie der Großzügigkeit entwickeln

Lassen Sie sich von Ihrem Herzen sagen, wie Ihre Großzügigkeit aussehen soll. Seien Sie nie großzügig, weil Sie meinen, Sie müssten großzügig sein. Das wäre eine nicht kunstgerechte, rein verstandesmäßige Entscheidung, die in Ihrem Umfeld grobschlächtige Ereignisse hervorrufen und Ihre karmischen Muster komplizieren würde. Erwarten Sie nicht, dass Ihre Großzügigkeit erwidert wird. Mit dieser Einstellung wird sie zu einer geschäftlichen Transaktion, und Sie gewöhnen sich an, Werte gegeneinander aufzuwiegen. Das schwächt Ihre Emotionen, die Lebenskraft und den Geist und erzeugt weiter wirre karmische Situationen.

Die Folgen eines wirklich großzügigen Lebens

Wenn Sie aufrichtig großzügig sind, erzeugen die materiellen Energien des Karmas oft einen Prozess, durch den das Leben Ihnen ein Dankeschön in Form materieller Vorteile zukommen lässt. Allerdings sollten Sie nicht auf sie aus sein, denn dann könnte es sein, dass das Leben unangenehm zurückschlägt. Großzügigkeit zerstört nicht nur Negatives, das mit der Arbeit und finanziellem Erfolg zu tun hat; sie trägt auch dazu bei, Sie von inneren Ängsten und emotionalen Konflikten aller Art zu befreien. Großzügigkeit erzeugt Dankbarkeit, sodass Sie von nun an Ihr Leben als Segen erleben. Wenn Sie für das dankbar sind, was Sie haben, sind Sie großzügig gegenüber sich selbst.

Diese Dankbarkeit lehrt Sie auch, weniger an dem zu hängen, was Sie haben und sind. Paradoxerweise bedeutet das, dass Sie Ihre materielle Welt mehr schätzen, denn Sie schaffen mehr emotionalen Raum, der sich mit positiver Energie füllt. Und Sie können umfassender und aufrichtiger lieben, denn Sie fixieren sich weniger darauf, Situationen hervorzubringen, in denen Sie sich die Liebe bestimmter Menschen erhoffen.

Je mehr Karma wir auflösen, desto besser verstehen wir, dass diese Liebe und Freundlichkeit einfach und rein sind. Das ist oft schwer zu begreifen. Wie ein hübsches duftendes Unkraut kann das Karma sich um Liebe und Freundlichkeit winden und wild in viele Richtungen wuchern. Dieses Unkraut hat viele gute Seiten – nicht zuletzt kuriert es uns von Zweifel und Angst. Aber irgendwann müssen wir es sterben lassen, damit es als einfaches, unauffälliges Heilkraut wieder geboren werden kann.

Wenn wir die sich verändernden karmischen Muster als Entwicklung vom Unkraut zum Heilkraut begreifen, können wir uns selbst heilen und glücklich werden, was zum natürlichen Zyklus unseres Bewusstseins dazugehört. Wenn wir glücklich sind, erkennen wir außerdem eher, dass das Leben im Grunde eine spirituelle Erfahrung ist.

Ein einziger Gedanke kann Ihr Leben für immer verändern

Denken ist eine Fertigkeit, die zu Selbsterkenntnis führt. Selbsterkenntnis ist Weisheit, die für jeden von uns erreichbar ist. Weisheit aktiviert Ihr Bewusstsein. Deshalb ist richtiges Denken eine gute Medizin. Meistens verfolgen wir beim Denken jedoch nicht die Absicht, ein Ereignis oder eine Situation herbeizuführen, die unser Leben verbessern kann: Unser Denken ist oft nur eine Reaktion auf etwas, das uns widerfahren ist. Positive, ein glückliches Leben fördernde Energien entstehen, wenn Sie Ihre Denk-, Ausdrucks- und Handlungsweise verbessern.

Wenn Sie zum Beispiel jahre-, monate- oder auch nur ein paar Tage lang in einem Job arbeiten, der Ihnen absolut keinen Spaß macht, lösen die negativen Gefühle und Gedanken, die sich in Ihnen aufstauen, ein negatives Verhalten aus. Dadurch entsteht ein psychischer Druck, der Ihre emotionale Stabilität erschüttert und Ihr Wohlbefinden vermindert.

Harvey hatte jahrelang als Börsenmakler gearbeitet. Seit der Kindheit fühlte er sich sehr einsam. Er dachte, wenn er viel Geld verdienen würde, würde er sich sicher und wohl fühlen und vor Einsamkeit geschützt sein.

Nachdem er jahrzehntelang sehr erfolgreich gewesen war, wurde sein Arbeitsumfeld unerträglich. Harvey beschloss, etwas zu tun, wovon all seine Kollegen geträumt hatten, wozu ihnen aber der Mut fehlte: Er gründete eine eigene Firma. Die Wirtschaft kränkelte, und jeder sagte, er würde Schiffbruch erleiden. Aber er hatte mehr Erfolg, als er sich in seinen wildesten Träumen vorgestellt hatte. Nach kurzer Zeit jedoch beschlichen ihn dieselben Gefühle, die er schon vorher gehabt hatte: Er war unglücklich, fand keine Erfüllung in seiner Tätigkeit und stand unter ständigem Druck.

Eines Morgens wurde er wach und erkannte, dass sein ganzes Arbeitsleben ein einziger Albtraum gewesen war. Er hasste seinen Job, und dass er für sich selbst arbeitete, verstärkte dieses Gefühl. Er verlor das Interesse an seiner Tätigkeit. Nach und nach taten Mitarbeiter seiner eigenen Firma sich zusammen, um ihn loszuwerden.

Als sie es geschafft hatten, wurde Harvey klar, dass es ihm eigentlich egal war. Er fing an, Äpfel und Blumen biologisch anzubauen und sie zu verkaufen. Er machte seinen eigenen Honig und entdeckte sein inneres Glücksgefühl. Er erkannte, dass der bloße Gedanke ans Geldverdienen ihn sein ganzes Leben lang in Ängste gestürzt hatte. Als er diesen Gedanken aufgab, wurde er glücklich.

Dies ist nur ein Beispiel dafür, wie Millionen Menschen auf der ganzen Welt negatives oder hinderliches Karma erzeugen, obwohl sie eigentlich gar nicht zu leiden brauchten. Auch wenn die Situation durch finanziellen Druck verursacht wird, können wir nach innen schauen, um dort Antworten zur Änderung der Umstände zu finden.

Besser denken

Gedanken sind der Ausgangspunkt für Worte und Taten. Unsere Welt wird von der Energie der Gedanken regiert, aber erst wenn wir lernen, kreativ und verantwortlich zu denken, verstehen wir diese Wahrheit. Den tibetischen Lehren zufolge ist ein – kunstgerechter oder nicht kunstgerechter – Gedanke eine voll entwickelte Situation, die sich noch realisieren muss. In dieser Phase des Möglichen schickt der karmische Prozess sich an, von einem latenten Zustand zu einer aktiven Kraft zu werden und uns das zu bringen, was für uns gute oder schlechte Situationen sind.

Einige dieser Situationen sind einschneidende Höhen oder Tiefen, aber meistens bringt das Karma uns nur einen kontinuierlichen Strom von Erfahrungen, gleich bleibenden Abläufen und Gewohnheiten. Auch wenn sie die materielle Welt zu betreffen scheinen, haben sie eine spirituelle Bedeutung. Um die karmischen Einflüsse zu verstehen, die wir auf andere und andere auf uns ausüben, müssen wir mehr über die Energie der Gedanken wissen. Nicht kunstgerechte Gedanken ziehen negative Energie an, die wiederum nicht kunstgerechte Ereignisse, Handlungen und Ergebnisse hervorbringt. Ein klares, kunstgerechtes Denken dagegen führt zu Harmonie, Zufriedenheit und innerer Ruhe.

Als Erstes müssen Sie erkennen, welche Denkmuster Sie in der Vergangenheit ausgebildet haben, denn dann können Sie die Ergebnisse analysieren. Fünf Arten von nicht kunstgerechten Denkstrukturen können gleichzeitig in Ihrem Verstand herumschnattern. Sie finden sich in allen Kulturen und Altersstufen. Wenn Sie bedenken, dass die meisten Menschen ihr Leben auf ihnen aufbauen, wird schnell klar, warum unsere Gesellschaft krank ist. Nicht kunstgerechtes Denken verschmutzt den Verstand, was wiederum die Welt verschmutzt. Jedes Denkmuster kann gute oder schlechte Ergebnisse zeitigen; entscheidend ist, dass wir erkennen, was wir aus ihnen lernen können.

Nicht kunstgerechte Denkmuster

1. Denkmuster, die Sie auf unrealistische Weise optimistisch machen.

Optimismus ist ein natürlicher Impuls des Denkens. Übermäßiger Optimismus ist eine unausgegorene, unausgewogene Energie. Übermäßig optimistische Menschen neigen eher zu Fantasien, von denen sie wissen, dass sie sich nicht realisieren werden, als zu einem realistischen Entwurf, mit dem sie weiterarbeiten können. Obwohl sie andere wirklich mögen, fühlen sie sich häufig einsam. Je mehr sie in Denkmuster verfallen, die sie extrem optimistisch machen, desto weniger sind diese Menschen in Kontakt mit ihren Emotionen. Wenn dieser Impuls nicht ins Gleichgewicht gebracht wird, kann er zu emotionaler Erschöpfung führen. Aus der Sicht der tibetischen Medizin kann er auch zunehmende innere Panik und Angst hervorrufen, was die Anfälligkeit für Kehlkopf-, Lungen- oder Schilddrüsenkrebs erhöht. Auch Kreuzschmerzen, Migräne und Phobien können durch diese Denkweise ausgelöst werden.

Kunstgerecht Denkende sind Architekten des Bewusstseins. Beim kunstgerechten Denken wird die unsichtbare Energie gesammelt und ein Gebäude errichtet, das Ideen oder Ereignisse in die Wirklichkeit bringt. Wenn wir kunstgerecht denken lernen, werden wichtige soziale, kulturelle und globale Veränderungen stattfinden. Wir fangen an, mehr Verantwortung für unser Tun zu übernehmen. Wir begreifen, dass wir zusammenarbeiten müssen. Wir spüren die Wirkung eines Gedankens, während wir ihn denken, und einfühlsame Verbundenheit verbreitet sich über die Welt und schafft eine stärkere soziale Integration. Wir fangen an, einander zu verstehen.

2. Denkmuster, die ängstlich, traurig und depressiv machen.

Praktisch jeder von uns ist ab und zu ängstlich oder bedrückt. Aber wenn diese Denkmuster regelmäßig oder täglich ablaufen, geht die tibetische Medizin davon aus, dass der Verstand auf karmische Kräfte reagiert; sie sind entstanden, weil unser Umfeld stärker ist als wir.

Normalerweise haben von dieser Denkstruktur beherrschte Menschen Angst, mit anderen Leuten zu kommunizieren. Dabei kann Schüchternheit eine Rolle spielen, aber eigentlich liegt diesem Verhalten das starke Gefühl zu Grunde, isoliert und verlassen zu sein. Wenn diese mentale Verfassung nicht abgestellt wird, sind Süchte, Geistes- und Hautkrankheiten sowie Probleme mit dem zentralen Nervensystem im späteren Leben nicht ausgeschlossen.

3. Denkmuster mit ausschließlicher Konzentration auf materielle Ergebnisse, etwa Geld, die Karriere und Beziehungen.

Die ausschließliche Konzentration der Aufmerksamkeit auf Besitz, die Kontrolle über Menschen, Ressourcen und Ereignisse, Geld und weltliche Güter ist im Grunde ein langsamer Selbstmord. Menschen mit dieser Denkstruktur haben vergessen, was Leben ist. Sie sind vom Leben getrennt. Leider verhalten Millionen Menschen auf der ganzen Welt sich so, was soziale Unruhe erzeugt und die soziale Integration unterminiert, denn es drängt andere klammheimlich dazu, sich anzupassen.

Hier werden Sie vielleicht einwenden, dass es verständlich und sogar bewundernswert ist, wenn ein Armer ständig an Geld und einen Arbeitsplatz denkt. In Wirklichkeit verringert es seine Chancen, weiterzukommen, denn die zwanghaften Gedanken sammeln sich in ihm an und erzeugen mentalen Müll. Je enger unser Gesichtsfeld ist, desto mehr Gelegenheiten für Veränderungen entgehen uns. Wir laufen Gefahr, nur den Zwang auszuagieren, nicht das Ziel.

Die Konzentration auf Beziehungen erfolgt in der Hoffnung, dass der Partner uns hilft, unser Leben in den Griff zu bekommen. Ähnlich benutzen Menschen, die sich immer selbst in den Mittelpunkt stellen, andere als Puffer, der sie vor den Härten des Lebens schützen soll.

Wenn jemand, der schon wohlhabend ist, mit seinem Tunnelblick nur Arbeit und Geld sieht, hat er kein Vertrauen in seine Leistungen: Er hält sie im Grunde für wertlos. Ich kenne einen Milliardär, der in der von ihm geschaffenen Welt wie in einem Hamsterrad festsitzt. Er glaubt nicht an das, was er erreicht hat, meint aber trotzdem, er müsste alles organisieren, damit es weitergeht. Er schläft wenig, kleidet sich bescheiden und fährt ein kleines Auto – nicht weil er anonym bleiben möchte, sondern weil er kein Gefühl für den Wert seines Reichtums oder seiner Leistungen hat. Er hat Angst vor Menschen und ist gerade dabei, den Grund dafür herauszufinden.

Manchmal konzentrieren solche Menschen sich ausschließlich auf intensive Beziehungen zu einer speziellen Person oder Gruppe, von der sie gemocht und anerkannt werden wollen. Sie suchen sich Menschen aus, die ihnen das Bild widerspiegeln, das sie gern von sich hätten und an das sie glauben möchten.

Menschen mit solchen Denkstrukturen sind anfällig für Arthritis, Rheuma, Gicht, das Parkinson-Syndrom, die Steele-Richardson-Olszewski-Krankheit* und zahlreiche entzündliche Erkrankungen des Nervensystems. Auch Gallenblasen-, Leber- und Darmkrebs kommen häufig vor.

* Steele-Richardson-Olszewski-Krankheit: Eine fortschreitende neurodegenerative Erkrankung unbekannter Herkunft, die mit vertikaler Blickparese, Rigor, Akinese, Pyramidenbahnsymptomatik und Demenz einhergeht; tritt meist im fünften Lebensjahrzehnt auf. (Anm. d. Ü.)

4. Denkmuster, bei denen Sie von körperlichen und sexuellen Aktivitäten besessen sind.

Wenn jemand sich nur mit diesen Themen beschäftigt, hängt er emotional und spirituell fest. Er denkt nicht an sie, weil er emotionale Nähe sucht, sondern weil er unbewusst glaubt, er hätte die Verbindung zu den spirituellen Energien seiner Persönlichkeit und zu seinem Umfeld verloren. Er konzentriert sich auf körperliche oder sexuelle Aktivitäten, um seine Vitalität und Energie wieder zu finden und sich eingebunden und lebendig zu fühlen.

Bei Menschen mit dieser Denkstruktur treten häufig Krankheiten des Bewegungsapparates und plötzliche Anfälle von Depression auf. Die meisten sind im späteren Leben sehr einsam.

5. Denkmuster, bei denen Sie sich auf spirituelle, künstlerische oder religiöse Aktivitäten konzentrieren und die materielle Welt, Ihre Kultur und deren Einfluss auf Sie leugnen.

Solche Denkstrukturen treten auf, weil jemand unbedingt die Wahrheit und den Sinn von allem finden will, dabei aber nicht kunstgerecht und unproduktiv vorgeht. Jede dauerhafte spirituelle Transformation, künstlerische Leistung oder religiöse Berufung entsteht durch die – wie immer geartete – Interaktion von Kultur, materieller Realität und Können. Sie sind die Katalysatoren und Mittler, durch die konstruktive und befreiende Denkmuster ihren Platz in diesem Leben einnehmen.

Menschen mit dieser Denkstruktur sind anfällig für Süchte aller Art, psychische Krankheiten, alle Variationen von Krebs sowie für Probleme mit den Zähnen, dem Fortpflanzungssystem, den Augen und der Sehkraft. Oft haben sie wenig Menschenliebe, Respekt vor Autoritäten und Toleranz gegenüber der Gesellschaft.

Je mehr Sie über diese negativen Denkstrukturen wissen, desto eher sind Sie in der Lage, konstruktiv zu denken. Denn wenn Sie sie wahrnehmen, können Sie diese außer Rand und Band geratenen Gedanken und das von ihnen hervorgerufene emotionale Leid aus Ihrem Kopf verbannen. Dazu reicht es schon, wenn Sie jeden Tag ein paar Minuten tief in sich hineinsehen und überlegen, ob solche Gedanken in Ihnen aufgetaucht sind. Sie werden überraschend schnell erkennen, wie diese gedanklichen Prozesse Sie beeinflussen und auch wie Sie selbst andere Menschen und Ihre Umwelt beeinflussen. Dies wiederum verringert die generellen karmischen Nebenprodukte, die Ihr Leben erzeugt.

Wenn Ihre mentalen und spirituellen Energien stärker werden, wird das Niveau Ihres Denkens kraftvoller, und Ihre emotionalen Erfahrungen gewinnen an Qualität. Ihr Weben am eigenen Karma bekommt mehr Tiefe, ohne dass Sie sich anzustrengen brauchen. Ihr Verantwortungsgefühl für Ihre Gedanken und Taten nimmt zu, egal ob diese Sie selbst oder andere betreffen. Wenn Sie beschließen, diese Verantwortung zu akzeptieren, wird Ihnen klar, dass alles Lebendige kommunizieren möchte.

Es will die Weisheit, das Glück und das bedingungslose Mitgefühl mitteilen, die jeden von uns durchströmen und unser Fundament sind.

4

Die innere Weisheit wecken

Jeder von uns ist zu grenzenloser Weisheit befähigt, wenn er beschließt, sich mit ihr zu verbinden. Die Weisheit ist kein Selbstzweck, sondern ein Prozess, durch den wir unsere materiellen und emotionalen Welten transformieren können. Die Weisheit verändert sich und passt sich den Kräften und Umständen in ihrer Umgebung an.

Das Ziel ist die Entdeckung und Befreiung des Bewusstseins, sodass jeder von uns das Göttliche in allem entdecken kann und dadurch Freude und die unermesslichen Möglichkeiten des Lebens findet.

Die Weisheit hat viele Formen, aber ihr Kern ist die Kraft – die Energie, die die materiellen und natürlichen Welten zusammenhält. Sie ist in allem, was auf dieser Erde lebt, egal wie es von außen aussieht. Sie ist das Lied der Natur; sie hat Rhythmen, Impulse und einen Takt. Wenn Sie den Rhythmen der Weisheit lauschen, lernen Sie, sich mit der Lebenskraft auf der Erde zu verbinden. Dadurch können Sie die Energie von Gedanken und Handlungen kunstgerecht anwenden.

Vielen Menschen ist das Wesen der Weisheit nicht klar; sie halten sie für den Einfluss, den wir auf andere ausüben. Diese Betrachtungsweise verwechselt die Weisheit mit ihrer Auswirkung. Die alten Tibeter sagen, dass wahre Weisheit bedeutet, im Hinblick auf sich selbst weise zu sein. Niemand kann Ihnen Ihr Weisheitspotenzial nehmen. Es ist nicht nötig, dass Sie es wie ein Abzeichen vor sich her tragen; es wird sich erst zeigen, wenn es gebraucht wird.

Vollkommene Weisheit oder ein vollkommenes Wissen über Weisheit gibt es nicht. Sie ist ins Wesen jedes Menschen hineinverwoben, und deshalb ist sie genauso unterschiedlich wie wir. Sie braucht nicht forciert, nur verstanden zu werden. Dann befähigt sie uns auf natürliche Weise.

Die Verbindung zur Weisheit baut sich auf, wenn der Kampf des Herzens gewonnen wird. Zwischen Emotion und Intellekt, richtig und falsch, gut und böse herrscht Krieg. Sie gewinnen ihn, wenn Sie das Wesen Ihrer Persönlichkeit erkennen.

Wahre Weisheit zeigt sich in den Beziehungen zu anderen Menschen; eine ihrer hervorragendsten Qualitäten ist die Befähigung, sich immer mitfühlend, bescheiden und humorvoll zu verhalten.

Der Start ist einfach, aber der Weg kann schwierig sein. Sie müssen bereit zu umfassender Liebe sein. Das bedeutet, dass Sie lernen müssen, alle Schwierigkeiten und Hindernisse in Ihrem Leben zu akzeptieren, sodass Sie nach und nach den emotionalen Müll ablegen, den wir alle mit uns herumtragen.

Wenn unser Bewusstsein in Materie steckt, wie etwa in dieser Inkarnation, kommen wir leicht zu der Überzeugung, dass die materiellen Dinge, die unsere Sinne fesseln, ihre Berechtigung haben und notwendig sind. Die innere Weisheit hilft uns, die Sucht nach Glamour, Gurus und allem, was uns von unserem Wesen und unserem Potenzial ablenkt, aufzugeben.

Die Ausübung der Weisheit ist ein natürlicher Prozess, der Menschen, die die Äußerlichkeiten der Alltagswelt durchschauen, immer verfügbar ist. Wir haben Angst, nach Weisheit zu suchen, weil wir uns scheuen, uns selbst ganz genau anzusehen. Aber wenn wir es tun, wenn wir die Fenster unserer Wahrnehmung öffnen und sehen, was hinter dem Gewohnheitsmäßigen, Oberflächlichen, Irdischen ist, kommt das Leben uns mit offenen Armen und offenem Herzen entgegen.

Wir gelangen zu dieser Erfahrung, wenn wir Menschen, Situationen und Ereignisse nicht beurteilen. Akzeptieren Sie sie kritik- und kommentarlos einfach so, wie sie sind. Urteilen Sie nicht, nehmen Sie wahr. Urteilen ist ein nicht-kunstgerechtes emotionales Verhalten, denn Sie sehen einen Menschen, eine Situation oder ein Ereignis durch die Brille Ihrer Vorurteile. Wahrnehmen bedeutet, dass Sie nach allen Seiten offen sind und zulassen, dass das Wissen auf natürliche Weise auf Sie zukommt. Seien, denken und tun Sie das, was sich richtig anfühlt. Spüren Sie die Energie dieser Vorgehensweise. Alle Dinge zeigen sich Ihnen, wenn Ihr Herz offen ist.

Die Welt versucht, Menschen, die wissen, wie sie fragen sollen, alles zu geben, was sie wollen. Menschen, die eins sind mit ihrer Weisheit, lernen die Fertigkeit des Fragens und das Talent des Annehmens auf natürliche Weise. Wenn Sie die Süße Ihrer inneren Weisheit schmecken, werden viele Antworten auf Ihre Fragen über das Leben und Ihnen wichtige Themen freigesetzt. Paradoxerweise wissen Sie oft nicht, was Sie fragen sollen, bis Sie die Antwort bekommen haben. Dann wird Ihnen plötzlich klar, dass das Thema Sie schon seit langem beschäftigt.

Dabei kann es um alles Mögliche gehen – etwa die Frage, ob ein Freund, der Ihnen einen Gefallen tun sollte, diesen wirklich ausgeführt hat, oder ob ein Auftrag, für den Sie bezahlt haben, erledigt wurde. Nagende Zweifel, die Wichtiges und Unwichtiges in Vergangenheit, Gegenwart oder Zukunft betreffen können, lösen sich auf, wenn die richtigen Informationen und Umstände zusammenkommen.

Die Verbindung zur Weisheit bedeutet nicht, dass Probleme und Schwierigkeiten von nun an aus Ihrem Leben verschwinden. Aber Sie wissen, wie Sie sie auflösen, transformieren und befreien können, sodass sie sich nicht mehr wiederholen. Das hat viele Vorteile. Die Verbindung zur Weisheit im Alltag wirkt stabilisierend und heilend und zeigt uns oft die Richtung, die wir im Leben einschlagen sollen. Und wenn Sie sich im Alltag weise verhalten, gibt dies auch den Menschen in Ihrem Umfeld Energie.

Durch die Verbindung mit Ihrer Weisheit werden Sie den Sinn eines alten tibetischen Grundsatzes entdecken: »Jede Gemeinschaft entsteht aus der Gemeinschaft mit sich selbst.« Er bedeutet, dass es Trennungen oder Konflikte in Ihrem Leben nicht mehr geben wird, wenn Sie mit Ihrer inneren Weisheit vereint sind. Alle materiellen Aspekte des Geistes – der Intellekt, die Emotionen und das Alltagsleben – entspringen Ihrem Bewusstsein als ein einziger kohärenter Strom.

Wahre Weisheit nährt alles.

Der Start

Das Wissen, dass unser Leben einen Sinn hat, ermöglicht uns, Weisheit und Freude zu erleben. Durch den Sinn bekommt die Weisheit ihren Wert und ihren letztendlichen Zweck. Warum sollten wir Weisheit anstreben oder brauchen, wenn unser Leben sinnlos wäre?

Im Verlauf der Jahre tauchen immer wieder Wegweiser auf, die uns die Gelegenheit geben, den Sinn unseres Lebens zu verstehen. Die besonderen Vorzeichen, die zu Wendepunkten führen, können wir erkennen lernen.

Wir müssen mit der Erfahrung anfangen, zu der alle Menschen hingezogen werden: Schönheit. Sie ist das Tor zur Weisheit und kann ein Ausdruck von ihr sein. Die alten Tibeter glaubten, dass Schönheit ein Weg sein kann, um das Wesen der materiellen Welt zu verstehen, denn während die materielle Schönheit vergeht, nimmt die spirituelle Schönheit zu. Der Kontakt zu unserer eigenen inneren Schönheit führt zu der Entdeckung, dass wir heilig sind. Dazu ist Schönheit da: Sie zeigt das Heilige in der materiellen Welt.

Wenn Sie das Wesen der inneren und der äußeren Schönheit

erkennen, können Sie sie in sich und in Ihrem Leben aktivieren.

Immense Weisheit freisetzen: Die acht materiellen Aktivitäten

Die Menschen im alten Tibet waren nicht anders als die Menschen heute: Auch sie hatten Probleme, Zweifel und Ängste. Aber wegen der bedrängenden Umstände des modernen Lebens – Berufsverkehr, Stress am Arbeitsplatz, Kriminalität, Arbeitslosigkeit und all die anderen Probleme, mit denen wir tagtäglich zu tun haben – sehen wir nicht mehr, wie wir unsere Probleme lösen können. Der entscheidende Schlüssel ist die Kenntnis der Energie, die unseren Problemen zu Grunde liegt.

Diese Energie zeigt sich, wenn wir das untersuchen, was in der tibetischen Bön-Tradition und im Buddhismus als die »acht materiellen Aktivitäten« bezeichnet wird. Sie beschreiben das Wesen unserer Gefühle. Diese mentalen Bausteine, die all unsere Bestrebungen antreiben, beeinflussen auch, wie wir auf Ereignisse und Menschen reagieren. Es sind: Verlust, Scham, Schuld und Leid sowie Leistung, Ruhm, Anerkennung und Glück.

Die materiellen Aktivitäten haben immense Macht über unser Leben, egal ob sie scheinbar negativ (die ersten vier) oder scheinbar positiv (die zweite Gruppe) sind. Wir nehmen sie von Kindheit an in uns auf und fangen dann an, mit ihrer Hilfe unsere Alltagsrealität zu definieren. Sie verwirren unser Denken und nötigen uns zur verzweifelten Suche nach dem, was wir für Glück halten, und zu dem genauso intensiven Wunsch, Unglück zu vermeiden. Ein Blick auf Ihr Leben und das Ihrer Mitmenschen zeigt Ihnen, dass wir alle dem Zwang zu diesen Gefühlen unterliegen.

Die Folgen sind unvorhersehbar und oft unkontrollierbar.

Weisheit stellt sich ein, wenn wir erkennen, dass die acht materiellen Aktivitäten aus Wut, sinnlicher Lust und Gier hervorgehen. Sie drängen uns zum Erschaffen und zum Zerstören. Wir sehnen uns zum Beispiel nach Anerkennung, aber auf der Jagd nach ihr schaden wir anderen und schämen uns dann. Oder wir übernehmen einen wichtigen Job, nicht weil er uns wirklich am Herzen liegt, sondern weil er uns Prestige und Geld verschafft. Wir haben eine Beziehung, nicht weil wir unseren Partner wirklich lieben und mit ihm mitfühlen, sondern weil wir uns in seiner Anerkennung aalen.

Weise ist es, die Bindungen an alle materiellen Aktivitäten zu durchschneiden, an die positiven genauso wie an die negativen, sodass sie unser Leben nicht mehr bestimmen. So entsteht wahre Freiheit.

Um dies tun zu können, müssen wir lernen, alle Aspekte unserer Persönlichkeit, die hellen und die dunklen, zu akzeptieren, ohne sie zu beurteilen; wir müssen begreifen, dass sowohl Glück als auch Unglück etwas Gutes sind. Dann können wir für die guten Zeiten genauso dankbar sein wie für die schlechten.

Wahre Weisheit entsteht durch den Geist und schafft sich ihre eigene Freiheit. Wenn wir die Energie der materiellen Aktivitäten verstehen, wird ihr Einfluss auf uns geringer. Wir können unsere Energie, unser Denken und Tun kunstgerecht und angemessen einsetzen. Wir geben unsere Ängste auf und haben mehr Mitgefühl und Geduld. Wir stellen fest, dass unser Leben auf ganz natürliche Weise immer besser wird und das Glück seinen Einzug hält.

Die alten Tibeter haben den Einfluss, den unsere Emotionen auf uns haben, häufig als reißenden Gebirgsbach beschrieben. Die folgende traditionelle Bön-Geschichte veranschaulicht die unterschiedlichen Arten, auf die drei Menschen von den acht materiellen Aktivitäten konditioniert werden.

Ein Mann stand am Ufer eines Flusses. Er war zwar schmal, hatte aber eine starke Strömung. Das wild dahinrauschende Wasser kam dem Mann wie ein Spiegelbild seines Geistes vor, in dem die acht materiellen Aktivitäten wogten und wüteten. Er beschloss, sie aus seinem Kopf heraus ins Wasser fließen zu lassen. Sein Geist wurde ruhig und sein Herz zufrieden.

Plötzlich hörte er einen Hilferuf, und im weißen Schaum der Wellen sah er einen Mann aus seinem Dorf. Er hasste diesen Mann, weil er mit seiner Frau geschlafen, sein Vieh gestohlen und ihn im Ringkampf besiegt hatte. Dann hörte er einen anderen Hilferuf. Im Wasser sah er einen überaus frommen Heiligen, vor dem er große Achtung hatte. Er hatte ihm in schwierigen Zeiten geholfen und seine seelischen Qualen gelindert.

Beide Männer wurden an den Rand eines gefährlichen Wasserfalls getrieben. Er wusste, dass sie ertrinken würden. Mit viel Mühe schleuderte er sein Jagdseil auf die andere Seite. Die Schlinge wand sich fest um einen Fels, und das andere Ende befestigte er an einem Baum.

Beide Männer packten das Seil und brachten sich in Sicherheit. Aber sobald sie am Ufer waren, begannen sie zu streiten. Der heilige Mann schrie: »Ich habe versucht, dich vom Springen abzuhalten, und du hast mich mit hineingezogen. Jetzt sieh mich an! Ich bin klatschnass.«

Der andere Mann lachte nur hysterisch und versetzte dem Heiligen einen Faustschlag ins Gesicht. »Ihr Weltverbesserer seid alle gleich«, meinte er. »Ich habe dich nie gebeten, mir zu helfen.«

Das ärgerte und verwirrte unseren tapferen Helden ziemlich, und sein Körper verspannte sich. Dann wurde ihm plötzlich klar, dass die beiden Männer nicht real vorhanden, sondern Verkörperungen der acht materiellen Aktivitäten waren.

Mit einem Schrei stieß er sie in den Fluss zurück, und kreischend stürzten sie über den Wasserfall in das tosende Wasser. Erschöpft setzte er sich ans Ufer, während die Schreie immer noch in der engen Schlucht um ihn herum widerhallten.

Aber wie ein Dieb schlich sich der Zweifel in sein Denken ein. Die Vorstellung, die zwei Männer ins Wasser zurückgestoßen zu haben, versetzte ihn zunehmend in Panik. Was, wenn er sich getäuscht hätte?

Die Geschichte illustriert, wie subtil die acht materiellen Aktivitäten alles durchdringen. Der Mann will einfach nur seinen Frieden haben und befreit sich deshalb von den acht Aktivitäten. Als er sie aus seinem Geist entlässt, erlebt er innere Ruhe und Zufriedenheit. Aber als er seinen Feind ertrinken sieht, hat er Scham-, Verlust-, Schuld-, Trauer- und auch Glücksgefühle. Dann bemerkt er den heiligen Mann und fühlt Glück und die Verlockungen des Ruhmes. Als sein Feind und der heilige Mann zu kämpfen anfangen, erlebt er Scham-, Verlust-, Schuld – und Trauergefühle. Dann erkennt er erleichtert, dass die beiden Männer eine von den acht materiellen Aktivitäten erzeugte Illusion sein müssen. Wieder ist er mit sich im Frieden. Er kann die Männer in den Fluss zurückstoßen, weil sie nicht real sind. Dann kommt sein Alltagsverstand mit einem neuen Problem an. Und wenn er sich doch getäuscht hätte?

Sich mit der inneren Weisheit verbinden – im Raum zwischen den Augenblicken leben

Unser Leben wird von Erinnerungen zusammengehalten. Erinnerungen sind Augenblicke. Augenblicke sind erstarrte Erfahrungen, die aus den acht materiellen Aktivitäten herausgepresst wurden. Das Leben ist eine Abfolge dieser Augenblicke, die zu dem Nebel werden, den wir Realität nennen.

Viele von uns glauben, dass wir möglichst im gegenwärtigen Augenblick leben sollten, aber das ist aus zwei Gründen unklug. Unser Gehirn kann die Realität nicht direkt erleben, weil alles durch die Sinne aufgenommen und interpretiert werden muss. Deshalb leben wir in der Vergangenheit – wir hinken immer ein paar Sekunden hinterher. Wir können den Augenblick nicht direkt erleben; wenn wir anfangen, ihn zu begreifen, ist er schon vorbei.

Darüber hinaus sind Augenblicke ganze Erlebniswelten, riesengroß und komplex. Es wäre geradezu unmöglich, mit unserem Alltagsverstand im Augenblick zu leben. Wir würden fast so hektisch und geschäftig, erschöpft und verbindungslos, als würden wir in der Vergangenheit oder der Zukunft leben.

Der Ort, an dem wir leben sollten, ist nicht der Augenblick, sondern der Raum zwischen den Augenblicken, der einen beständigen Strom von Weisheit und Bewusstsein enthält. Wenn wir uns mit dem Raum zwischen den Augenblicken unseres Lebens verbinden, fangen wir an, das wahrzunehmen, was ist, und nicht das, was war.

Die Weisheit ist überall; sie wartet darauf, in Empfang genommen und verwendet zu werden. Aber erst wenn wir demütig sind, fangen wir an, die Weisheit zu verstehen, und in den Raum zwischen den Augenblicken gelangen wir erst, wenn wir begreifen, dass der Vorhang zwischen der Welt des Alltags und der Welt der Weisheit durchsichtig ist.

Denken Sie an eine Zeit in Ihrem Leben, in der Sie in der Außenwelt weder einen Ort noch einen Menschen hatten, wo Sie hingehen konnten. In diesem Zustand der Ohnmacht angesichts der Situation findet ein Dialog statt zwischen Ihrem verschreckten Alltagsverstand – der aus den acht materiellen Aktivitäten besteht – und Ihrer inneren Weisheit, die aus nichts als sich selbst besteht.

Wenn Sie in solchen Situationen den Raum zwischen den Augenblicken betreten und in Ihrer Weisheit verweilen, werden Sie feststellen, dass sie Ihrem Alltagsverstand Ruhe einflößt, seine Ängste beschwichtigt und ihm ermöglicht, mit neuer Kraft an die Dinge heranzugehen. Sie selbst sind alle Weisheit, die Sie brauchen.

Meditation: Den Raum zwischen den Augenblicken betreten

Machen Sie es sich bequem; Sie können sitzen oder sich hinlegen oder Ihre bevorzugte Meditationshaltung einnehmen. Schließen Sie die Augen und sehen Sie so weit in sich hinein, wie Sie können. Irgendwo werden Sie einen inneren Horizont spüren. Blicken Sie hinter ihn. Wenn Sie nicht mehr weiter sehen können, verweilen Sie in sich. Das Nach-Innen-Sehen fühlt sich manchmal so an, als würden Sie eine innere Reise unternehmen.

Wenn Sie an diesem Ruheort angelangt sind, lauschen Sie Ihrer Innenwelt. Ganz allmählich werden Sie die Geräusche Ihres Alltagsverstandes vernehmen, die wie ein fahrender Zug, ein Sturm oder das Geschnatter einer durcheinander redenden Menschenmenge klingen können. Hören Sie weiter genau hin, dann entdecken Sie hinter diesem Lärm einen leisen, herrlichen Ton, der wie ein von einem Solisten vorgetragenes wunderschönes Lied klingt oder wie ein Chor, ein Cello, ein ferner Wind. Das ist Ihre innere Weisheit.

Glauben Sie nicht, Sie müssten mit dieser Weisheit irgendetwas tun, wenn Sie sie finden. Lassen Sie einfach zu, dass sie auf natürliche Weise Ihr Leben erfüllt. Seien Sie bei ihr. Sie werden feststellen, dass allein das Wissen, dass sie da ist – die Erinnerung an ihr Erscheinungsbild, das Erspüren ihres Wesens – Sie ganz natürlich in den Raum zwischen den Augenblicken hineinführt und diese Erfahrung Ihnen im Alltag in Fleisch und Blut übergehen wird.

Sie können diese Meditation einmal am Tag so lang oder kurz ausführen, wie Sie wollen. Erzwingen oder reglementieren Sie sie nicht; Sie werden feststellen, dass ein natürlicher Zyklus sich entwickelt, der Sie führen wird.

Die innere Weisheit kann die äußere Welt verändern. Vielleicht nehmen Sie den Raum zwischen den Augenblicken nur eine Sekunde lang wahr, aber die Erfahrung kann Ihr ganzes Leben erfüllen und Gelegenheiten für dynamische Veränderungen und Heilungsprozesse schaffen. Die heilige Stille, die uns auch im Alltag bleibt, ist der Urquell der konstanten Weisheit, die unser Leben und die natürlichen Welten durchströmt. So können unsere Denkweise, unsere Weltsicht und unser Lebensgefühl erneuert und in Ordnung gebracht werden.

Mit den acht materiellen Aktivitäten die Ursache innerer Schwierigkeiten erkennen

Die Einsicht in die acht materiellen Aktivitäten und ihre Wirkung kann Ihnen zu einem ausgewogeneren Leben verhelfen. Die folgenden beiden Geschichten erzählen, welche Erfahrungen zwei Menschen mit ihnen machten, und wie ihr Leben durch sie litt.

Mit Hilfe der obigen Meditation und der Einstimmung auf den Dialog zwischen innerer Weisheit und Alltagsverstand erkannten sie allmählich, auf welche Weise und warum sie gelitten hatten. Sie begriffen, wie sie ihre Probleme erzeugten, darauf reagierten und sie ausagierten. Durch dieses Verständnis lernten sie kunstgerecht zu leben und wirklich glücklich zu sein. Ihre Geschichten zeigen, wie Menschen Dinge verändern können, wenn sie es wirklich wollen.

Wie die meisten von uns hatten Laurent, eine Sängerin, und Bruce, ein Arzt, die acht materiellen Aktivitäten zum Fundament ihres Lebens werden lassen. Zunächst erlebten sie sie als positiv. Beide hatten eine glänzende Karriere, die ihnen Ruhm, Prestige und Bestätigung einbrachte. Keiner von beiden hatte Scham-, Verlust- oder Schuldgefühle erlebt. Andere hielten sie für Mitglieder des »Clubs der guten und wichtigen Menschen«. Aber dann liefen die Dinge aus dem Ruder.

Mit 55 stand Laurent in den USA auf dem Höhepunkt ihrer Karriere als Country- und Westernsängerin. Sie schien einfach alles zu haben: beständigen Erfolg, sehr viel Geld und einen Mann und eine Familie, die sie anbeteten. Auf der ganzen Welt wurde sie geliebt und vergöttert.

Innerlich jedoch empfand Laurent sich als leer und unecht, so, als wäre sie nichts als eine Strohpuppe. Bei Tourneen bemerkte das Publikum, dass sie ihre Ausstrahlung verloren hatte. Die Engagements blieben aus. Sie saß zu Hause in ihrer herrschaftlichen Villa und wusste nicht, was sie machen sollte oder in welche Richtung sie gehen sollte.

Dann starb eine ihrer zwei Töchter bei einem Flugzeugabsturz. Später wurde die andere bei einem Autounfall schwer verletzt. Laurent fing an, zu viel zu trinken. Ihr Mann ging mit ihrer besten Freundin durch und nahm einen schönen Batzen von Laurents Geld mit. Deren Trinkgewohnheiten konnte man inzwischen nur noch als Alkoholismus bezeichnen.

Sie wusste nicht mehr ein noch aus und suchte mich auf. Als sie anfing, sich vom Schmerz des Betrogenwerdens und ihrer Alkoholabhängigkeit zu erholen, sprachen wir über die acht materiellen Aktivitäten und wie sie sich in ihrem Leben gezeigt hatten. Dadurch erkannte sie, warum ihr Leben wie ein Kartenhaus in sich zusammengefallen war.

»Ich habe mein ganzes Leben auf ein falsches Image aufgebaut und war so von ihm überzeugt, dass ich mir selbst gegenüber nicht zugeben wollte, dass ich tief in mir die Wahrheit kannte. Mein inneres Selbst rief mir zu, ich solle aufwachen, aber ich konnte – oder wollte – es nicht hören, bis alles um mich herum zusammenbrach.«

Laurent erkannte, dass alle acht materiellen Aktivitäten seit ihrer Jugend zu ihrem zwanghaften Drang nach Geld und Ruhm beigetragen hatten. Jetzt begriff sie, dass damit ein spirituelles Bedürfnis überdeckt worden war, das nie befriedigt worden war. Sie erkannte, dass ihr altes Leben auf tönernen Füßen gestanden und ihr Alltagsverstand ausschließlich reflexartig auf die Ereignisse in ihrem Leben reagiert hatte. Weil ihre wahre Persönlichkeit zerfiel, zerbrach auch ihr Leben in Stücke, denn die Vorlage, nach der sie sich richtete, war falsch.

Heute hat Laurent ein neues Leben mit einem anderen Schwerpunkt – ihrem eigenen Glück. Die Genesung vom Alkoholismus macht täglich Fortschritte. Sie verwendet ihre Berühmtheit nicht mehr dazu, Probleme zu vertuschen. Bei ihren gelegentlichen Konzerten singt sie, weil es ihr Spaß macht, und nicht weil es Geld und Prestige bringt. Ihre Karriere als Musikerin ist vor kurzem wieder in Schwung gekommen. Sie hat keinen neuen Partner, aber sie ängstigt sich nicht. Sie fühlt sich mit sich und der Welt verbunden. Sie ist zufrieden.

Bruce, ein berühmter Traumaspezialist an der Notfallstation eines großen Krankenhauses im Süden der USA, rettete täglich Leben. Er war ein ruhiger, sanfter, allseits geachteter Mann, den jeder für einen Perfektionisten hielt, auf den man sich immer verlassen konnte. Aber hinter der ausgeglichenen Fassade verbarg sich eine andere Geschichte.

Bruce war selbst traumatisiert von den Schmerzen seiner Patienten – Opfern von Gewaltverbrechen oder schlimmen Unfällen – und der Angst, unter den Blicken seiner Kollegen zu versagen. Von seinen eigenen Dämonen getrieben, wurde er immer erfolgreicher. Er dachte, seine Arbeit würde ihn glücklich machen, bis etwas in ihm schief zu laufen begann. Er stellte eine falsche Diagnose, der Patient starb, und ein Gerichtsverfahren folgte, das ihn öffentlich beschämte.

Der Mann, der nichts Böses tun konnte, wurde jetzt von seinem Umfeld diffamiert. Niemand trat für ihn ein, und die Bestätigung, von der er jahrelang abhängig gewesen war, blieb aus. Er brach zusammen. Als Bruce mich aufsuchte, erzählte er mir, er habe seine Begeisterung schon lange vor der Fehldiagnose verloren. Er fühlte sich ausgebrannt. Wie Laurent war er völlig fertig. Sein Zusammenbruch war das Ende eines langen Prozesses.

Als Bruce die obige Meditation erlernte, wurde ihm klar, dass alle acht Aktivitäten sein Leben konditioniert hatten. Er empfand sich als Maschine, die umherging und sprach, dabei aber von materiellen Ambitionen – Geld, Haus, Auto, Ruhm, Sex – ange-

trieben wurde, die von den Gründen, aus denen er sich ursprünglich der Medizin zugewandt hatte, ziemlich weit entfernt waren. Er hatte seinen Wunsch vergessen, Kranke gesund und die Welt besser zu machen.

Im Verlauf unserer Gespräche erinnerte er sich an eine innere Überzeugung, die er von klein an gehabt hatte – dass es in Menschen etwas gibt, das ihr Leben und ihren Gesundheitszustand beeinflusst. Etwas, das uns krank oder gesund macht. Es war etwas, das er in seiner Medizinerlaufbahn merkwürdigerweise vergessen hatte.

Diese Erkenntnis inspirierte ihn dazu, die Beziehung zwischen seinem Alltagsverstand und seiner inneren Weisheit zu untersuchen. Dabei stellte er fest, dass er trotz seiner Scham- und Schuldgefühle wegen des verstorbenen Patienten ein wertvoller Mensch war.

Heute arbeitet Bruce wieder als Arzt, aber in einer Wüstengemeinde, weit weg vom Rampenlicht und der großstädtischen Atmosphäre, die ihm früher so wichtig gewesen waren. Statt kaputte Körper zusammenzuflicken, heilt er jetzt emotionale und physische Krankheiten. Zur Diagnose verwendet er unter anderem die acht materiellen Aktivitäten und arbeitet mit seinen Patienten daran, die Ursache ihrer Probleme aufzudecken.

Bruce sagt, dass er jetzt glücklicher ist. Er weiß, wer er ist, und möchte anderen Menschen helfen, auch dahin zu kommen.

Jeder von uns kann die innere Weisheit wecken. Sie müssen es nur versuchen. Außer dem Gefühl, unglücklich zu sein, haben Sie nichts zu verlieren. Sehen Sie nach innen. Lauschen Sie dem

Dialog zwischen dem Alltagsverstand und der inneren Weisheit. Sie versuchen miteinander zu kommunizieren, damit Sie Ganzheit, Glück und innere Stärke finden.

Neubeginn: Atmend zur neuen Persona

Der einfachste und elementarste Weg zu einem neuen Leben führt über den Atem. Wir sind, was wir atmen und weil wir atmen. Der Atem ist die Essenz des Lebens.

Der tibetischen Weisheit zufolge ist das Universum ein lebender, atmender Organismus. Der Atem ist die dem materiellen Universum zu Grunde liegende feinstoffliche Struktur, die alles im Kosmos verbindet. Jeder Atemzug, den wir tun, verbindet uns mit dem Ein- und Ausatmen des Universums.

Diese Verbindung über den Atem ist mehr als nur etwas Physisches; sie ist essenziell für die Erschaffung unseres Menschseins und unseres Bewusstseins. Das Atmen gibt uns die Fähigkeit zu lieben, und unsere Atemgewohnheiten bestimmen unsere Einstellungen zum Geld, zu materiellen Leistungen und zu Erfolg und Versagen.

Die tibetische Weisheit behauptet, dass das Atmen zwar automatisch, aber trotzdem nicht unbewusst erfolgt – auch wenn wir auf Grund unserer gedankenlosen, schwerfälligen Einstellung so tun, als wäre das der Fall. Wenn wir die enormen Ressourcen zu nutzen lernen, die uns mit dem Atem zur Verfügung stehen, kann jeder von uns sein Potenzial zu Tage fördern. Tief vergraben im Atemprozess ist eine praktische Weisheit, die ins Bewusstsein entlassen werden kann.

Es gibt neun Dimensionen des Atems; jede kann einen Aspekt unserer Persönlichkeit verbessern. Wir wollen uns diese Dimensionen nacheinander ansehen und untersuchen, wie sie die energetische Struktur aufbauen, die das Fundament unserer Persona hervorbringt. Zu jeder Dimension finden Sie eine einfache Meditation, die Ihnen hilft, sie in Ihr Leben zu integrieren. So können Sie durch den Atem Ihr Leben inspirieren.

Suchen Sie sich zum Meditieren eine ruhige, friedliche Umgebung; achten Sie darauf, dass Ihre Arme und Beine nicht gekreuzt sind, schließen Sie die Augen und entspannen Sie sich. Wenn der einzige Ort, den Sie finden können, Ihr Schreibtisch oder der Bus ist, ist das in Ordnung – machen Sie es einfach so gut Sie können. Atmen Sie leicht und rhythmisch. In diesen Meditationen werden Sie sich hauptsächlich auf negative Situationen konzentrieren; achten Sie darauf, dass Sie sich nicht dabei beurteilen. Betrachten Sie sich und das Problem mit Liebe.

Die neun Dimensionen des Atmens

1. Persönlichkeit und Emotion

Diese erste Stufe beeinflusst die Art unserer Interaktionen mit der Umwelt und die Stärke unserer Emotionen. Auch unsere gesamte – auf Aktivierung wartende – Selbsterkenntnis existiert auf dieser Ebenc. Unser erster Atemzug bei der Geburt bestimmt die emotionale Seite unserer Persönlichkeit für den Rest unseres Lebens – falls wir nicht beziehungsweise bis wir beschließen, sie zu ändern. Da der Atem die Persönlichkeit formt, kann das Meditieren Ihnen auf dieser Stufe helfen, Ihr Leben neu zu erfinden.

Meditation

Überlegen Sie, was Ihnen an Ihrer Persönlichkeit und Ihren Emotionen nicht gefällt. Versuchen Sie zu definieren, was sich nicht richtig anfühlt, und sehen Sie es an, ohne sich zu beurteilen. Wenn Sie zum Beispiel meinen, Ihr Problem wäre Ihre Wut oder Ihre Tratscherei oder Ihre Negativität, können Sie zu sich selbst sagen: »Ich bin mir bewusst, dass ich wütend/schwatzhaft/negativ werde, und ich weiß, welche Wirkung das auf mich und andere hat.«

Wiederholen Sie diesen Satz ein paar Mal. Atmen Sie langsam ein, halten Sie den Atem ein paar Sekunden lang an und atmen Sie dann langsam aus. Das läutert und transformiert Ihre Wut oder andere negative Eigenschaften.

Sie können diese einfache Meditation bei jedem Konflikt machen, den Sie in sich spüren, und bei jedem Persönlichkeitszug, den Sie verändern wollen. Tun Sie dies 27 Tage lang zweimal täglich für zehn Minuten.

2. Intellekt

Die erste Phase bringt unsere emotionale Realität hervor, die zweite unser intellektuelles Vermögen. Dieser Atemzyklus legt die Intensität, die Qualität und die Art unseres Intellekts fest. Er beeinflusst uns ständig, da unsere intellektuellen Fähigkeiten sich unaufhörlich verändern.

Während die emotionale Energie den Intellekt und alle anderen Dimensionen steuert, kann die intellektuelle Energie Ihre Gefühle nicht verändern.

Meditation

Wenn es Ihnen schwer fällt, klar zu denken oder sich auf einen intellektuellen oder theoretischen Wissenszweig zu konzentrieren, sollten Sie die zweite Dimension Ihres Atems stimulieren. Konzentrieren Sie sich dazu auf einen Konflikt oder ein Thema, das problematisch für Sie ist. Atmen Sie ein und aus, konzentrieren Sie sich auf das Thema und stellen Sie sich vor, dass Ihr Intellekt eine einzige Flamme ist, die in das Kraftzentrum in Ihrem Nabel hinunterfließt. Atmen Sie die Flamme ein, halten Sie sie einen Augenblick fest, atmen Sie sie dann aus und lenken Sie die feurige Energie in Ihren Geist. Dies läutert den Intellekt, weil es die Verwirrung quasi wegbrennt.

3. Körperliche Gesundheit

Dieses dritte Atemmuster beeinflusst den Gesundheitszustand des Körpers direkt und wird von den meisten Menschen wahrgenommen. Wenn wir krank werden, verändert sich unsere Atmung.

Wenn wir die Atemqualität in diesem Zyklus verstehen, können wir also unsere Gesundheit und unser körperliches Wohlbefinden direkt und intensiv beeinflussen. Die Erziehung des Atems kann Ihnen zeigen, wie Ihr Körper arbeitet – und wie Sie ihn, wenn er nicht arbeitet, in Ordnung bringen können. Gesund sein bedeutet im Grunde, den Körper zu verstehen; diese Entdeckung macht Sie zum Gestalter.

Meditation

Die folgende Meditation optimiert Ihre Gesundheit und eignet sich deshalb für Gesunde und Kranke. Atmen Sie zunächst normal. Konzentrieren Sie sich, wenn Sie gesund sind, auf Ihren Herzschlag und bringen Sie Ihre Ein- und Ausatmung mit diesem Rhythmus in Übereinstimmung. Wenn Sie krank sind, atmen Sie tief und halten Sie zwischen Ein- und Ausatmung den Atem so lange an, wie es Ihnen ohne Anstrengung möglich ist. Denken Sie an die Krankheit und die Symptome. Welche Schlüsselworte beschreiben Ihren Zustand? Wiederholen Sie sie im Geiste, während Sie langsam und leicht ausatmen. Tun Sie dies fünfmal und koordinieren Sie Ihren Atem dann wieder mit Ihrem Herzschlag.

4. Anpassungsfähigkeit

Diese vierte Stufe des Atemzyklus, der letztendlich unsere Persönlichkeit formt, wird immer dann dominanter, wenn die Menschheit als Ganzes sich in einer Phase globaler Veränderungen befindet; sie befähigt uns nämlich dazu, uns Umständen und Ereignissen erfolgreich anzupassen und uns entsprechend zu verändern. Und sie verkörpert unser Potenzial, uns intensiv mit den Kräften der Natur zu verbinden.

Die alttibetischen Bön-Lehren behaupten, dass dieser Atemzyklus in den frühesten Zeiten, in denen umwälzende Veränderungen stattfanden, jeden Bereich des menschlichen Bewusstseins beherrschte. Als die Menschheit sich weiterentwickelte und im Neolithikum anfing, in Städten zu wohnen, trat dieser Aspekt des Atemzyklus in den Hintergrund. Erst in den turbulenten letzten fünf Jahrhunderten ist er ins Bewusstsein der Allgemeinheit zurückgekehrt.

Meditation

Diese Meditation ist hilfreich, wenn es Ihnen schwer fällt, Veränderungen zu akzeptieren oder sich wechselnden Umständen anzupassen. Setzen Sie sich ruhig hin und konzentrieren Sie Ihren Geist auf die Situation und die Umstände. Lassen Sie dabei die Quintessenz der Situation in sich aufsteigen: Vielleicht halten Sie es für unwahrscheinlich, aber Sie werden feststellen, dass Ihr Instinkt immer Recht hat. Machen Sie diese essenzielle Wahrheit zu Ihrem Mantra und singen Sie es vor sich hin, während Sie langsam ein- und ausatmen. Tun Sie dies so lange Sie können, einmal täglich an neun aufeinander folgenden Tagen.

5. Reichtum und Fülle

Die fünfte Phase hat mit Geld, Reichtum, Fülle und Ressourcen zu tun. Wenn Sie diesen Aspekt des Atmens entwickeln, ziehen Sie den harmonischen Zufluss von Ressourcen an.

Wenn Sie bereit sind, Ihre Habe zu teilen, haben Sie das Recht, das zu haben, was Sie brauchen, und eigentlich *mehr* als Sie brauchen. Wenn Sie am Ende Ihres Lebens sehr reich sind, Ihren Wohlstand aber nicht teilen, erzeugen Sie massive mentale Blockaden, die noch vor Ihrem Tod Ihr Glück mindern werden.

Da die Kräfte Ihres Unbewussten auch Glück für Sie bereithalten, reagiert alles, was mit Geld und Fülle zu tun hat, auf diesen Atemzyklus. Aber Sie müssen für diesen Überfluss bereit sein, denn er kann für Ihren Geist und Ihre Emotionen tödlicher sein als Ruhm. Sie behalten ihn nur, wenn Ihr Herz vor Liebe und Großzügigkeit überfließt.

Meditation

Setzen Sie sich ruhig hin, schließen Sie die Augen und atmen Sie ein und aus. Klatschen Sie so laut in die Hände, wie Sie können, um die umgebende Atmosphäre zu reinigen. Atmen Sie ein paar Augenblicke langsam und konzentriert und sehen Sie dann vor Ihrem geistigen Auge, wie Sie beim Einatmen Reichtum und Fülle aus Ihrem Inneren nach oben ziehen. Beim Ausatmen lenken Sie diese als unfertige Rohenergie hinaus in die Welt. Wie ein Bumerang werden sie automatisch zu Ihnen zurückkehren. Zum Abschluss der Meditation sprechen Sie ruhig, aber bestimmt die Worte: »Ich danke der Welt, ich danke allen Dingen, ich danke meinem erwachenden Glück.« Klatschen Sie dreimal laut und gemessen in die Hände. Wenn Sie wollen, können Sie sich nach Norden, Süden, Osten und Westen und dann zum Boden vor Ihren Füßen verbeugen.

6. Freundschaft

Dieser Atemzyklus hat mit unserer Rolle als Freunde und Eltern zu tun. Die tibetische Weisheit meint, dass ein Freund nicht nur wichtige Phasen unseres Lebens miterlebt, sondern auch die Rolle eines spirituellen Führers übernehmen und uns unsere Bedürfnisse und Ungereimtheiten klar machen kann.

Diese Dimension des Atmens zeigt, wie wir uns in der Welt sehen. Unsere Freunde sind wir. Wir haben sie, weil wir sie brauchen.

Bei Eltern ist dies noch deutlicher. Unsere Eltern spiegeln unserer Reise ins Leben und zeigen uns karmische Erfahrungen, die aufgelöst werden müssen. Die karmischen Erfahrungen an sich sind weder gut noch schlecht; sie gehören einfach zu dem Prozess, den wir durchlaufen müssen, um uns selbst besser kennen zu lernen. Wenn wir uns auf diesen Atemzyklus einlassen, wird uns klarer, warum wir die Eltern und Kinder gewählt haben, die wir haben.

Meditation

Diese Übung fördert die fürsorgliche Verbundenheit mit anderen Menschen. Sie können sie zur Auflösung von Problemen mit Freunden oder Familienangehörigen verwenden. Setzen Sie sich ruhig hin, schließen Sie die Augen und lenken Sie Ihre Aufmerksamkeit auf den Menschen, mit dem Sie einen Konflikt haben. Stellen Sie sich beim Einatmen vor, dass Sie ihn in sich hineinatmen. Beim Ausatmen strömt alles Negative aus Ihnen heraus. Die Übung lässt sich auf einen einzelnen Menschen oder eine Gruppe anwenden. Sie können sich auch größere Menschenmengen als Freunde und Familienangehörige vorstellen und sie mit Ihrem Atem in Ihr Herz und Ihren Geist hineinziehen.

7. Integrität und Moral

In diesem siebten Zyklus geht es um die Eigenverantwortung und darum, dass wir Integrität und einen persönlichen Moralkodex entwickeln. Moral kann nicht gelehrt, wohl aber erfahren werden, wenn wir unsere Persönlichkeit ein Stück weit verstehen. Es geht darum, dass wir selbst das Steuer in die Hand nehmen und nach dem Sinn unseres Lebens suchen.

Dieser Zyklus wird stark vom sechsten beeinflusst, oft sind beide eng miteinander verflochten. Hier werden die Grundlagen, Strukturen und Gewohnheiten in Szene gesetzt, die wir im Hinblick auf persönliche Beziehungen haben. Der sechste Zyklus wirkt sich auf die Suche eines Menschen nach Liebe aus; der siebte hat mit intimen persönlichen Beziehungen zu tun.

Hier werden auch die Unterschiede zwischen Männern und Frauen auf der energetischen Ebene geschaffen. Diese Energie hat nicht nur physische und psychische Aspekte, sondern wird bei beiden Geschlechtern zu einer charakteristischen Erfahrung der Welt.

Meditation

In Ihnen und jedem anderen Menschen ist eine makellose Integrität und ein starkes moralisches Bewusstsein. Diese Übung hilft Ihnen, sich mit diesen Eigenschaften Ihres inneren Wesens zu verbinden und sie im Alltag zu erleben. Setzen Sie sich mit geschlossenen Augen ruhig hin und konzentrieren Sie sich auf Ihren Herzschlag. Während Sie ein- und ausatmen, sehen Sie, wie Ihr Atem in Ihrem Herzen ein Licht entstehen lässt. Es ist zunächst rosafarben, leuchtet aber mit jedem Atemzug stärker und sendet schließlich ein blendend weißes Glühen aus, das Ihren ganzen Körper und Ihren ganzen Geist mit Reinheit und Integrität erfüllt. Verschmelzen Sie mit diesem weißen Licht, dann wird das wahre Wesen Ihrer inneren Moral Ihnen klar.

8. Vertrauen

Dieser Bereich der neun Atemzyklen ist eng mit der Erfahrung von Vertrauen und Sicherheit verbunden. Letztendlich hat er mit dem Vertrauen in die natürliche Ordnung des Lebens zu tun und damit, dass wir uns mit anderen und uns selbst im Spiel des Lebens und seiner Umstände wohl fühlen.

Die achte Atemqualität lehrt uns, dass letztendlich überall Harmonie einkehren wird, und dass das zuweilen überwältigende Chaos, das ungenau Leben genannt wird, einen Sinn hat. Das Leben ist nicht größer als Sie oder ich, auch wenn seine Ereignisse manchmal so erscheinen. Wir müssen erkennen, dass diese Ereignisse nicht das Leben sind, sondern Vorfälle, die auf das Vorhandensein des Lebendigen in Ihren Lebenserfahrungen hinweisen. Das Leben sind Sie, genauso wie wir alle.

Meditation

Wenn wir anderen Menschen und unserer Umwelt vertrauen wollen, müssen wir uns mit der Erde verbinden. Wir sind Kinder der Erde und in Bezug auf alles Materielle von ihr abhängig; diese Verbundenheit ist die Grundlage jeder Form von Vertrauen. Suchen Sie sich einen Kieselstein oder etwas Erde und halten Sie sie in der Hand, während Sie mit geschlossenen Augen bequem dasitzen. Stellen Sie sich beim Einatmen vor, dass die Energie des Steins oder der Erde in Sie hineinfließt und Sie direkt mit dem Boden unter Ihren Füßen verbindet. Der Kieselstein und die Erde sind nur das, was sie sind, und das ist das Wesen reinen Vertrauens. Machen Sie diese Übung einmal täglich beim Aufwachen.

9. Leben, Tod, Wiedergeburt

Die letzte Stufe der neun Atemzyklen zeigt uns, dass alles sich erneuert. Es ist eine der großartigsten Schönheiten des Universums, dass alles weitergeht, auch wenn es stirbt oder auf andere Weise endet und die Form von Menschen, Steinen, Vögeln oder Teetassen annimmt. Der Tod ist nichts anderes als eine Veränderung der Energie und der Form.

Der neunte Zyklus enthält die Impulse der Lebensenergie. Er wirft seinen Schatten auf die anderen acht Zyklen, und oft erleben wir ihn bei der Innenschau oder im Traum. Am aktivsten ist er bei der Geburt, bei den ersten sexuellen Erfahrungen und kurz vor dem Tod. Er ist die Quintessenz der menschlichen Evolution.

Meditation

Schließen Sie die Augen und atmen Sie langsam ein und aus. Sehen Sie dabei jedes Ein- und Ausatmen als einen Lichtstrom, der Sie tief in die Uressenz alles Seienden hineinführt, dorthin, wo Sie die energetischen Grundlagen des Universums spüren können. Lassen Sie sich, während Sie atmen, von diesem klaren, funkelnden Licht absorbieren. Verschmelzen Sie mit ihm. Sie sind dieses Licht, und es ist Sie.

Machen Sie diese Meditation einmal wöchentlich und dehnen Sie sie nach Möglichkeit allmählich auf eine Stunde aus. Sie werden die wechselseitige Verbundenheit der neun Dimensionen zu erleben beginnen.

»Dein Atem ist das Einzige, was dir gehört«, sagte mein Lehrer.

Die obigen Meditationen führen Sie möglicherweise zu der Einsicht, dass er auch das Einzige ist, was Sie brauchen.

5

Emotionale Heilung finden

Unsere Emotionen sind der Ursprung unserer körperlichen Gesundheit. Unsere innere emotionale Dynamik legt die Strukturen fest, die in unserem Körper verankert und mit der Zeit zu Mustern für Gesundheit oder Krankheit werden. Um wirklich gesund zu sein, müssen wir die emotionale Dynamik in uns verstehen und ins Gleichgewicht bringen.

Die wenigsten von uns können behaupten, dass ihre Gefühle ständig in Harmonie sind, oder dass sie verstehen, warum sie dieses oder jenes fühlen. Das liegt an unserem Alltagsverstand. Er ist, wie gesagt, der Überlebensmechanismus, den wir uns zulegen, um in dieser Inkarnation die Höhen und Tiefen des Alltags bewältigen zu können. Er besteht aus Verhaltensweisen, Gewohnheiten und Strategien, die wir im Lauf der Jahre durch Reaktion auf Menschen, Ereignisse und Situationen erlernt haben. Er ist intelligent, informiert und schlau, weiß aber sehr wenig über sich selbst. Mit anderen Worten: Er ist nicht schlecht, aber unwissend, und obwohl er uns das Überleben ermöglicht, handelt er nicht immer in unserem besten Interesse.

Hinter dem Alltagsverstand wartet unsere innere Weisheit. Sie ist die Basis aller Lebewesen. Sie ist reines Bewusstsein.

Unsere Emotionen entspringen unserem Alltagsverstand. Sie sind unterschwellige Energiefrequenzen, die in Reaktion auf unser Verhalten Wellen schlagen und sich ihren Weg ins Wachbewusstsein bahnen. Ein einfaches Beispiel illustriert dies: Die

Sonne scheint, jeder, dem Sie begegnen, lächelt und ruft Ihnen ein freundliches Hallo zu, und Sie sind glücklich. Emotionen sind auch zu anspruchsvolleren Reaktionen auf andere in der Lage, die manchmal als Telepathie bezeichnet werden: Wir spüren, wenn jemand anders unglücklich ist, auch wenn er weit weg ist und wir ihn weder sehen noch hören können. Auch Fernheilungen fallen in diese Kategorie. Solche scheinbar paranormalen Erfahrungen sind die Auswirkungen dieser Energiewellen.

Die Überbrückung der Kluft zwischen Alltagsverstand und innerer Weisheit oder Bewusstsein ist den tibetischen Lehren zufolge der Dreh- und Angelpunkt Ihrer Gesundheit. Ihr Alltagsverstand ist der Katalysator, die Krankheitsursache, denn er erzeugt ein Verhalten, das Sie an Gedanken und Handlungen bindet, was bei Ihnen wiederum Schmerz und Krankheit auslöst.

Wenn Sie wissen, welchen Bewusstseinszustand Ihre emotionale Energie anzeigt, ist das ein großer Vorteil. Meist versuchen Geist und Körper erfolglos, miteinander zu kommunizieren. Die blockierte Kommunikation erzeugt Konflikte und eine Disharmonie, die sich an Besorgnis, Reizbarkeit, Depressivität, schlechter Laune, Schüchternheit, Ängstlichkeit oder anderen negativen Stimmungen zeigt. Die Folgen sind so gängige Beschwerden wie Spannungskopfschmerzen, arbeitsbedingte Nacken- und Rückenschmerzen, ein nervöser Magen, Erkältungen und Hautprobleme. Die meisten westlichen Wissenschaftler sind sich heute einig, dass die Emotionen bei vielen schweren Erkrankungen einschließlich Krebs und Herzleiden eine wichtige Rolle spielen.

Wenn wir zwischen Körper und Geist eine intensivere Beziehung aufbauen, reduzieren wir die Missverständnisse zwischen ihnen, was Gesundheit wahrscheinlicher macht.

Für die Tibeter ist die emotionale Heilung ein Prozess, bei dem durch die Kombination von Alltagsverstand und innerer

Weisheit nachvollzogen wird, wie jemand krank wird und gesund werden und bleiben kann. Dazu sind Mut, der Glaube an sich selbst und das Bewusstsein erforderlich, dass Sie der Urheber Ihrer Gesundheit und also für Ihren Heilungsprozess verantwortlich sind.

Wenn Sie tief genug in Ihre Persönlichkeit hineinsehen, fangen Sie an zu begreifen, wie seelische oder körperliche Beschwerden verursacht werden und Sie beeinflussen. Dieses Wissen führt vielleicht nicht zu einer sichtbaren Heilung, etwa der Besserung körperlicher Symptome, wohl aber zu Gelegenheiten, Wohlbefinden herzustellen.

Die emotionale Heilung ermöglicht stressgeplagten Zeitgenossen, wieder einen klaren Kopf zu bekommen und sich zu entspannen, sodass sie das tun können, was der Alltag von ihnen verlangt. Der freie Geist macht auch die innere Vollkommenheit direkt erlebbar und lässt intellektuelle oder weltliche Angelegenheiten klarer werden.

Die Heilung beruht darauf, dass sieben einfache Prinzipien verstanden und auf Schlüsselerlebnisse des Menschen angewandt werden; angeregt wird der Heilungsprozess durch bestimmte Meditationen.

Die sieben Prinzipien

1. Auch Ihr physischer Körper ist Ihr Geist: Er ist nichts anderes als die materielle Form der emotionalen Energie des Geistes. Schmerzen, Krankheit und Wohlbefinden sind Produkte Ihres Alltagsverstandes. Ihr innerer, wahrer, makelloser Geist weiß, warum Sie krank sind und leiden.

2. Die Realität ist nicht das, was sie zu sein scheint: Ihr Alltagsverstand erhält seine Informationen über die physische Welt durch die Sinne, aber dieser Version können Sie nicht

immer trauen. Ihre Sinne nehmen Informationen auf, die sekundenschnell zu Vergangenheit werden. Ihr Verstand stellt Ihnen also eine Realität vor, die scheinbar jetzt, in Wirklichkeit aber schon vergangen ist. Wenn Sie diese grundlegende Tatsache begreifen, bemerken Sie, wie Situationen entstehen und sich entwickeln, sodass Sie intuitiv spüren, wie eine Situation zur nächsten führt.

3. All Ihre Erfahrungen, die vergangenen und die gegenwärtigen, beeinflussen das Wesen und die Qualität Ihrer emotionalen und physischen Gesundheit. Ihre Erfahrungen zeigen, in welche Richtung Ihre Lebensenergie sich entwickelt und wächst. Wenn Sie die Qualität Ihrer Lebenserfahrungen verstehen und transformieren, wird die Chance, krank zu werden kleiner. Lebenserfahrungen, die nicht befriedet und verstanden werden, können Krankheiten auf den Plan rufen und Ihre Genesungsfähigkeit beeinflussen. Wie Sie mit Krankheits- oder Unpässlichkeitsgefühlen umgehen, beruht auch auf Ihren bisherigen Erfahrungen mit Krankheiten und Ihren Reaktionen auf sie.

4. Krankheiten oder andere große Lebenskrisen haben meist damit zu tun, dass die Vergangenheit uns einholt. Naturereignisse – etwa Erdbeben und Überschwemmungen – oder Unfälle gehören nicht in diese Kategorie. Oft beeinflussen die Folgen früherer Gedanken, Taten und zwischenmenschlicher Interaktionen, wie und warum wir krank werden. Wenn wir die Ursache einer Krankheit oder einer Lebenskrise aufrichtig identifizieren, fangen wir an, die negativen Kräfte der Vergangenheit auszulöschen und in positive Erfahrungen zu verwandeln.

5. Ihr physischer Körper ist eine Miniaturausgabe des Bewusstseins aller Zeiten und Orte, er ist ein Mikrokosmos des Ma-

krokosmos. Sie können Ihrem Körper helfen, sich in einen höheren Zustand physischer Intelligenz hineinzuentwickeln, was ihm ermöglicht, sich selbst zu heilen. Dieser Körperzustand bringt die geistigen Energien direkt und einfach in der Welt zum Ausdruck und vermittelt dadurch Frieden und Harmonie. Die Erfahrung vereint uns mit der göttlichen Barmherzigkeit des Universums und dem Gott oder den Göttern unseres Glaubens; dies lehrt uns, unser jetziges Leben zu achten, und lenkt uns durch Schwierigkeiten hindurch.

In diesem Zustand verstehen wir den Raum zwischen den Augenblicken unmittelbar und erleben die Realität direkt und von innen heraus. Genauso wie Ihrem Geist diese Erleuchtung möglich ist, kann Ihr Körper zu ihrem physischen Ausdruck werden. Es gibt nicht nur eine einzige Form der Erleuchtung, denn jeder Körper und jeder Geist ist einzigartig. Ihre Erfahrung wird anders sein als meine, aber einige Eigenschaften haben wir alle gemeinsam.

6. Sie können Ihren Geist und Ihren Körper heilen und ein dynamisches Wohlbefinden erreichen, wenn Sie den reinen Zustand Ihres Geistes einsetzen. Dazu müssen Sie Ihren Alltagsverstand erziehen, denn er wird immer versuchen, den bewussten Austausch zwischen Geist und Körper zu steuern.

   Die Erziehung Ihres Alltagsverstands beginnt damit, dass Sie Ihre Reaktion auf Probleme beobachten:
   - Verspannt Ihr Körper sich?
   - Fällt Ihnen absolut nichts ein, und wäre es Ihnen am liebsten, wenn das Problem einfach verschwinden würde?
   - Machen Sie sich Sorgen oder geraten Sie in Panik?
   - Haben Sie das Gefühl, dass das Problem Ihre Kräfte übersteigt?

   Wenn Sie diese oder ähnliche körperlichen, seelischen oder geistigen Reaktionen erleben, können Sie dem entsprechenden Bereich gut zureden und ihm Liebe schicken. Durch diese behutsame Selbsthilfe werden Ihre Reaktionen Ihnen verständlicher, und Sie bekommen mehr Klarheit in Ihr Denken. So fangen Sie an, den Austausch zwischen Körper und Geist zu steuern.

Wenn Ihr Alltagsverstand nicht mehr versucht, Ihr Leben zu kontrollieren, entfalten sich die Reinheit und Unschuld, die in jedem von uns vorhanden sind.

7. Die äußere, physische Form der Heilung ist eine subjektive Erfahrung; möglicherweise braucht der Körper länger als der Geist, um die Heilung zu verstehen und nach außen sichtbar zu machen.

Körper und Geist folgen Zyklen

Die tibetische Medizin weiß, dass seelische Schmerzen in Zyklen verlaufen, und setzt dieses Wissen bei der Behandlung seelischer Störungen und körperlicher Krankheiten ein. Alle körperlichen und geistigen Prozesse folgen monatlichen Zyklen, die von Mond und Sonne beeinflusst werden. Die meisten Prozesse sind zu bestimmten Tages- oder Nachtzeiten besonders aktiv und hängen auch mit den Mondphasen zusammen. Geistige und körperliche Erkrankungen sprechen daher auf eine Behandlung zu den Tages- oder Nachtzeiten an, die mit der inneren Uhr von Körper und Geist übereinstimmen.

Zur Einstimmung auf diese Zyklen können wir die moderne Version einer traditionellen tibetischen Übung ausführen. Dazu brauchen Sie einen Kalender, der die vier Mondphasen angibt; Sie finden solche Kalender zum Beispiel in der Esoterik-Abteilung von Buchhandlungen; auch manche Zeitungen und Zeitschriften drucken Informationen über die Mondphasen ab.

Die alten Tibeter glaubten, dass die lunare Energie sich an Neu- und Vollmondtagen an der Rückseite des Schädels am Übergang zum Nacken sammelt. Nehmen Sie sich deshalb an diesen Tagen ein bisschen Zeit und stimmen Sie sich ruhig auf Ihren Körper ein. Am besten eignet sich dazu der Abend oder der frühe Morgen, aber auch jeder andere Zeitpunkt ist möglich. Konzentrieren Sie sich auf den Bereich an der Schädelbasis und spüren Sie, wie die Energien des Mondes mit den Gezeiten Ihres Herzens fließen: dem Herzschlag und der Atmung.

Diese einfache Meditation, die keinerlei Risiken birgt, bringt Sie direkt mit den zyklischen Energien von Körper und Geist in Kontakt. Sie ist eine hilfreiche Vorbereitung auf alle anderen Meditationen in diesem Buch.

Schmerzliche menschliche Erfahrungen

Die Tibeter glauben, dass es zehn Hauptkategorien schmerzlicher menschlicher Erfahrungen gibt. Jeder Mensch, egal welcher Kultur und Gesellschaft er angehört, erlebt diese seelischen Schmerzen irgendwann in seinem Leben auf irgendeine Weise.

- Angst, nicht genug zum Leben zu haben
- Besorgnis und Stress im Hinblick auf die körperliche Sicherheit, was zum Verlust der Fähigkeit führt, anderen zu vertrauen
- Übermäßiges Reden und Angst, mit sich selbst allein zu sein, verursacht durch Erschöpfung
- Suchtprobleme oder nicht-kunstgerechtes Verhalten jeder Art
- Emotionale Störungen, verursacht durch Umwelteinflüsse
- Probleme mit der Familie und mit Freunden
- Sich wiederholende schlechte Träume oder Albträume, zeitliche Desorientiertheit

- Seelische Schmerzen im Zusammenhang mit Gewalt
- Seelische Schmerzen, die durch körperlichen Schmerz ausgelöst werden
- Angst vor dem Tod und dem Sterben

Durch die eingehende Beschäftigung mit diesen zehn Schlüsselerfahrungen lockern wir die verstandesmäßigen Einschränkungen, die uns zu Leid und Krankheit anregen.

Die tibetische Medizin glaubt, dass negative oder bedrückende Energien die Essenz positiver und befreiender Erfahrungen in sich tragen. Vereinfacht ausgedrückt: Was Sie krank oder ängstlich macht, kann Sie auch gesund und mutig machen. Dazu müssen Sie die negative Erfahrung zu einem positiven Ergebnis führen, was mit Hilfe der unten beschriebenen Meditationsübungen möglich ist.

Untersuchen Sie mit den sieben eben angesprochenen Prinzipien im Hinterkopf, welche emotionale Schmerzkategorie Sie beeinflusst und, führen Sie dann die entsprechende Meditation aus. Machen Sie es sich dabei immer so bequem wie möglich. Halten Sie eine Decke bereit für den Fall, dass es Ihnen plötzlich kalt wird, und außerdem viel Trinkwasser, denn wahrscheinlich werden Sie Durst bekommen.

Auch wenn derzeit keine der zehn Kategorien auf Sie zutrifft, wird dies irgendwann einmal der Fall sein. Vielleicht können Sie mit Ihrem Wissen auch anderen Menschen in Ihrem Umfeld helfen.

1. Angst, nicht genug zum Leben zu haben

Diese Sorge ist universell, das heißt kultur-, zeit- und ortsunabhängig. Der tibetischen Spiritualität zufolge ist sie eine Hauptursache für emotionale Störungen und auch an körperlichen Beschwerden stark beteiligt. Viele eigentlich sehr reiche Menschen haben diese Sorge, und deshalb giert ihr inneres Wesen geradezu nach dem Gefühl, alles, auch Nahrung, im Überfluss zu haben und materiell hundertprozentig abgesichert zu sein. Aber das ist emotionale Armut – ein spirituelles Virus, das wie alle Formen emotionaler Störungen auf andere Menschen übertragbar ist.

Die Sorge schwächt die vitale Lebensenergie und gibt Ihnen das Gefühl, unglücklich und isoliert zu sein. Je größer Ihre diesbezügliche Befürchtung wird, desto mehr hindert sie Sie daran, Ihre Situation zu verändern.

Möglicherweise macht dieser Aspekt des Lebens den Menschen so viele Sorgen, weil sie sich mit ihrer Habe identifizieren. Sie meinen, sie hätten nichts und müssten hungern und frieren. Unvorstellbare innere Dramen laufen ab, weil Menschen Ängste erzeugen, die sie glauben machen, sie würden es nicht besser verdienen.

Heute leben Millionen Menschen auf der ganzen Welt in zermürbender materieller Armut, Millionen aber auch in extremer emotionaler Armut. Den materiell Bedürftigen kann geholfen werden; für die emotional Bedürftigen ist die Veränderung schwieriger.

Haben Sie diese Last schon einmal empfunden? Haben Sie sich besorgt gefragt, wann Ihr Geld kommt? Ob genug da ist, um die Miete, die Hypothek, die Rechnungen zu zahlen? Es ist eine sehr häufige Erfahrung.

Menschen, die auf dieser Erde das Glück haben, sich jeden Tag satt essen zu können, scheinen innerlich ärmer zu werden, je mehr sie sich von ihrem Komfort verführen lassen. Unter dem Alltagsverstand der meisten von uns schwelt die Angst, das zu verlieren, was wir haben – eine Arbeit, ein Haus, unseren Lebensstil –, und es nie wieder zurückzubekommen. Das erschreckt uns.

Die Angst entsteht, weil wir nicht mit unserer inneren Weisheit verbunden sind und keine Beziehung zur Natur haben.

Die materielle Welt wird Ihnen geben, worum Sie bitten.

Manchmal müssen Sie kämpfen, um das, was Sie erbeten haben, zu bekommen. Dann wieder geht alles ganz leicht. Wie beim Auf und Ab einer Krankheit fühlen Sie sich einen Tag gut, am nächsten wieder schlecht. Aber es gibt ein Mittel gegen diese Angst.

Meditation

Die alten Tibeter glaubten, dass man nur dann etwas bekommen kann, wenn man etwas anderes aufgibt. Aber was geben Sie auf, wenn Sie das Gefühl haben, nichts zu haben? Sie geben das Nichts auf, das Sie haben.

Überlegen Sie einmal. Ihr Verstand hat Angst, alles zu verlieren und nichts zu haben. Das bedeutet, dass Sie Ihren Gedanken zufolge nichts besitzen und darauf sehr viel emotionale Energie verwenden. Und so lassen Sie dieses Nichts los:

Achten Sie darauf, dass es Ihnen warm ist, und setzen Sie sich bequem hin. Seien Sie still und atmen Sie normal.

Fühlen Sie die Ängste, die Sie im Hinblick auf die materielle Welt haben. Sagen Sie sich bei jeder einzelnen Angst mit Ihren eigenen Worten, dass Sie sie aufgeben. Lassen Sie sie los. Geben Sie alle Ängste an die Welt um Sie herum ab. Schicken Sie sie so freundlich weg, wie Sie können.

Sagen Sie ihnen dann, sie sollten erst dann zu Ihnen zurückkommen, wenn sie sich in machtvolle, heilsame, Fülle hervorbringende Gedanken verwandelt haben. Indem Sie Ihre Ängste aufgeben und verlangen, dass sie sich ändern, senden Sie an sich selbst die kraftvolle Botschaft, mit der Erschaffung einer neuen Realität anzufangen.

Diese Meditationsübung ist eine einfache Version dessen, was in der tibetischen Kultur als »Freikauf-Ritual« bezeichnet wird. Dabei tauschen Sie negative Energie gegen positive aus.

Bleiben Sie in diesem mentalen Zustand, nehmen Sie ihn mit dem Atem in sich auf und stellen Sie sich vor, er wäre Wasser, das über Sie hinwegrinnt. Halten Sie inne. Stellen Sie sich dann beim Ein- und Ausatmen vor, jeder Atemzug wäre eine sanfte, aber doch alles durchdringende Flamme, die den gesamten emotionalen Müll in Ihnen wegbrennt. Halten Sie inne. Nehmen Sie die zu Ihnen zurückkehrenden positiven Energien entgegen.

Diese Meditationsübung hilft bei den folgenden Befindlichkeiten:

- Emotional: Panikattacken, zwanghafte Gier, Eifersucht, Wut, Depressivität, körperliche Schmerzen ohne Ursache, Hysterie, Einsamkeitsgefühl, Lethargie.
- Körperlich: Atembeschwerden, Muskelkrämpfe in der Brust, stressbedingte Störungen, Atemwegs- und Lungenprobleme, blutendes Zahnfleisch, das auf keine Behandlung anspricht, Problemhaut, Verdauungsstörungen.

Jacob war ein international tätiger Krimineller. Er konsultierte mich wegen einer körperlichen Krankheit, und am Schluss sprach er von seiner Angst, arm zu sein. Er war in den Slums eines südamerikanischen Landes groß geworden, hatte auf der Straße gelebt und alles zusammengekratzt, was ihm in die Finger geriet, um zu überleben. Die Kriminalität war sein Weg aus der Misere. Er verdiente viel Geld und hielt sich für den Held der Slums. Aber das Geld konnte seine tief verwurzelte Angst vor der Armut nicht besiegen. Obwohl er immer mehr Geld verdiente, war die Angst weiter da. Jacob machte die obige Meditation länger als zwei Jahre, bis er sein Unsicherheitsgefühl überwand. Er testete sich, indem er mit der Kriminalität aufhörte und mit dem Geld, das er eingenommen hatte, Straßenkindern half. Dann stellte er sich der Polizei. Er ist jetzt aus dem Gefängnis heraus und arbeitet in den Slums, um den Kindern dort zu helfen.

2. Angst um die körperliche Sicherheit und Verlust der Fähigkeit anderen zu vertrauen

Für viele Menschen ist die Welt ein unsicherer Ort. Sie leben vielleicht in einer Kriegszone, werden auf die eine oder andere Weise vergewaltigt oder müssen mit ansehen, wie das, was sie geschätzt haben, zerstört wird. Dadurch vergessen sie die natürliche Fähigkeit zu vertrauen. Ungeachtet ihrer Ursache beschädigt diese Angst die persönliche Integrität und das Wohlbefinden und macht krank und unglücklich.

Wenn Sie schon einmal – und sei es nur einen Augenblick lang – das Gefühl hatten, an Leib und Leben bedroht zu sein, wissen Sie, wie es sich anfühlt, anderen Menschen nicht vertrauen zu können und die Welt für einen bösen Ort zu halten. Genauso wie die Angst, nicht genug zum Leben zu haben, führt sie dazu, dass wir uns vor unserem Potenzial verstecken, und zerstört die Kreativität.

Diese verletzlichen Menschen fühlen sich von der Welt oft überfordert. Die Beschäftigung mit der ständigen Besorgnis kann sie verschlossen machen und eine offene Kommunikation mit anderen verhindern. Die meisten von uns haben das schon erlebt: Wir erkennen es daran, dass wir uns vor anderen schützen. Die Auflösung dieser Besorgnis macht uns stärker und gibt uns die Kontrolle über unsere Welt.

Meditation

Nehmen Sie eine Sitzhaltung ein, die Ihnen leicht fällt und bei der Sie den Körper nicht verspannen, oder legen Sie sich auf den Rücken. Stellen Sie sich beim Einatmen vor, dass der Atem durch den Nabel in Sie einströmt und wieder aus Ihnen herausfließt.

Stellen Sie sich vor, dass der Atem in jeden Teil von Ihnen fließt, dass Ihr Körper wärmer wird und sich mit Energie füllt. Konzentrieren Sie sich dann auf Ihr Herz. Stellen Sie sich vor, in ihm wäre ein Bild von Ihnen, auf dem Sie vollkommen in Sicherheit und ohne jegliche Verletzung wären. Versuchen Sie, vollkommen mit diesem Bild zu verschmelzen.

Setzen Sie dann Ihren Verstand ein und lenken Sie dieses Bild hinaus in Ihre Alltagswelt. Lassen Sie es wie Sonnenlicht in jeden Winkel Ihres Lebens scheinen. Machen Sie dies eine Weile und gestatten Sie sich, die guten Gefühle entgegenzunehmen, die durch diese Übung auf Sie zukommen.

Diese Meditationsübung hilft bei den folgenden Befindlichkeiten:

- Emotional: Sprechblockaden, Kommunikationsprobleme, Phobien jeder Art einschließlich der Angst vor offenen, geschlossenen oder unterirdischen Räumen oder vor Wasser.
- Körperlich: Probleme mit der Wirbelsäule und der Beweglichkeit der Gelenke, Blaseninfektionen, Hautprobleme, Absonderungen aus den Augen.

Simon war Bodyguard, ein intelligenter, harter und sehr gefährlicher Mensch. Zu seinen regelmäßigen Aufgaben gehörte es, seine Kunden gegen Terroristen, Mörder und Heckenschützen zu verteidigen. Sein Körper war von Narben übersät und genauso sein Geist. Tief innerlich hatte er schreckliche Angst – vor körperlicher Gewalt und dem Urteil anderer Leute. Er vertraute niemandem. Beziehungen scheiterten, weil er nicht glauben konnte, dass seine Freundinnen ihm vertrauten. Dann wurde ein Freund von ihm bei einem Auftrag schwer verletzt, und Simon gab sich die Schuld daran. Er brach zusammen. Als er anfing, sein Leben mit Hilfe der obigen Meditation zu entwirren, entdeckte er, dass all seine martialischen und psychologischen Fertigkeiten nur eine Abwehr waren, die ihn vor einer erschreckenden Welt schützen sollte. Langsam ließ er seine Ängste los und stellte fest, dass er nicht mehr als Bodyguard arbeiten wollte. Der ehemalige »harte Typ« erkannte, dass er eine Leidenschaft für Blumen hatte, und startete ein Blumengeschäft.

3. Übermäßiges Reden und Angst vor dem Alleinsein, verursacht durch Erschöpfung

Jeder kennt Menschen, die zu viel reden. Warum machen sie das? Weil sie geistig und körperlich so müde und erschöpft sind, dass sie nicht wissen, was sie mit sich anfangen sollen, wenn sie aufhören zu reden und einfach still sind.

Sie reden und reden, um die Erschöpfung zu überdecken. Aber weil sie nicht wissen, was sie tun sollen, um nicht mehr müde zu sein, oder Angst haben zuzugeben, wie müde sie sind, fühlen sie sich auf einen kleinen inneren Raum reduziert. Sie haben auch Angst vor dem Alleinsein und können sich nicht eingestehen, dass ihr inneres Wesen wunderschön ist.

Gehören Sie zu den Vielrednern oder kommen Sie so richtig in Schwung, wenn Ihr Mundwerk nicht stillsteht? Sind Sie lieber um jeden Preis mit anderen Menschen zusammen, als herauszufinden, wer Sie sind? Die Entdeckung Ihres wahren Selbst muss keine anstrengende spirituelle Arbeit sein, sie kann so einfach sein wie die folgende Meditationsübung. Wenn Sie sie in Ihrem Alltag integrieren, erleben Sie den Wert des Redens und des Schweigens.

Meditation

Setzen Sie sich bequem auf einen Stuhl und legen Sie die Hände in den Schoß. Schließen Sie die Augen und atmen Sie normal. Fangen Sie an, auf alle Geräusche zu horchen, die um Sie herum sind. Hören Sie ihnen zu, egal ob sie angenehm oder unangenehm sind. Haben Sie beim Hören keine Vorurteile. Behandeln Sie alle Geräusche als Freunde.

Jedes Geräusch kann Ihnen etwas geben. Hören Sie hin. Bald werden all die verschiedenen Klänge miteinander verschmelzen.

Atmen Sie, wenn dies geschieht, langsam ein und aus und stellen Sie sich vor, dass die Geräusche in Sie hineinfließen, sich durch Ihren Körper in Ihre Zunge und in Ihr Gehirn bewegen und dann hinaus in die Welt um Sie herum. Bleiben Sie in der Stille, die hinter den Geräuschen zum Vorschein kommt.

Diese Meditationsübung hilft bei den folgenden Befindlichkeiten:

- Emotional: Ängstlichkeit, Mangel an Selbstachtung, Gefühl, dass die Welt Sie zermürbt, oder dass alles zu viel für Sie ist.
- Körperlich: Chronische Krankheiten aller Art, Innenohrprobleme, Tinnitus, Nebenhöhlenbeschwerden, Grippe, Hautkrankheiten, strukturelle Probleme der Lendenwirbelsäule, Schultersteifigkeit.

Lara war eine unermüdliche Quasselstrippe. Nichts konnte ihren Wortschwall stoppen, und obwohl manches von dem, was sie sagte, nützlich war, war das meiste einfach überflüssig. Sie erzählte mir, sie würde ständig reden, weil sie Angst vor dem hätte, was in ihr wäre. Manche Leute reden, um ein Vakuum aufzufüllen, aber Lara hatte das Gefühl, dass irgendetwas in ihr war, irgendeine Kraft, aber sie hatte solche Angst vor ihr, dass sie ständig Töne produzierte, um sie zuzudecken. Als sie die obige Meditationsübung machte, bekam sie das Gefühl, mit anderen Menschen und sich selbst in Kontakt zu sein. Sie entdeckte, dass sie von anderen sehr viel mitbekam und eine gute Intuition hatte. Nach einem Jahr hatte sie sich in einen Menschen verwandelt, der nur sprach, wenn er etwas zu sagen hatte. Heute arbeitet sie als Beraterin bei der lokalen Vollstreckungsbehörde und setzt die Meditation ein, um ihren Klienten zu helfen, ihren erschöpften Geist zu heilen.

4. Suchtprobleme und nicht kunstgerechtes Verhalten jeder Art

Süchte und nicht-kunstgerechte Verhaltensweisen jeder Art sind die emotionalen Nebenprodukte spiritueller Krisen. Der tibetischen Medizin zufolge sind körperliche Abhängigkeiten seelischen gleichzusetzen. Nicht-kunstgerecht sind alle Gedanken und Taten, die Ihnen oder einem anderen Menschen in irgendeiner Weise wehtun. Eine Sucht ist von Haus aus schmerzhaft und entsteht, wenn die Seele eines Menschen in einem Schock- oder Schwächezustand ist. Die emotionalen Strukturen, die dem Betreffenden das Leben in der normalen Welt ermöglichen, sind wegen starker Trennungs- und Verlustgefühle zerfallen. Ursache können wiederholte Phasen des Unglücklichseins sein, die in dem Betreffenden solche Schäden anrichten, dass er meint, er könne sich, seine Realität und den Rest der Welt nicht mehr begreifen.

Viele Süchtige sind spirituell weit fortgeschritten, hatten aber nie die Chance, ihre innere Weisheit voll zu entfalten. Es ist, als könnten ihr Geist und ihr Körper mit ihrem spirituellen Bewusstsein nicht umgehen, sodass sie einfach durchdrehen. Und wie Humpty Dumpty meinen sie, sie könnten nie wieder ganz werden.

Süchtige benutzen ihre Sucht, um sich ihre wahren Gefühle nicht ansehen zu müssen. Das führt zu automatischen Reaktionen, das heißt in allen Situationen wird das gleiche emotionale Muster eingesetzt. Der Alkoholiker zum Beispiel verwendet den bei der Alltagsbewältigung entstehenden seelischen Schmerz als Grund zum Trinken – den Streit mit einem lieben Menschen genauso wie Probleme am Arbeitsplatz. Irgendeinen Grund gibt es immer. Der Alkohol macht den Schmerz scheinbar unsichtbar, aber in Wirklichkeit verwandelt er ihn nur in emotionalen Treibstoff, der den Alkoholiker einen weiteren Tag durchs Leben bugsiert.

Eine Meditationsübung, durch die der Schmerz sich auflöst, ist ein zentraler Bestandteil eines umfassenden Genesungsprozesses. Sie verstärkt den Wunsch, den durch die Sucht entstandenen seelischen Schmerz einer Heilung zuzuführen, und erzeugt ein Gefühl des Wohlbefindens. Sie unterstützt Menschen auch dabei, mit der Tatsache zurechtzukommen, dass sie eine Suchtkrankheit haben. Im Endstadium einer tödlichen Krankheit ist diese Übung ebenfalls hilfreich.

Meditation

Legen Sie sich auf den Rücken, strecken Sie sich aus und atmen Sie normal. Konzentrieren Sie sich auf Ihr Herz und hören Sie, wie es schlägt.

Konzentrieren Sie sich dann auf Ihre Sucht. Sehen Sie vor Ihrem geistigen Auge, wie die Sucht mit dem Herzschlag rhythmisch in Ihnen pocht. Sehen Sie, wie Ihre Sucht und Ihr Körper aufeinander reagieren. Atmen Sie dieses Bild ein und aus.

Lenken Sie so viel Liebe, wie Sie können, auf die Reaktion zwischen Ihrem Körper und der Sucht. Denken Sie daran, dass Ihre Sucht zwar eine spirituelle Krise ist, sich aber mit Hilfe Ihrer emotionalen Energie in Ihrem Körper abspielt. Lassen Sie dann Ihre Gedanken so weit zur Ruhe kommen, wie Sie können.

Fühlen Sie die Liebe, die Sie hervorgebracht haben. Nehmen Sie die Empfindungen, die Sie als Folge dieser Übung spüren, so offen wie möglich entgegen.

Diese Meditationsübung hilft bei den folgenden Befindlichkeiten:

- Emotional: Völlige Verzweiflung, Wunsch, sich umzubringen oder gegen sich oder andere gewalttätig zu werden, plötzliche Wein- oder Wutanfälle, zwanghafte Beschäftigung mit negativen Erlebnissen.

- Körperlich: Lindert die körperlichen Schmerzen bei Nervenschädigungen oder einer Krankheit im Endstadium; ermuntert den Körper, sich auszuruhen, und erhöht die Chance, dass das körpereigene Heilungssystem funktioniert; unterstützt die Tätigkeit des Kreislaufs, der Ausscheidung und der Verdauung; trägt dazu bei, Druckkopfschmerzen zu beheben oder zu lindern.

Darryl war ein Süchtiger, der nichts ausließ. Alkohol, Drogen, Sex, Einkaufen und seinem eigenen Ego konnte er einfach nicht widerstehen. Viele Male versuchte er, davon wegzukommen, und scheiterte – teilweise deshalb, weil er auch süchtig danach war, ein Süchtiger zu sein; es wurde geradezu zu seinem Daseinszweck. Er erzählte mir, er wolle wirklich aufhören, wüsste aber nicht wie. Er fühlte sich ohnmächtig. Obwohl er sich wie alle Süchtigen so verhielt, als wäre der Rest der Menschheit ihm egal, nahm er seine Mitmenschen in Wirklichkeit ziemlich genau wahr. Und das, was er fühlte, tat ihm so weh, dass er in seine Süchte zurückfiel. Als er die Meditation machte, stellte er fest, dass andere Menschen und die Umwelt weniger Einfluss auf ihn ausübten. Er fühlte sich stark genug, regelmäßig seinen Therapeuten und eine Selbsthilfegruppe aufzusuchen, die ihm beide dabei halfen, die Ursachen seiner Sucht zu bewältigen. Heute ist er um einiges glücklicher und arbeitet selbst als Therapeut.

5. Umweltbedingte emotionale Störungen

Umwelteinflüsse können uns auf verschiedene Weise schaden. Das Gefühl, dass eine Landschaft oder Gebäude uns erdrücken, kann emotionale Störungen auslösen. Körperliche Krankheiten können entstehen, wenn wir Toxine aufnehmen, die im Wasser, in Pflanzen, Gasen oder anderen natürlichen Substanzen enthalten sind. Auch Wind und Wetter, das Licht und die Jahreszeiten können unsere Gedanken und Gefühle durcheinander bringen. Die Tibeter glauben, dass viele Menschen auf diese Weise negativ gepolt werden und ihre Persönlichkeit die emotionalen Einflüsse übernimmt, die andere Personen in ihrem Umfeld erzeugt haben.

Städte gelten als potenzielle Quelle für eine emotionale Verschmutzung, weil sie riesige Mengen an Gedanken, Ideen und Energien beherbergen, die die Bewohner verwirren und den Stress und negative Verhaltensmuster verstärken können. Auch die Bauweise der Gebäude wirkt sich auf die emotionale Gesundheit aus. Weil in Städten im Allgemeinen gegensätzliche architektonische Stilrichtungen aufeinander treffen, können sie den Energiefluss blockieren.

Außerdem können gewisse landschaftliche Gegebenheiten sich auf die emotionale Gesundheit der Menschen auswirken. Wenn Sie etwa an einem Fluss oder an einem Meer wohnen, kann das Ihre Stabilität beeinträchtigen.

Manchmal ist ein Umzug die einzige Lösung. Aber auch die folgende Meditationsübung kann Ihnen zu mehr Gleichgewicht verhelfen, sodass Ihre Umgebung Sie weniger stark beeinflusst.

Meditation

Achten Sie darauf, dass es Ihnen warm ist, und legen Sie sich auf den Rücken. Atmen Sie langsam ein und aus, möglichst tief, aber doch normal. Überlegen Sie, ohne irgendetwas zu erzwingen, wie Ihre Umgebung Sie beeinflusst. Singen Sie dabei immer wieder tief den Laut *ahhh*, zuerst leise, dann zunehmend lauter.

Stellen Sie sich vor, wie der Ton aus Ihnen heraus in jeden Teil Ihrer Umgebung fließt, alles Negative transformiert und es durch eine positive Heilkraft ersetzt, die zu Ihnen zurückfließt, sodass Ihre Umgebung keine Macht mehr über Sie hat. Wenn die positive Kraft zu Ihnen zurückkommt, stellen Sie sich vor, dass Ihr Körper und Ihr Geist sich mit funkelnder Energie füllen. Bleiben Sie eine Zeit lang bei dieser Vorstellung. Schicken Sie die Energie dann an Ihre Umgebung zurück.

Stellen Sie sich vor, dass alles, was Sie umgibt – die Menschen, die Landschaft und die Gebäude – mit überbordender Freude und Liebe gesegnet werden. Bleiben Sie eine Zeit lang bei diesem Gedanken und senden Sie die Energie dann wieder an die Umgebung zurück. Stellen Sie sich noch einmal vor, dass alles um Sie herum, die Menschen, die Landschaft und die Gebäude, mit überbordender Freude und Liebe gesegnet werden. Nehmen Sie sie an und segnen Sie sich selbst.

Senden Sie dann diesen Segen hinaus in die Umgebung und lassen Sie ihn los: Erwarten Sie nicht, ihn zurückzubekommen. Seien Sie selbstlos.

Diese Meditationsübung hilft bei den folgenden Befindlichkeiten:

- Emotional: Dem Gefühl, dass Ihre Umgebung Sie »erschlägt« oder auf Ihnen lastet; dem Gefühl, dass Sie für nichts mehr Energie haben – sogar das Denken ist zu viel; traurig sein, ohne zu wissen weshalb; dem Gefühl, niemandem mehr vertrauen, nicht mehr lieben oder lachen zu können.
- Körperlich: Magenschmerzen, Gelenkschmerzen, Kreislaufbeschwerden, infektiöse und virale Erkrankungen, Nachwirkungen einer Lebensmittelvergiftung, durch Parasiten ausgelöste Krankheiten, die Folgen von Biss- und Stichwunden durch giftige Tiere, nach einer schulmedizinischen Behandlung.

Geoff lebte mitten in einer der größten Städte der Welt. Geräusche, Umweltverschmutzung, Stahl und Glas waren seine vorherrschenden Sinneseindrücke.

Stille und Frieden erlebte er nur in seiner Wohnung im 24. Stock. Obwohl er ein erfolgreicher Schriftsteller, Berater und Selbsthilfetrainer war, hatte er das Gefühl, dass die Stadt mit ihrem Lärm und ihren Spannungen ihn fix und fertig machte. Schon allein das ständige Menschengewimmel zerrte an seinen Nerven und raubte ihm seine Energie. Er hatte das Gefühl, keine Energie mehr zu haben und nicht mehr auf Menschen zugehen zu können. Zuerst dachte er an einen Nervenzusammenbruch, aber dann begriff er, dass er sowohl unter der Umweltverschmutzung als auch unter emotionaler Verschmutzung litt. Die Energien anderer Menschen und seiner Umwelt fraßen ihn auf. Die Wucht der Stadt und ihre unterdrückten emotionalen Energien machten ihn zu einem anderen Menschen.

Er fing mit der obigen Meditationsübung an, und innerhalb von ein paar Monaten wurde er ausgeglichener, und seine Umgebung beeinträchtigte ihn weniger. Ihm wurde auch klar, dass er in dem Wunsch, anderen zu helfen und beruflich erfolgreich zu sein, nicht genug innere Ressourcen entwickelt hatte, um all die Anforderungen zu erfüllen, die andere an ihn stellten – und die er selbst an sich stellte. Er erkannte, dass seine materielle Umgebung ein Spiegel seiner Gefühle war. Seine Wohnung lag im Schatten eines sehr viel höheren Gebäudes, sodass sie ständig halb im Licht und halb im Dunkeln lag. Genauso fühlte er sich.

Geoff hatte immer gemeint, er könnte nur in der Stadt Karriere machen, aber er beschloss, sich in der Nähe auf dem Land niederzulassen. Er stellte fest, dass er anders auf Menschen zu reagieren begann, und seine Klienten behandelten ihn mit neuem Respekt. Er hatte nicht nur das Gefühl, wieder ganz ge-

sund zu sein – zu seiner Überraschung hatte er auch noch mehr Erfolg.

6. Probleme mit der Familie und mit Freunden

Praktisch jeder von uns hat schon unter seelischem Schmerz gelitten, der durch Freunde oder Familienangehörige ausgelöst wurde. Drei Arten von seelischem Schmerz sind gängig und unabhängig von der jeweiligen Kultur oder den Umständen:

- Wiederkehrender seelischer Schmerz wegen eines Vertrauensbruchs.
- Seelischer Schmerz, weil wir einsam sind oder jemand uns verlassen hat.
- Seelischer Schmerz, verursacht durch dominierende Persönlichkeiten.

Die folgende Meditationsübung hilft, die Wunden zu heilen.

Meditation

Legen Sie sich auf den Rücken und konzentrieren Sie sich auf Ihren Körper. Spüren Sie in ihn hinein, lassen Sie sich in Ihren Körper hineinsinken. Spüren Sie seine Form, seine Umrisse, sein Gewicht. Spüren Sie, wie schwer Sie sein können. Spüren Sie, wie lang Ihr Körper ist und wie stark.

Nehmen Sie die reine, pulsierende Energie wahr, die in Ihren Körper hineinströmt. Denken Sie dann an alle wichtigen Menschen in Ihrem Leben und lenken Sie die Energie auf sie. Es reinigt sie und nimmt ihnen ihren Schmerz, ihre Angst und ihre Unsicherheit. Es macht sie glücklich.

Spüren Sie dann, wie Ihre guten Gedanken Ihren gesamten inneren Schmerz wegschmelzen. Sie fühlen sich fähiger und erkennen immer besser, was in Ihrem Leben wichtig ist. Lenken Sie diese guten Gedanken hinaus in die Welt.

Diese Meditationsübung hilft bei den folgenden Befindlichkeiten:

- Emotional: Dem Gefühl, dass man Sie nicht genug beachtet, dass man Sie im Stich lässt, und dass Sie Zuneigung nicht zeigen können; überwältigende Angst vor dem Geburtsvorgang, vor sexueller Intimität, Angst allein zu sein oder berührt zu werden.
- Körperlich: Schlimme Hautleiden, Geschwüre, Schnittverletzungen und Wunden, Vorbereitung auf und Erholung von einer größeren Operation, Krankheit im Endstadium.

Shara hatte vor allem Angst. Seit der Kindheit hatte sie mit allen seelischen Schmerzen gelebt, die ich oben beschrieben habe. Ihre Familie kümmerte sich nicht um sie – sie interessierte sich, wie Shara sagte, mehr für das Fernsehen als für sie –, und sie entwickelte sich zum Straßenkind. Sie war felsenfest überzeugt, dass sie dumm wäre, und die Meinung, niemand würde sie mögen, bestimmte ihr Leben. Sie kam mit Prostitution, Drogen und Kriminalität in Berührung. Am Anfang der Reise, die sie aus ihrer persönlichen Hölle herausführte, stand kurioserweise eine Fernsehsendung. Sie beschrieb das Leben von Menschen in ihrer Situation und motivierte Shara dazu, sich die Bildung zu holen, die sie nie gehabt hatte. Im Verlauf dieses Prozesses lernte sie auch etwas über sich selbst; sie erkannte, dass ihr Innenleben trotz ihrer Fortschritte immer noch ziemlich chaotisch war. Durch eine Freundin lernte sie mich kennen und fing mit der obigen Meditationsübung an. Dadurch wurde ihre Lage ihr sehr viel klarer. Ihre seelische Kraft nahm zu, und ihr Geist wurde wacher. Sie machte eine Psychotherapie und bekam dadurch das Gefühl, dass sie ihrer Familie verzeihen konnte. Schließlich brachte

Shara ihre Eltern und Geschwister dazu, die Meditation mit ihr gemeinsam zu machen. Die Kluft zwischen ihnen begann sich zu schließen.

7. Sich wiederholende schlechte Träume oder Albträume, zeitliche Desorientiertheit

Dieser emotionale Schmerz hat mit scheinbar unsinnigen Wiederholungsträumen zu tun, die uns verwirren, schockieren, ratlos machen oder uns blockieren, und mit erschreckenden Albträumen. Auch das Gefühl, nicht richtig wach, sondern in einem traumähnlichen Zustand zu sein und nie genug Zeit zu haben, gehört hierher.

Die Tibeter glauben, dass Träume eine wichtige spirituelle Bedeutung haben und dass wir träumen, um seelisch gesund und geistig klar zu bleiben. Träume sind die Methode des Alltagsverstands, emotionalen Müll zu beseitigen, das eigene Selbst besser zu erkennen und unseren wahren inneren Geist zu erleben.

Der tibetischen Tradition zufolge können unsere Träume auf eine höhere Stufe gehoben werden, sodass wir in den Traumzustand hineingehen und die Quelle unserer Illusionen und Täuschungen, aber auch unserer Inspirationen und Einsichten entdecken. Träume sind zur Regulierung der elementaren Gesundheitszyklen ganz wichtig. Die folgende Meditationsübung trägt dazu bei, mit ihnen zusammenhängende Probleme zu lösen.

Meditation

Gehen Sie eine Stunde vor Ihrer normalen Schlafenszeit zu Bett. Während Sie sich entspannen, stellen Sie sich ein milchig weiß strahlendes Licht vor, das Ihren Geist und all Ihre Gedanken durchströmt. Alles, was Sie in Ihrem Inneren denken, fühlen und sehen, ist dieses milchige weiße Licht. Die Zeit hat hier keinen Platz; Sie erkennen, dass sie etwas Künstliches ist.

Konzentrieren Sie sich auf einen Wiederholungs- oder Albtraum. Wenn Sie anfangen, ihn zu fühlen oder zu sehen, lassen Sie ihn in dem milchigen Weiß zergehen. Lassen Sie zu, dass ein Gefühl großen Friedens Sie durchströmt. Die Zeit wird fortgeschwemmt, wie sich Farbe in Wasser auflöst.

Aus dem milchigen Weiß tritt die wahre Bedeutung Ihres Traums oder Albtraums hervor, oder zumindest ein Hinweis darauf. Die Zeit hat keine Macht über Sie. Lassen Sie sie los.

Schlafen Sie, und Sie werden nach und nach eine neue Art des Träumens entdecken.

Diese Meditationsübung hilft bei den folgenden Befindlichkeiten:

- Emotional: Dem Gefühl, emotional festzuhängen, der Unfähigkeit, Entscheidungen zu treffen oder sich klar zu äußern; dem Gefühl, dass die Zeit Sie beherrscht, und alle damit zusammenhängenden Erfahrungen und Probleme.
- Körperlich: Schwierigkeiten mit dem Wachzustand, schlechte Augen, schlechter Geruchssinn, Haarausfall, Gewichtsprobleme, Halsschmerzen, rheumatische Erkrankungen, Blasen- und Leberbeschwerden, kleinere Drüsenprobleme und Muskelabbau; Osteoarthritis, metastasierende Tumore, Lymphome (Krebs des Lymphsystems), Paget-Syndrom (chronischer Knochenabbau).

Jede Nacht träumte John, ein Soldat, der in Kriegsgebieten Dienst getan hatte, von einem kleinen Kind, das still weinte. Um es herum waren nur Kriegsszenen, Seuchen, Krankheit und Hunger. Das Kind fing an, Licht auszustrahlen, und flog mit Engelsflügeln über die Toten und Sterbenden, wobei es segnend Wasser über sie sprengte.

John wurde jedes Mal weinend und mit körperlichen Schmerzen wach. Er konnte nur noch an den Traum denken. Paradoxerweise kam es ihm so vor, als ob sein Alltagsleben ein Traum wäre. Als er anfing, die Meditation zu machen, wurde er offener und erkannte die Konflikte zwischen seinem inneren Selbst und seinem Beruf besser. Als er mit mir darüber sprach, wurde ihm klar, dass sein Inneres ihn dazu aufrief, sich seiner eigenen Seelenqual und dem Horror, dessen Zeuge er gewesen war, zu stellen. Er spürte einen immer größeren Konflikt zwischen seinen spirituellen Bedürfnissen und seinem Dienst in der Armee. Als er dann eines Tages in alten Fotos kramte, sah er das Gesicht des Kindes, das er aus seinen Träumen kannte. Es war er selbst als kleiner Junge.

Plötzlich wusste John, was er zu tun hatte. Obwohl einige seiner Kollegen ihn verspotteten, ließ er sich als Geistlicher ausbilden, denn er wollte sich um die spirituellen Bedürfnisse der Armeeangehörigen kümmern. Seine spirituelle Ausstrahlung wurde sehr stark, und auf Grund seiner eigenen Erfahrungen konnte er Menschen, die bereit dazu waren, spirituelle Einsichten vermitteln.

8. Seelische Schmerzen im Zusammenhang mit Gewalt

Gewalt ist ein Zustand aktiver Verwirrung, der Kräfte kontrollieren will, die über ihn hinausgehen. Ich spreche hier von Gewaltgefühlen im eigenen Denken, über gewalttätiges Handeln, das von Ihnen gegen andere oder von anderen Menschen gegen Sie ausgeübt wird.

Grundlage der Gewalt ist nicht Wut, sondern Gier. Die Gier will kontrollieren, trennen und aufteilen. Gewalt zerstört ihre Umgebung und ihren Urheber. Trotzdem sind Gewalt und Gier Teile von uns und essenzielle aktivierende Energien, die transformiert werden können. Gier muss angehört werden, bevor sie sich in positive Energie verwandeln kann; Gewalt will von allen am Gewaltakt Beteiligten anerkannt werden, bevor sie zu Liebe und Weisheit werden kann.

Gewaltbedingter emotionaler Schmerz ist so etwas wie eine energetische Verletzung, eine spirituelle Quetschung sozusagen, die durch die folgende Meditationsübung geheilt werden kann.

Meditation

Legen Sie sich auf den Rücken und entspannen Sie sich. Konzentrieren Sie sich auf Ihren Bauch. Spüren Sie, wie Sie körperlich stärker werden. Bleiben Sie bei diesem Gefühl und lassen Sie es über Ihren ganzen Körper strömen.

Konzentrieren Sie sich auf den seelischen Schmerz, den die Gewalt verursacht hat. Lenken Sie die körperlichen Empfindungen der Kraft in Ihren Schmerz hinein und lassen Sie zu, dass er sich aufzulösen beginnt. Sehen Sie an seiner Stelle ein dunkelkupferrotes Licht, das über Ihren ganzen Körper fließt und in Ihren Geist hineinströmt. Das Licht fließt dann kaskadenartig in Ihr Herz, das es mit dem Blut durch die Adern pumpt, in den Körper, in die Knochen und ins Gehirn.

Bleiben Sie in diesem Zustand, solange Sie können.

Diese Meditationsübung hilft bei den folgenden Befindlichkeiten:

- Emotional: Löscht die Erfahrung, ein körperliches Trauma wiederzuerleben; hilft bei plötzlichen negativen Gedanken, die aus dem Nichts kommen.
- Körperlich: Muskelschäden und generelle Mobilität der oberen Körperhälfte.

Dorothy war Ärztin und suchte mich auf, weil sie Gewalt unmittelbar erfahren hatte und meinte, sie könnte nicht mehr weiterleben. Sie hatte in einem von Armut geprägten Bezirk einer Großstadt mit sich prostituierenden Kindern, Zuhältern, Drogendealern und anderen gefährlichen Menschen gearbeitet.

Als die Polizei dort ein Haus durchsuchte, wurde sie Zeugin eines Straßenkampfes. Sie geriet zwischen die Fronten und bekam Schüsse in die Brust und in die Beine ab. Als sie aufzustehen versuchte, wurde mehrmals mit einem Messer auf sie eingestochen, und sie brach sich den Kiefer und den Arm. Ein Freund, der in dem Slum lebte, veranlasste die Polizei dazu, sie ins Krankenhaus zu transportieren.

Dorothy war in diesem Bezirk eine geachtete Persönlichkeit, und beide Seiten entschuldigten sich, als bekannt wurde, wer sie war. Aber das Unrecht war geschehen; ihr Körper hatte die Verletzung und den Schmerz abbekommen. Sie gab ihre Arbeit im Stadtzentrum auf und praktizierte in einem ruhigeren Bezirk. Aber in ihr ging die Gewalt weiter.

Sie fühlte sich so traumatisiert, dass sie sich von ihrem Mann und ihren Kindern völlig zurückzog. Sie hatte Angst, allein aus dem Haus zu gehen, und wollte nicht mehr als Ärztin arbeiten. Sie konnte nicht verstehen, warum ihr das passiert war. Sie empfand Wut, Ohnmacht und Erniedrigung.

Dorothy erlernte die obige Meditation, und allmählich erholte sie sich von dem Schock. Auch die anhaltenden Verletzungsschmerzen wurden besser. Eine sehr gute Psychotherapeutin half ihr ebenfalls und ermunterte sie, mit der Meditation weiterzumachen, und schließlich war Dorothy im Stande, denen zu vergeben, die sie verletzt hatten. Das Letzte, was ich von ihr hörte, war, dass sie immer noch als Ärztin arbeitete und sich sicher genug fühlte, den Slum zu besuchen, in dem die Gewalt stattgefunden hatte.

9. Seelische Schmerzen, die durch körperlichen Schmerz ausgelöst werden

Durch extreme oder ständige körperliche Schmerzen können unsere Emotionen auf Tauchstation gehen und den Heilungs- oder Genesungsprozess behindern. Die seelischen Schmerzen werden als Stress, Besorgnis, Angst oder sonstige emotionale Einschränkungen erlebt. Sie verlängern die körperlichen Schmerzen, was einen Teufelskreislauf in Gang setzt. Die seelischen Schmerzen nehmen zu und werden immer schwerer steuerbar, weil sie nur die Spitze aller anderen Schmerzen darstellen.

Meditation

Nehmen Sie eine möglichst bequeme Sitzhaltung ein. Lauschen Sie Ihrem Atem, folgen Sie seinem Ein- und Ausströmen; konzentrieren Sie sich auf die kurze natürliche Pause zwischen Ein- und Ausatmung.

Spüren Sie beim Einatmen, wie viel kraftvolle, positive Energie in jeden Teil von Ihnen einströmt und Ihre Schmerzen lindert. Beim Ausatmen lassen Sie Ihren Schmerz nach außen fließen, sodass Ihr Körper weich und warm wird.

Spüren Sie bei jeder Ein- und Ausatmung, wie Ihre Schmerzen nachlassen und Ihr Körper beweglicher und wärmer wird. Wärme durchströmt jeden Bereich Ihres Geistes und Ihres Körpers. Langsam wird sie zu einem strahlenden, funkelnden himmelblauen Licht, das Ihren Körper und Ihren Geist überflutet. Ihre körperlichen Schmerzen sind gestillt.

Halten Sie dann inne und schicken Sie allen Lebewesen Gutes, damit auch sie ihre Schmerzen lindern können.

Diese Meditationsübung hilft bei den folgenden Befindlichkeiten:

- Emotional: Die Meditation lässt Sie hinter den Schmerz sehen, sodass Sie sein Wesen begreifen und verstehen, warum

Sie ihn haben und dass Sie ihn steuern und mit ihm umgehen können; hilft bei durch Schmerzen ausgelöster Angst.

- Körperlich: Hypersensibilität bei Nervenschädigungen; reguliert eine ungleichmäßige Atmung und reduziert so den Schmerzpegel; unterstützt die Verdauung und die Ausscheidung.

Sam hatte schon sein ganzes Leben lang Schmerzen, weil bei einem Autounfall in der Kindheit Nerven geschädigt worden waren. Depressivität und Stimmungswechsel waren sein täglich Brot. Eine Zeit lang war er süchtig nach Schmerzmitteln. Seine körperlichen Schmerzen schürten seinen seelischen Schmerz, und allmählich litt er immer mehr. Normale Beziehungen zu anderen Menschen waren für Sam schwierig, weil sein Körper wegen der Schmerzen zuckte und er sich wie ein Monster vorkam. Über seine Gefühle legte sich eine dicke Eisschicht, und er fing an, die Welt zu hassen und sich von Menschen zurückzuziehen. Ein Freund erzählte ihm von der obigen Meditation und brachte ihn dazu, mich aufzusuchen. Nachdem Sam die Meditation erlernt hatte, fing er an, die Emotionen loszulassen, die der Schmerz jahrelang in seinem Körper und in seinem Geist festgehalten hatte. Seine Gefühle kamen zurück, und im gleichen Maße nahmen seine körperlichen Schmerzen ab. Dank der Meditation sind die Schmerzen heute sehr viel schwächer. Sam meditiert immer noch regelmäßig, um seinem Körper und seinem Geist bei der Erkenntnis seiner inneren Weisheit zu helfen.

10. Angst vor dem Tod und dem Sterben

Den tibetischen Lehren zufolge ist der Tod nicht das, was wir im Westen meinen. Unser Körper vergeht, aber unser inneres Wesen existiert weiter. Leben für Leben passen die Eigenschaften unseres inneren Wesens sich den Erfahrungen der einzelnen Leben an, genauso wie unser Geist sich den diversen Umständen in diesem Leben anpasst.

Die Tibeter lehren, dass Ängste im Zusammenhang mit dem Tod und dem Sterben im Grunde die Angst vor dem sind, was wir während des Sterbens über uns selbst entdecken könnten.

Die Erkenntnis, dass das physische Leben nur kurz ist, trägt dazu bei, dass Sie Ihren Körper, Ihren Geist und andere Menschen respektieren, und ist deshalb positiv. Viele Menschen indes rasen von Leben zu Leben, ohne zu erkennen, dass sie zwischendurch sterben. Genauso wie durch das Leben sprinten sie auch durch das Sterben, ohne den Vorgang als solchen zu schätzen oder als Kunst zu praktizieren. Die Angst vor dem Tod und dem Sterben entsteht, wenn jemand sich dunkel des Vorgangs bewusst ist, ihn aber nicht akzeptiert hat.

Wenn Ängste in Bezug auf den Tod außer Kontrolle geraten, hat der Betreffende meist einen gewissen Einblick in seine spirituelle Natur, was ihm seine Vergänglichkeit bewusster macht. Solche Menschen haben oft mediale, empathische oder extrem intuitive Fähigkeiten und nehmen das Leid anderer intensiv wahr. Aber weil ihr Geist im Umgang mit dieser Wahrnehmung nicht geschult ist, kann es sein, dass in ihrem Kopf das Chaos ausbricht und sie in ihrem eigenen Leben keinen Sinn sehen.

Die folgende Meditationsübung hilft ihnen, diesen Konflikt zu befrieden.

Meditation

Diese Übung zeigt Ihnen die lebensspendende Energie hinter dem Tod. Sie lässt auch erahnen, was Menschen beim Tod erleben.

Seien Sie so still, wie Sie können. Ihre Atmung wird langsamer. Stellen Sie sich vor, dass Ihre Sinne, Ihre Gedanken und Ihre Gefühle alles mitbekommen und sehen, was um Sie herum ist. Vielleicht fühlen Sie sich davon ein bisschen erschlagen. Kümmern Sie sich nicht darum. Seien Sie im Frieden.

Jetzt spüren Sie, wie ein helles funkelndes Licht Sie von allen Seiten her umfließt. Stellen Sie sich vor, dass Sie zu den Menschen sprechen wollen, die Ihnen in Liebe zugetan sind, dass diese aber Ihre Stimme nicht hören können. Sie haben das Gefühl, in einem schnell dahinströmenden Fluss zu sein und hin und her geworfen zu werden. Sie erreichen den Rand eines Wasserfalls und haben Angst, hinunterzustürzen, aber das tun Sie nicht. Sie bleiben am Rand, gehalten im Raum.

Sie fangen an, sich bewusst zu werden, wie viele Menschen in eben diesem Augenblick geboren werden und sterben. Alles, was Sie spüren, ist Freude und Glück. Von Angst keine Spur.

Lassen Sie sich in dieses Gefühl hineingleiten und nehmen Sie seine Energie an. Sie sehen ein helles Licht auf sich zukommen. Gehen Sie ohne Zögern hinein und bleiben Sie so lange in dem Licht, wie Sie können.

Wenn Sie das Licht verlassen, halten Sie inne und danken Sie für alle Bereiche der Natur und des Lebens. Senden Sie Liebe und Güte an alles Lebendige.

Diese Meditationsübung hilft bei den folgenden Befindlichkeiten:

- Emotional: Dem Bedürfnis, alles unter Kontrolle zu haben; Arroganz; den Folgen von Tratsch (bei dem, der ihn in die Welt setzt, und bei dem, über den getratscht wird); der Unfähigkeit, Emotionen, Geld oder Einsichten zu teilen; Zweifel in Bezug auf die Liebesfähigkeit und die Liebe; Angst, herauszufinden, wer man ist und welches Leben das richtige für einen wäre; Angst, die Verantwortung für das eigene Leben zu übernehmen; Angst erwachsen zu werden, Angst, dass mit dem Tod alles aus ist.

- Körperlich: Probleme mit dem Nacken und den Nackenwirbeln, Probleme mit dem Kiefer, mit Gaumendach und Gaumenboden; Thrombose, Angina, Herzkrankheiten, Hernien, Erbrechen; Probleme nach dem Aufenthalt in entfesselten Naturkräften; hilfreich nach Transplantationen und zur Linderung von Schocks oder Kopfverletzungen.

Dan war ein katholischer Priester, der auch als Psychotherapeut arbeitete. Als ich ihn kennen lernte, machte er gerade eine Glaubenskrise durch; er hatte entdeckt, dass der Tod und das Sterben ihm Angst machten. Er versuchte, diese Angst in den Griff zu bekommen, indem er sein Leben extrem regulierte. Die Auswirkungen fingen an, seine Emotionen und seine Beziehungen zu vergiften und seinen Körper zu beeinträchtigen – sein Kiefer wurde unbeweglich und tat sehr weh, und sein Nacken verspannte sich und schmerzte. Als die Angst schlimmer wurde, verlor Dan jede Verbindung zum Leben: Leben war etwas, das anderen Leuten widerfuhr. Ein guter Freund wies ihn darauf hin, dass er ihm und anderen Menschen gegenüber gefühllos und lieblos geworden sei. Das war für ihn ein riesiger Schock.

Sein ganzes Leben war darauf ausgerichtet, andere zu lieben und seinem Gott zu dienen – dem Gott, der den Tod besiegt hatte. Als wir uns trafen, hatte Dan das Gefühl, ohnmächtig und zu nichts in der Lage zu sein – zu arbeiten, sich mit dem Göttlichen zu verbinden oder auch nur spazieren zu gehen oder Musik zu hören. Er war isoliert und einsam.

Die obige Meditationsübung stellte Schritt für Schritt die Verbindung zum Leben wieder her, und Dan begann zu begreifen, dass der Tod zum Leben dazugehört. Er spürte, wie der Glaube sich wieder in ihm regte, und er fing an, das Thema Tod und Sterben als Teil seiner Arbeit zu studieren. Er wurde wieder zu einem ganzen Menschen und fühlte sich gerüstet, anderen bei der Heilung ihrer Ängste zu helfen. Er verwendet die Meditation als Form des Gebets zur Unterstützung seiner Kommunikation mit Gott, seiner Quelle des ewigen Lebens.

Dan entdeckte, dass er durch die Beschäftigung mit dem Tod Zugang zum Sinn des Lebens gefunden hatte.

Denken Sie still über dieses Kapitel nach. Beobachten Sie, wie Ihr inneres Selbst auf die Übungen reagiert. Wahrscheinlich werden Sie sich allmählich harmonischer und wohler fühlen.

Sie können die Meditation auch für andere Menschen machen, aber seien Sie sich ganz sicher, dass sie diese Energien tatsächlich erhalten wollen. Wenn möglich, fragen Sie sie direkt.

Wenn Sie die Übungen für jemand anders machen wollen, denken Sie an den Betreffenden und führen dann die Meditation entsprechend aus.

Verwenden Sie diese wirkungsvollen Heilungsübungen sensibel. Jeder gute Gedanke, der in die falsche Richtung geht, hat irgendwo in der Welt eine Wirkung, die vielleicht nicht erwünscht ist.

6

Die drei Temperamente kennen lernen

Die Vorstellung, dass es drei Temperamente gibt, nimmt im System der tibetischen Medizin eine zentrale Stellung ein. Tibetische Ärzte ordnen Menschen einem von drei Temperamenten zu: Wind (*rlung*), Galle (*mkhris pa*) oder Phlegma (*bad kan*). Für die Ärzte sind die Temperamente energetische Kräfte mit jeweils unterschiedlichen Eigenschaften, die sich durch Körper und Geist und hinaus ins Universum bewegen.

- Wind ist ein klarer, funkelnder, farbloser Energiestrom, der gleichzeitig schnell, langsam oder völlig ruhig sein kann.
- Galle ist eine dunkelrotbraune brodelnde Energie, wie Lava; sie ist dicht, aber doch angespannt, und bewegt sich schnell.
- Phlegma ist eine tiefe, gelassene und reflektierende blaugrüne Kraft, die sich sehr langsam bewegt.

Der tibetischen Medizin zufolge bilden die drei Temperamente die Grundlage all unserer Erfahrungen von der Empfängnis bis zum Tod des physischen Körpers. Sie steuern jeden Aspekt der Funktionsweise von Körper und Geist, erzeugen Strukturen und kommunizieren miteinander. In all unseren emotionalen, intellektuellen, spirituellen und physischen Triebkräften sind sie implizit vorhanden. Sie sind der Dreh- und Angelpunkt unseres Geistes und formen die Verkörperung unserer Persönlichkeit. Sie enthalten die Fülle dessen, was wir sein können. An ihnen lassen sich die verborgensten Abläufe unseres Bewusstseins als Individuum und als Mitglied der menschlichen Spezies ablesen. Wir sind nie von ihnen getrennt: Genauso wie wir geboren werden, sterben und an die Natur zurückgegeben werden, geschieht dies auch mit den Temperamenten.

Die drei Temperamente interagieren wie folgt:

- Wind ist die motivierende Kraft der beiden anderen Temperamente, ihre Lebensenergie, die aber ohne sie nicht harmonisch wirken kann;
- Wind verstärkt den Einfluss von Galle;
- Wind macht Phlegma beweglich und anpassungsfähig und fördert seine nährenden Funktionen im Körper;
- Galle regt Wind dazu an, aktiv zu werden;
- Galle wärmt und aktiviert Phlegma;
- Phlegma entspannt Galle.

Alle menschlichen Bestrebungen werden durch das dynamische Fließen der Temperamente hervorgebracht, in Gang gehalten und zerstört. Wie drei große Ströme, die sich durch die gesamte Menschheit bewegen, bilden diese Kräfte den Ursprung unserer kulturellen und psychischen Identität. Wenn ihr Gleichgewicht stimmt, treiben sie uns zu edlen Gedanken und Taten an. Wenn sie nicht im Gleichgewicht sind, drängen sie uns zu negativen, verhängnisvollen, albtraumartigen Aktivitäten. Wenn Sie Ihr Temperament erkennen und harmonisieren lernen, tragen Sie deshalb zur Harmonie der Welt bei.

Wir gehören alle überwiegend einem Temperamentstyp an oder einer Kombination von zweien, wobei der erste als dominant, der zweite als subdominant bezeichnet wird. In jedem von uns sind alle drei Temperamente vorhanden; das Ziel besteht darin, sie ins Gleichgewicht zu bringen, damit sie so zusammenarbeiten, dass Wohlbefinden erzeugt und Krankheit verhindert wird. Obwohl Menschen natürlich sehr viel komplexer sind, als die obige Einteilung andeutet, kann die tibetische Medizin mit Hilfe dieses Systems erklären, wie Krankheit und Wohlbefinden sich beim Einzelnen äußern.

Wir werden krank, wenn unser dominantes Temperament – und beziehungsweise oder, falls vorhanden, das subdominante – nicht mehr im Gleichgewicht ist. Auslöser sind vor allem Probleme, die durch unsere Lebensweise bedingt sind, etwa Stress, ungesunde Ernährung und Umweltverschmutzung; sie machen uns für verschiedene Krankheiten anfällig, von einfachen Erkältungen bis zu Krebs.

Gesundheit beruht darauf, dass das Gleichgewicht der Temperamente stimmt. Wenn Sie wissen, wie sie sich anpassen, wie sie reagieren und ihre Umgebung – das heißt Sie – formen, erkennen Sie allmählich, wie Ihre Gewohnheiten Ihr Wohlbefinden vermindern und eine Krankheit auf den Plan rufen, oder das Gegenteil. Dieser Vorgang kann auf vielen inneren Ebenen stattfinden, die mit allen möglichen Alltagserfahrungen zusammenhängen.

Die Ursprünge der Lehre von den drei Temperamenten

Die tibetische Bön-Legende schreibt die Ursprünge der Theorie von den Temperamenten den ersten Bewohnern der Erde zu – nichtmenschlichen Wesen, die als die »19 Brüder und Schwestern der Existenz« bekannt sind. Medizinanthropologen und Experten für tibetische Kultur glauben, dass die Legende im 9. Jahrhundert vor Christus oder früher mit Händlern und Nomadenvölkern aus Zentralasien nach Tibet und in die Himalaja-Region gelangte.

Nachdem sie sich dort verbreitet hatte, fand sie ihren Weg auf den indischen Subkontinent und beeinflusste dort die vedischen Theorien, dann den Hinduismus und das als Ayurveda bezeichnete Medizinsystem Indiens. Mit indischen buddhistischen Missionaren kam die Theorie dann im 7. und 8. Jahrhundert nach Christus nach Tibet zurück.

Auch die westliche Theorie, dass es vier elementare Temperamente gibt, ist eine Reminiszenz dieser Lehre. Der auf der griechischen Insel Kos arbeitende Arzt Hippokrates stellte Anfang des 5. Jahrhunderts vor Christus die Hypothese auf, es gebe vier Temperamente, die den wichtigsten Flüssigkeiten des Körpers entsprechen: schwarze Galle (Melancholiker), gelbe Galle (Choleriker), Blut (Sanguiniker) und Schleim (Phlegmatiker). Das war der erste Schritt zu einer neuen Herangehensweise an die Medizin, die damit zu einer Naturwissenschaft wurde; vorher hatte man rachsüchtige Gottheiten für Krankheiten und Beschwerden verantwortlich gemacht. Wahrscheinlich hatte Hippokrates sich das System der drei Temperamente zum Vorbild genommen und von ihm ausgehend seine Theorie aufgebaut.

Die Äußerungsform der drei Temperamente ist unauflösbar mit der Theorie von den fünf Elementen – Erde, Wasser, Feuer, Wind/Luft und Raum – verbunden, die in allen Aspekten des Bewusstseins, den mentalen, psychischen, physischen und intellektuellen, vorhanden sind. Die Temperamente entstehen aus der Interaktion der Elemente.

Das Wesen der Krankheit

Die tibetische Medizin glaubt bei vielen Krankheiten an eine starke psychosomatische Komponente. Warum? Weil Ihr Leben, mein Leben, unser aller Leben, Tag für Tag eine psychosomatische Erfahrung ist. Unser psychisches Wesen steht in einer Wechselbeziehung mit der physischen Welt; die beiden beeinflussen sich gegenseitig und erzeugen kontinuierlich neue Erfahrungen, die sich zur Qualität unseres Alltagslebens aufaddieren.

Die Tibeter behaupten, dass wir nicht, wie im Westen angenommen, funkelnagelneu geboren werden, sondern bereits ein Jahr alt sind. Bevor wir den ersten Atemzug tun, sind wir schon durch unsere psychosomatischen Erfahrungen im Mutterschoß konditioniert worden. In ihm haben wir die Welt mit unseren eigenen Sinnen erlebt: Wir haben geschmeckt und gehört, ja sogar gesehen, und so kommen wir mit Eigenschaften und Gewohnheiten in dieses Leben, die unser Verhalten beeinflussen. Bestimmte elementare Tendenzen unseres Temperaments sind bereits ausgebildet, insbesondere unsere Reaktion auf Krankheit und Gesundheit.

Für die tibetische Medizin ist Krankheit eine Blockade. Blockaden verringern die wertvolle Lebensenergie. Wenn Sie ein Problem haben, das sich nicht auflöst oder sich ständig wiederholt, ist eine Blockade die Ursache. Das bedeutet, dass Sie unter Umständen deshalb an einer Krankheit leiden, weil die drei Temperamente Schaden genommen haben und das Gleichgewicht von Körper und Geist stören.

Daraus ergibt sich als Nächstes, dass die Tibeter Probleme, die den Geist beeinträchtigen, mit körperlichen Beschwerden auf eine Stufe stellen. Mentale Probleme schaden unserem Wohlbefinden genauso wie eine körperliche Verletzung. Um die Wunde zu heilen und Wohlbefinden zu erzeugen, müssen wir gute Einstellungen entwickeln, die die uns verfügbare Menge an körperlicher und geistiger Energie vermehren.

Die Temperamente gelten als Grundlage für Wut, Wolllust und Gier (die der Ursprung der acht materiellen Aktivitäten sind, siehe Kapitel 4). Weil wir nicht wissen, warum und wie wir leiden, bleiben wir in einem Dämmerzustand, in dem wir von diesen drei nicht kunstgerechten Emotionen nicht mehr loskommen. Der tibetischen Medizin zufolge ist diese geistige Unwissenheit die letztendliche Ursache des Leidens und aller körperlichen Krankheiten.

Der Körper ist mehr als Blut, Muskeln, Knochen und Nerven; er ist eine Erweiterung unseres materiellen Geistes in die Alltagswelt. Um – mental, physisch, emotional und spirituell – ein ganzer Mensch zu werden, müssen Sie Ihre Unwissenheit ablegen, indem Sie gut für die drei Temperamente sorgen.

Im gleichen Maße, wie wir unsere Einstellung verbessern – Wut, Wolllust und Gier abbauen –, kommen auch die drei Temperamente ins Gleichgewicht. Aus der Sicht der tibetischen Medizin ist ein gesunder Mensch jemand, der die Höhen und Tiefen des Alltagslebens so ausgleichen kann, dass sich spontan gute Energie einstellt.

Gesundheit und Krankheit sind im Grunde ein und derselbe Vorgang, der sich unterschiedlich äußert. Das eine kann das andere hervorbringen. Jeden Tag nimmt unser Geist die verschiedensten Erfahrungen auf. Je nachdem, wie unser Geist und unser Körper auf sie reagieren, schlägt unsere Gesundheit eine bestimmte Richtung ein. Aber wir haben die Fähigkeit, Blockaden zu transformieren. Wenn uns zum Beispiel an jeder Ecke Probleme begegnen, wir es aber trotzdem schaffen, uns auf die Erzeugung positiver Energie zu konzentrieren, verliert das Hindernis seinen Stachel – und wir werden nicht krank.

Selbstheilungsübungen, mit denen Sie Alltagshindernisse überwinden können, finden Sie am Schluss dieses Kapitels.

Den eigenen Temperamentstyp erkennen und pflegen

Die Drei-Temperamente-Theorie ist sehr komplex. Ein Arzt der tibetischen Medizin würde Ihnen 29 Fragen aus den verschiedensten Bereichen stellen, um Störungen im Gleichgewicht der Temperamente zu diagnostizieren; je nach Ihren Antworten würden bestimmte Heilmittel verordnet. Ich habe das Vorgehen etwas vereinfacht, damit Sie die emotionalen und psychologischen Aspekte der einzelnen Temperamente verstehen lernen und ein individuelles Selbstheilungsprogramm in Angriff nehmen können. In Kapitel 8, das sich mit Nahrungsmitteln und der Ernährung beschäftigt, finden Sie weitere Informationen zu den medizinischen Aspekten der drei Temperamente.

Auf den folgenden Seiten stelle ich Ihnen die allgemeinen Eigenschaften der drei Temperamente vor, sodass Sie Ihr dominantes Temperament (oder eine Kombination von dominantem und subdominantem Temperament) erkennen, sich mit eventuellen Störungen beschäftigen und wieder gesund werden können. Dazu verwenden Sie am besten das alte tibetische Wissen vom Einfluss der Jahreszeiten auf den Heilungsprozess. Das bedeutet, dass Sie sich über Nahrungsmittel, Ihre Umgebung und Ihre Lebensweise mit den Zyklen der Natur verbinden. Bringen Sie die einer Jahreszeit zugeordneten Aktivitäten nicht mit den Aktivitäten anderer Jahreszeiten durcheinander – es würde das Ungleichgewicht vergrößern, denn bestimmte Aktivitäten sind für ein bestimmtes Temperament und eine bestimmte Jahreszeit charakteristisch.

Wenn Sie bei sich ein dominantes und ein subdominantes Temperament festgestellt haben, sollten Sie sich zunächst an die jahreszeitlichen Aktivitäten Ihres dominanten Temperaments halten. Sobald es im Gleichgewicht ist, können Sie anfangen, an Ihrem subdominanten Temperament zu arbeiten.

Durch die Einsicht in die drei Temperamente können Sie liebevoller, kraftvoller und großzügiger werden, ein bisschen weiser und ein bisschen weniger ernst in Bezug auf sich selbst – anders als die Gesellschaft manchmal gern hätte. Lassen Sie zu, dass Ihr Herz offen und Ihr Geist klar und scharf ist, damit Sie die Erleuchtung entdecken, die sich im Wunder des alltäglichen Lebens versteckt.

Allgemeine Richtlinien, damit die Temperamente im Gleichgewicht bleiben

1. Folgen Sie in allen Situationen und bei allen Menschen immer dem, was Ihre innere Stimme, die auch als »Intuition« bezeichnet wird, Ihnen sagt.
2. Wenn Sie bei guter Gesundheit sind, können Sie immer das essen und trinken, was sich für Sie intuitiv richtig anfühlt. Treiben Sie so viel Sport wie Sie wollen – es kann wenig oder viel sein.
3. Respektieren Sie andere Menschen und Lebensformen.
4. Seien Sie so gut, wie Sie können, und tun Sie nichts, von dem Sie meinen, dass es falsch ist.
5. Üben Sie eine Beschäftigung aus, die mit dem im Einklang ist, was Sie aufrichtig wollen und brauchen; persönliche Zufriedenheit ist die beste Medizin für das Gleichgewicht der Temperamente.

Allgemeine Faktoren, die das Gleichgewicht der Temperamente stören

1. Nahrungsmittel, die Ihnen nicht entsprechen und bei denen Sie sich schwer oder träge, aufgebläht oder auf andere Weise unwohl fühlen.
2. Zu wenig Ruhe und Schlaf zu geeigneten Zeiten.
3. Fehlende Achtung vor dem Körper und/oder dem Geist – Sie halten sie für selbstverständlich oder verachten sie sogar.
4. Ständiger Stress, der Ihr Verhalten oder Ihre Persönlichkeit verändert.
5. Ein Handeln oder Verhalten, das bei Ihnen selbst Scham oder Verlegenheit auslöst oder andere Menschen verletzt.

Das Wesen des Wind-Temperaments

Es ist nicht immer leicht, die Tätigkeit des im Zentrum des Körpers ansässigen Wind-Temperaments wahrzunehmen. Wind wird durch gedankliche Prozesse beeinflusst, durch die Art der Kommunikation zwischen Nervensystem und physischem Körper, dadurch, wie die Sinnesorgane Wissen wahrnehmen, interpretieren und an das Gehirn weitergeben.

So ist es eine Wind-Funktion, wie Ihre Haut, Ihr größtes Organ, Sie vor der Umwelt schützt und Empfindungen weiterleitet. Das Wind-Temperament beeinflusst außerdem die Atmung, die Herzfrequenz, die sprachliche Ausdrucksweise und das allgemeine Energieniveau. Es hängt mit Gier, Melancholie und einer Art von Depression zusammen, bei der der Kontakt zur Welt verloren geht.

Wenn Wind nicht im Gleichgewicht ist, kann er, genauso wie Galle (siehe unten), das Fortschreiten von Krankheiten beschleunigen. Stress und negative Gewohnheiten können Wind und Galle dazu veranlassen, nach oben zu steigen, was zu Kurzatmigkeit, Schock, Trauma oder Hautausschlägen führt, oder nach unten zu sinken, was Krämpfe oder Probleme mit dem Darm, der Bauchspeicheldrüse, der Leber oder der Gallenblase verursacht.

Die Wirkung von Wind auf Körper und Geist zeigt sich an Trockenheit und Leichtigkeit. Der Körper von Wind-Typen ist oft knochig und ihre Haltung oft krumm. Sie haben etwas Dünnes an sich, und der Teint hat einen Stich ins Bläuliche. Es kann sein, dass ihre Gelenke knacken oder ein bisschen steif wirken, wenn sie sich bewegen. Sie bekommen leicht Erkältungen und frösteln schnell. Sie singen und streiten gerne, lieben gefährliche Situationen und Risiken und brauchen in ihrem Leben Dramen aller Art. Sie können extrem sentimental und naiv sein. Sie mögen bittere und saure Nahrungsmittel und starke Alkoholika.

Von der Geburt an bis zum Alter von elf Jahren sind alle Kinder Wind-Typen. Danach verteilen sie sich auf die verschiedenen Temperamente, wobei einige Wind-Typen bleiben. Wind-Erwachsene können sehr spirituell und scheinbar glücklich, gleichzeitig aber auch depressiv sein. Ihr Leben ist ein ewiger Drahtseilakt. Wind-Typen mit ausgeglichenem Temperament würden anderen helfen, ohne dafür eine Belohnung oder Anerkennung zu erwarten.

Wind-Menschen können ihre Selbstheilungskraft stärken, indem sie mit Hilfe der Meditation ihre geistige Klarheit entwickeln oder einfach innehalten und kontemplieren. So kommen sie in Kontakt mit dem Wissen, das tief in ihrem Inneren als kraftvolle physische und mentale Energieressource zur Verfügung steht. Alles, was sie brauchen, ist da und wartet nur darauf, entdeckt zu werden.

Menschen mit Wind-Dominanz und Galle-Subdominanz sind klein und oft untersetzt, denn die Verbindung der beiden Temperamente erzeugt eine energiereiche Wechselwirkung und eine dynamische Spannung, die das Hohe, Dünne des Wind-Typs an den Rand drängt und die wuchtige Energie des Galle-Temperaments in den Vordergrund holt. Wind/Galle-Typen tendieren dazu, sehr stark auf Ehrgeiz und Erfolg fixiert zu sein. Menschen mit dieser Temperamentskonstellation sind geborene Lehrer und Vermittler. Sie sind die Friedensstifter, die oft als Beispiel für das Potenzial des Menschen gelten.

Menschen mit Wind an erster und Phlegma an zweiter Stelle können schüchtern sein, sind aber oft auch auf alles neugierig. Erwachsene mit dieser Kombination sind häufig klein und intensiv mit den natürlichen Kräften der Erde verbunden. Ihre Hände und Füße haben manchmal einen leicht goldenen Unterton, während der Rest ihrer Haut eher hell ist.

Wenn Ihnen bei Partys jemand auf die Nerven geht, weil er nur von sich selbst redet und beleidigt ist, wenn Sie ihn stehen lassen, oder wenn am Flughafen oder in Einkaufspassagen jemand Sie um Geld anbettelt, handelt es sich garantiert um einen Menschen mit Wind-Störung. Auch Leute, die überall mitmischen müssen, Quasselstrippen und religiöse Fanatiker gehören in diese Kategorie – und die meisten Politiker, denn sie handeln mit Ideen und reden mit sehr wenig Körpereinsatz.

Auf gesellschaftlicher Ebene sind das Fernsehen und verwandte Medien, Computersoftware und das Internet gute Beispiele für das Wind-Temperament. Sie arbeiten mit unsichtbarer Energie und kommunizieren mit einer Technologie, deren Wesen sich dem Auge verbirgt, die aber doch jede Kultur auf der Welt durchdringt.

Charakteristika des Gleichgewichtszustands

Wenn *Wind-Typen* im Gleichgewicht sind, haben sie viel Energie und Intuition und sind sehr hilfsbereit. Sie haben einen geschmeidigen, starken, beweglichen Körper, den sie mit ihrer Lieblingskost am Laufen halten – frischem Obst und Gemüse sowie Fleisch und Milchprodukten in geringer Menge. Sie lieben Musik und Tanz und sind am glücklichsten, wenn sie ihr spirituelles Potenzial erkunden.

Wind/Galle-Persönlichkeiten haben, wenn ihr Gleichgewicht stimmt, die gleichen Charakteristika wie Wind-Typen, sind aber trotz plötzlicher, extrem konzentrierter und zielgerichteter Energieausbrüche introvertierter.

Wind/Phlegma-Typen finden Harmonie, wenn sie sich in die Natur versenken. Wenn ihr Gleichgewicht stimmt, sind sie sehr ruhig und sanft; sie können die Naturkräfte begreifen und dieses Verständnis anderen vermitteln. Sie verstehen die natürliche Energie der Erde und haben ein gutes Verhältnis zu Pflanzen und Tieren.

Symptome von gestörtem Wind

Wind: Schlafstörungen, mag keine exponierte Umgebung, scheinbar grundlos ängstlich, rundum unglücklich, Gelenkschmerzen, unwillkürliche Zuckungen, Muskelschwund, neurologische Probleme wie Parkinson und Demenz, Atemschwierigkeiten, Kribbeln, plötzliche Müdigkeits- oder Energieanfälle, Gier nach Nahrungsmitteln, Alkohol, Drogen oder Menschen.

Wind/Galle: Wie oben, aber einzeln; einzelne körperliche oder emotionale Symptome zeigen sich plötzlich, halten kurz an und führen zur Erschöpfung.

Wind/Phlegma: Wie Wind, aber die Symptome schleichen sich langsam ein und ziehen sich hin. Wind/Phlegma-Typen werden sehr langsam krank; unter Umständen haben sie keine Ahnung, dass sie überhaupt krank sind.

Gestörten Wind im Einklang mit den Jahreszeiten heilen

Frühling: Trinken Sie morgens frische Säfte, die Zimmertemperatur haben. Trinken Sie kleine Mengen dunkles Bier mit geschmortem Wurzelgemüse und dunklem Fleisch oder fettem Fisch. Sehen Sie sich das neue Wachstum um Sie herum ausgiebig an. Arbeiten Sie wenn möglich im Garten oder auf einem Bauernhof. Massieren Sie Füße, Beine, Hände, Finger und Arme zweimal täglich 20 Minuten lang; verzichten Sie auf ein Nachmittagsnickerchen und gehen Sie früh zu Bett.

Sommer: Nehmen Sie nachmittags ein einstündiges Sonnenbad. Nehmen Sie zweimal täglich ein jeweils anderthalbstündiges warmes Bad. Wählen Sie eine friedliche Umgebung und hilfsbereite Freunde. Trinken Sie zum Frühstück frisch zubereitete Gemüse- und Obstsäfte. Essen Sie Gemüse möglichst nicht roh als Salat – blanchiert ist besser. Essen Sie geschmorte Wurzelgemüse. Verzichten Sie auf Fleisch, Kaffee, Tee, Alkohol und alles Süße.

Herbst: Halten Sie sich an einem Bach oder Fluss auf. Hören Sie sich sanfte Musik, laut vorgelesene Bücher und das Lachen von Kindern (oder Jugendlichen oder im Herzen jung gebliebenen Erwachsenen) an. Essen Sie wenig und oft und verzichten Sie möglichst auf Süßes und auf Alkohol.

Winter: Spielen Sie mit glücklichen Kindern und gesunden Hunden. Setzen Sie sich neben ein offenes Feuer und betrachten Sie es, aber heizen Sie sich nicht zu sehr auf. Verbrennen Sie Räucherwerk mit beruhigendem Duft, etwa Sandelholz, Myrrhe, Weihrauch, Jasmin, oder tibetisches Räucherwerk. Essen Sie wärmende Gerichte, die Balsam für die Seele sind, etwa Suppen und Eintöpfe, aber vermeiden Sie alles, was zu süß oder zu stark gewürzt ist. Ein fettreiches Abendessen, begleitet von dunklem Bier, ist empfehlenswert. Massieren Sie nach dem Aufwachen und vor dem Schlafengehen Ihren ganzen Körper 20 Minuten lang sanft, aber doch fest, mit Sesamöl, geklärter Butter (*ghee*) oder einem anderen dickflüssigen Pflanzenöl.

Das Wesen des Galle-Temperaments

Dieses erhitzende Temperament ist in der linken Körperhälfte beheimatet; es regt die Verdauung und die Immunfunktionen an und steuert neben anderen Körperfunktionen die Herzfrequenz, die Verdauung, die Atmung, den Ausscheidungsprozess und die Körperreflexe.

Das Galle-Temperament hat mit Wut und Lachen zu tun. Galle-Typen sind oft reizbar; kleine Dinge ärgern sie, sie sind ungeduldig und wollen unbedingt, dass alles sofort erledigt wird oder besser noch gestern. Eine Störung kann diese Haltung verstärken.

Von Galle dominierte Menschen haben einen guten Appetit und werden häufig hungrig und durstig. Ihr Teint weist einen ganz leicht rötlichen oder hellgelben Unterton auf. Normalerweise haben sie eine scharfe Intelligenz und eine Neigung zur

Mystik, und es kann sein, dass sie selbstgefällig und insgeheim stolz sind.

Galle-Typen mit Phlegma-Subdominante sind im Allgemeinen groß, knochig und nervös, denn zwischen den zwei Temperamenten besteht eine Hassliebe: Galle erhitzt ständig das feuchte Phlegma, das seinerseits versucht, die hitzige Galle abzukühlen.

Genauso wie Wind (siehe oben) kann Galle den Krankheitsprozess beschleunigen. Menschen mit Galle-Dominanz sind sich ihrer Individualität sehr stark bewusst. Hyperaktivität jeder Art, auch extreme Einstellungen und Zwangsvorstellungen, verstärken das Galle-Ungleichgewicht. Es entsteht durch gewaltbetonte Energien, etwa bitteren Hass, Wut oder extremen emotionalen Ärger.

Charakteristika des Gleichgewichtszustands

Wenn bei *Galle-Typen* das Gleichgewicht stimmt, sind sie sehr aktiv und tiefgründige Denker, die geborene Menschenführer sind. Sie haben viel Ausdauer und Durchhaltevermögen; Sport und herausfordernde Aktivitäten sind ein wesentlicher Bestandteil ihrer Lebensweise. Am anderen Geschlecht sind sie stark interessiert. Sie lieben Fleisch und würzige Gerichte und tendieren dazu, wenig und oft zu essen. Sie lesen, forschen und diskutieren gerne und können andere dazu inspirieren, das Leben leidenschaftlich zu lieben.

Galle/Wind-Typen wollen Unrecht abstellen und den Unterdrückten helfen; Gerechtigkeit, die Menschenrechte, Gleichheit und Freiheit für alle bedeuten ihnen sehr viel und werden zu ihrem Daseinszweck; sie sind sehr gut darin, andere Menschen zu organisieren und zu motivieren.

Wenn bei *Galle/Phlegma-Typen* das Gleichgewicht stimmt, geben sie jedem, dem sie begegnen, ein Gefühl von Sicherheit und Geborgenheit; sie wissen, wie wichtig es ist, Menschen und Dinge zu hegen und zu pflegen und Wurzeln zu schlagen; deshalb sind sie sehr gut darin, ein Zuhause und harmonische Familien und Gemeinschaften zu schaffen; sie können gut Geschichten erzählen und sind die Hüter der Familiengeschichte. Sie erinnern sich an die Vergangenheit und geben sie, angereichert mit ihren Einsichten, weiter. Sie bewahren die Aufzeichnungen und Erbstücke ihrer Familie oder Gemeinschaft auf.

Auf der positiven Seite setzen Galle-Menschen ihre beeindruckende persönliche Weisheit oft zum Wohl anderer ein. So würden sie nicht zögern, ohne Rücksicht auf die eigene Sicherheit das Leben eines anderen Menschen zu retten. Alle Notfalldienste werden typischerweise von Galle beeinflusst, aber auch Naturereignisse wie plötzliche Erdbeben, Flutwellen, Blitz und Donner oder der Ausbruch eines Krieges.

Die Auswirkungen von Galle auf Geist und Körper können jeden Bereich des Lebens durchdringen und erfüllen, Geist und Körper genauso wie den Alltag.

Symptome von gestörter Galle

Galle: Magenschmerzen, Rückenprobleme, Verdauungsstörungen, Verstopfung, Müdigkeit direkt nach dem Essen oder Trinken, wiederholte Infektionen oder Verletzungen, Geschlechtskrankheiten, Blutstörungen, plötzliche Wutanfälle, wiederholte Albträume, die körperliche Reaktionen auslösen, etwa voller Panik aufwachen, schwitzen oder laut rufen oder schlafwandeln.

Galle/Wind: Wie oben, aber die Symptome treten kurz und heftig auf; sie kommen und gehen schnell.

Galle/Phlegma: Wie oben, aber die Symptome setzen langsam ein, werden intensiv und halten eine Zeit lang an.

Gestörte Galle im Einklang mit den Jahreszeiten heilen

Frühling: Essen Sie möglichst leicht, geschmacksneutral und nahrhaft, etwa Suppen und Brühen, begleitet von schwachem schwarzem Tee abends, aber keinen Kaffee. Eine ruhige Umgebung ist ganz wichtig, am besten in der Nähe von Bäumen. Wenn das nicht möglich ist: hängen Sie Fotos von Bergen und Seen an die Wand und sehen Sie sich im Fernsehen Natursendungen an. Direkte, aber leichte Unterhaltungen sind wichtig. Massieren Sie den Oberkörper und die Gelenke nach dem Aufwachen und vor dem Zubettgehen 20 Minuten lang mit einem kräftigenden, intensiv riechenden Öl oder einer entsprechenden Creme.

Sommer: Auch hier ist es wichtig, leicht zu essen. Bevorzugen Sie freundliche, aber aufrichtige Unterhaltungen. Versuchen Sie sich an Puzzlen oder Kreuzworträtseln und spielen Sie Karten oder Brettspiele – wenn Sie wollen, können Sie etwas einsetzen, aber kein Geld. Tun Sie Gutes für andere und lesen Sie Bücher, bei denen Sie sich spirituell besser fühlen.

Herbst: Machen Sie reichlich sanfte Körperübungen wie Stretching, Yoga oder Tai Chi. Gehen Sie in schöner Umgebung spazieren und besuchen Sie Museen und Galerien. Sehen Sie sich im Kino oder im Fernsehen Komödien an.

Winter: Massieren Sie sich nach dem Aufwachen, vor dem Mittagessen und vor dem Schlafengehen jeweils 20 Minuten lang, und zwar mit langen Streichbewegungen immer vom Herzen weg. Eine proteinreiche Ernährung ist wichtig; sie sollte ausgewogen sein und Fisch und Getreide enthalten, aber kein Fleisch. Obst und Gemüse sollten rot oder orangefarben sein; vor allem Aprikosen sind gut.

Das Wesen des Phlegma-Temperaments

Phlegma entsteht in der rechten Seite des Brustkorbs und ist eine ruhige, tief unten angesiedelte Energieform, deren Aufgabe es ist, physisch und mental alles zusammenzuhalten. Am besten stellt man sie sich als einen langsam sich bewegenden, klaren, klebrigen Leim vor, der bindet, aber auch das Wachstum fördert. Phlegma beeinflusst die Knochen, das Muskelwachstum, den Stoffwechsel und alle großen Kreisläufe des Körpers, außerdem die Erzeugung von Erinnerungen und unsere Wahrnehmung von richtig und falsch.

Die Phlegma-Energie inspiriert zu tiefgründigem Denken, dem Interesse für Philosophie und dem Wunsch, etwas hervorzubringen, was vom Geldverdienen bis zu Kunstwerken reichen kann. Phlegma-Typen, bei denen das Gleichgewicht stimmt, bevorzugen einfache, leichte Speisen und sind glücklich, wenn sie anderen die Möglichkeit zu einem erfüllten Leben und Wohlbefinden geben können.

Phlegma-Störungen entstehen, wenn jemand sehr schüchtern, extrem ernst oder emotional verschlossen ist oder seine Befähigung zu einem höheren Glück oder zur Spiritualität leugnet. Wenn er zum Schutz vor seelischem Schmerz allzu phlegmatisch wird, unterminiert er die Selbstheilungsfähigkeit des Körpers und blockiert seine mentalen Fähigkeiten.

Ohne dieses Temperament könnte die menschliche Gesellschaft sich weder entwickeln noch Fortschritte machen, denn es gibt uns ein Gefühl von Kontinuität, Geschichte und Kulturbewusstsein. Alle religiösen Systeme gehören diesem Typ an und ebenso Institutionen wie Banken, die Börse, die Armee und die Regierung.

Wohltätigkeitsorganisationen, zum Beispiel die Heilsarmee, sind wegen ihres Wunschs, das Leben der Menschen zu verbessern, ihrem Wesen nach von Phlegma geprägt und fördern die Stabilität. Der negative Phlegma-Einfluss zeigt sich bei Menschen, die sich ausschließlich durch ihren Job definieren, oder auch bei schwerfälligen großen Bürokratien.

Charakteristika des Gleichgewichtszustands

Die Kombination von Phlegma-Dominante und Wind-Subdominante findet man bei Menschen, die die Tradition aufrecht erhalten und dauerhafte Institutionen ins Leben rufen wollen, die anderen helfen. Sie wissen instinktiv, wie sie materielle Kräfte zum Wohl der Gesellschaft einsetzen können. Phlegma-Wind-Typen sind oft rundlich, durchschnittlich groß, introvertiert und nachdenklich.

Auch Phlegma/Galle-Typen respektieren die Tradition, scheuen sich aber nicht, alte Zöpfe abzuschneiden und ganz generell Unruhe zu erzeugen. Sie setzen ihre mentale Energie ein, um neue Wege des Denkens zu beschreiten, wobei das geschriebene Wort ihr liebstes Kommunikationsmittel ist.

Phlegma-dominierte Menschen frieren und frösteln leicht und fühlen sich oft in ihrem Körper nicht wohl, was mit dem Wetter und der Umgebung nichts zu tun hat. Sie tendieren zum Dickwerden und haben einen blassen Teint. Ihre starke Konstitution kommt nur sehr langsam in Gang. Im Allgemeinen werden sie sehr alt. Sie lieben saure Speisen und Getränke, und oft rauchen sie.

Phlegma/Galle-Typen sind oft sehr sinnlich und drücken sich gern künstlerisch und körperlich aus. Sie sind oft groß und haben einen biegsamen Körper; ihre Haut hat einen bronzefarbenen Unterton. Es kann sein, dass sie einen Überlegenheitskomplex haben, und sie lassen sich leicht von oberflächlichen Dingen beeinflussen.

Symptome von gestörtem Phlegma

Phlegma: Hautausschläge und -krankheiten, Augenprobleme, Lungenstörungen, hormonelle Probleme, Mangel an Männlichkeit, Empfängnis- und Schwangerschaftsprobleme, Ess-Störungen, Gewichtsprobleme, Knochenprobleme, Depressionen, die sich in Gewalt verwandeln, Alkoholsucht, mentaler Zusammenbruch, Burn out auf Grund von Arbeit oder anderen Umständen.

Phlegma/Wind: Wie oben, aber mindestens ein Symptom tritt über lange Zeit und sehr intensiv auf, weil das Phlegma-Temperament das heilende Wind-Temperament dominiert, so ähnlich wie ein Ziegelstein (Phlegma), der auf einer Feder (Wind) liegt.

Phlegma/Galle: Wie oben, aber die Symptome zeigen sich im Allgemeinen nur bei Stress.

Gestörtes Phlegma im Einklang mit den Jahreszeiten heilen

Frühling: Essen Sie viel Fisch und Gemüse, Hülsenfrüchte und Getreide (alles gekocht), und dazu zweimal in der Woche eine kleine Menge rotes Fleisch. Verzichten Sie auf Alkohol, Kaffee und Tee. Bewegen Sie sich viel, machen Sie viel von Hand und gehen Sie viel schwimmen, nach Möglichkeit in einem Fluss oder im Meer. Verbringen Sie zehn Minuten täglich in der Sauna oder im Dampfbad. Massieren Sie sich dreimal wöchentlich 40 Minuten lang mit einer stark duftenden Creme, vorzugsweise mitten am Nachmittag. Auch Kochen und Backen oder einfach nur um einen Küchentisch herum mit Freunden reden ist heilsam.

Sommer: Versuchen Sie, in einer warmen, trockenen Umgebung mit leichtem Wind und schöner Landschaft, herrlichem Blick und weiten, offenen Räumen zu leben. Spielen Sie romantische Musik. Bleiben Sie morgens möglichst ruhig und unternehmen Sie nachmittags leichte Aktivitäten. Essen Sie so, wie im Abschnitt Frühling angegeben. Massieren Sie sich dreimal täglich vor den Mahlzeiten 15 Minuten bis eine Stunde lang mit kräftigen, kontinuierlichen, kreisförmigen Bewegungen gegen den Uhrzeigersinn mit Kichererbsenmehl oder Talk. Gehen Sie vor 22 Uhr zu Bett, um die Körperzyklen dazu anzuregen, das humorale Gleichgewicht zu verbessern.

Herbst: Bewegen Sie sich ausgiebig und essen Sie, wie für Frühling und Sommer angegeben; verzichten Sie auf Alkohol, Kaffee und Tee. Massieren Sie sich nach dem Aufwachen zweimal wöchentlich eine Stunde lang, und zwar indem Sie in kurzen, sanften Bewegungen immer vom Kopf zu den Füßen streichen. Nehmen Sie jeden Tag mitten am Nachmittag zehn Minuten lang ein heißes Bad.

Winter: Massieren Sie sich, wie für Herbst angegeben, dreimal wöchentlich nach dem Aufwachen. Essen Sie Fisch und Getreide; abends dürfen die Speisen leicht gewürzt sein, aber Fleisch ist tabu. Verzichten Sie auch auf Salz, das die Störung verschlimmert.

Das humorale Gleichgewicht verbessern: Blockaden beseitigen

Ich habe bereits gesagt, dass die tibetische Medizin Krankheiten als Blockaden betrachtet, die die Temperamente schädigen und Sie für weitere Krankheiten anfällig machen können. Blockaden gleich welcher Art lassen sich jedoch durch Hilfsmittel aus dem Bereich der Emotionen transformieren. Nachfolgend beschreibe ich, wie wir dies selbst im Alltag tun können.

Als Erstes müssen wir überprüfen, wie wir die materielle Welt unseres Alltags mit ihren Belastungen und ihrer zerbrechlichen Sozialstruktur wahrnehmen. Die tragenden Säulen unserer Weltanschauung sind wir selbst, die Umstände, in denen wir leben, und andere Menschen. Wenn wir wissen, wie wir über uns selbst denken, erkennen wir, wie wir die Grundlagen für unsere Gesundheit oder unser Kranksein legen. Wenn unsere Einstellung unausgeglichen oder wirr ist, besteht die Gefahr, dass wir Blockaden erzeugen, die verhindern, dass wir mental, physisch und spirituell gesund sind.

Zunächst müssen wir uns ansehen, wie wir mit anderen Menschen umgehen, was wir sagen und wie andere darauf reagieren. Wir müssen auch prüfen, was die Worte, die wir wählen, über uns aussagen, etwa wenn wir wütend sind oder Leidenschaft, Liebe oder irgendeine andere Emotion uns gepackt hat.

Auch unsere Einstellung zu unserer Arbeit und unsere Identifikation mit ihr entscheiden darüber, wie wir unsere Beziehung zu anderen gestalten. Unter Arbeit verstehe ich in diesem Kontext jede Aktivität, die wir unternehmen und mit der wir uns stark identifizieren. Für die meisten von uns sind das Tausende von kleinen und großen täglichen Aufgaben.

Stress ist heutzutage eine ziemlich massive Blockade. Allerdings reagieren Menschen ganz unterschiedlich darauf: Wer klug ist, erlaubt sich vielleicht, zusammenzubrechen und sich ein bisschen auszuruhen, während ein Dummer weiterkämpft und später ausgepowert und krank ist.

Auch Vorurteile können Blockaden aufbauen. Vorurteile aller Art sind das Gegenteil von höherem Denken: Sie nageln Menschen auf Wertlosigkeit und Trivialität fest. Nach dem Verständnis der tibetischen Medizin ist Krankheit ein Vorurteil, das Sie gegen sich selbst aufgebaut haben.

Wenn Sie Ihre Wahrnehmung von sich und Ihrer Lage so transformieren wie nachfolgend beschrieben, können Sie Blockaden überwinden und Wohlbefinden erzeugen. Wir alle haben das Heilmittel für unsere Probleme und Krankheiten in uns. Wir alle sind Heilmittel und Heiler zugleich.

Zehn Erkenntnisse über Blockaden

1. Beziehungen

Die größten Probleme der Menschen sind andere Menschen. Denken Sie an die vielen Leute, mit denen Sie tagtäglich zu Hause und am Arbeitsplatz zu tun haben: der Ehepartner, die Kinder, Eltern und Verwandte; Freunde und Intimpartner; Kollegen, Untergebene und Chefs; Geschäftspartner, spirituelle Berater oder andere Mentoren – ganz zu schweigen von den Menschen, denen Sie auf der Straße begegnen.

Das Kernstück erfolgreicher Beziehungen ist eine gute Kommunikation. Wir alle wollen gern wissen, wie andere Leute das Leben bewältigen, woran sie denken und wie sie es ändern können. Aber obwohl wir auf Kommunikationsversuche viel Energie aufwenden, sind die Ergebnisse oft bescheiden.

Die häufigsten Hindernisse sind eine unklare Kommunikation und der Umgang mit schwierigen Situationen oder Menschen. Denken Sie daran, dass ein schwieriger Mensch eine schwierige Situation ist. Diese Übung verringert die Probleme, die Sie tagtäglich mit Menschen haben.

Die alten Tibeter haben eine einfache Methode entdeckt, eine schlechte Kommunikation zu verbessern und Vertrauen, Kraft und spirituelle Fülle herzustellen: Man muss manchmal hart, manchmal freundlich und manchmal neutral sein. Natürlich müssen Sie wissen, welche Haltung wann angemessen ist; das lernen Sie durch eine einfache mentale Fertigkeit, die schnell Bestandteil Ihres Alltagsdenkens werden wird.

Wenn Sie mit Menschen in einer Besprechung oder in einer anderen Situation zusammen sind, dann hören Sie ihnen aktiv zu. Lenken Sie in der Vorstellung Ihre mentale Energie auf die Worte, die sie verwenden; Sie werden feststellen, dass Sie hinter den Worten sehen können, was sie wirklich meinen.

Sobald Sie die Wahrheit hinter den Worten spüren, wissen

Sie, wie Sie handeln sollen: hart, neutral oder freundlich. So bauen Blockaden sich gar nicht erst auf und bereits vorhandene werden beseitigt.

Hindernisse werden erst wirklich zu Hindernissen, wenn wir ihnen mit nicht kunstgerechter Energie begegnen; sie lassen sich dann schwer entfernen. Wenn Sie von einem Hindernis irgendeine Reaktion bekommen, bewegt es sich. Sobald das der Fall ist, können Sie anfangen, das Problem zu lösen.

2. Beruf und Religion

Die Arbeit, der Beruf und eigentlich jede Tätigkeit, die mit der Sicherung des Lebensunterhalts zu tun hat, bedeutet, dass der Arbeitende sich eine Identität erschafft: Er baut sich eine Art Machtbasis auf, was zwangsläufig zu Manipulationen führt. Dies ist auch bei Religionen oder anderen hierarchischen Organisationen der Fall.

Die Tibeter glauben, dass solche Machenschaften Teil der menschlichen Natur sind und dass Menschen in Situationen dieser Art überzeugt sind, dass ihre Aktivitäten und ihre Emotionen das Gleiche sind. Deshalb wenden sie die kontrollierenden Energien für das auf, was sie tun, und versuchen, ihm ihren unauslöschlichen Stempel aufzudrücken, sodass andere aufhorchen und sie zur Kenntnis nehmen müssen. Das kann gut oder schlecht sein. Aber je stärker die Identifikation wird, desto wahrscheinlicher ist es, dass die Arbeit selbst zur Blockade wird. Am Schluss verhindert sie, dass wir ins Gleichgewicht kommen.

Wenn Sie in irgendeiner Organisation Stellung beziehen, sollten Sie deshalb Folgendes tun: Machen Sie sich klar, wo die Macht herkommt und wer sie hat; finden Sie heraus, wer in Ihrer Arbeitsgruppe die emotionale Energie innehat, und beobachten Sie, wie der Inhaber der Macht und der Inhaber der emotionalen Energie alle anderen beeinflussen. Überlegen Sie dann, ob Sie sich daran beteiligen wollen.

3. Geld verdienen, behalten und verwenden

Entgegen der landläufigen Überzeugung können Sie Ihr Geld mitnehmen, wenn Sie sterben. Wieso? Weil die meisten Leute emotional an ihrem Geld hängen, und diese emotionale Verbindung ist zu Lebzeiten im Grunde wichtiger als das Geld selbst. Genau dieselbe Energie erfüllt auch das Bewusstsein des Sterbenden.

Geld an sich ist unsichtbar. Natürlich gibt es Geldscheine, Münzen, Schecks und Kreditkarten, aber sie alle sind nur materielle Abbilder für Geld. Geld ist und war eine Übereinkunft über einen Wert und ein Symbol des Vertrauens.

Die Energie des Geldes ist wie der Wind: unsichtbar, aber überall auf der Welt spürbar. Sie ist ein Aspekt des höheren Denkens der Menschheit, der sich in der materiellen Welt manifestiert hat.

Geld ist ein Spiegel, und nur wenige Menschen haben den Mut, in ihn hineinzusehen. Aber wenn Sie es tun, kann es Ihnen helfen, viel Geld anzuziehen. Denken Sie daran, dass Geld ein gedanklicher, energetischer Prozess ist, und fangen Sie an, die Energie des Geldes in der alltäglichen Welt um sich herum zu spüren. Beobachten Sie, wie Geld Ihr Leben, Ihre Kultur und die Entwicklung Ihres Landes und der globalen Gemeinschaft beeinflusst.

Sehen Sie sich dann an, wie Sie das Geld für Ihren Lebensunterhalt verdienen. Es muss mit dem im Einklang sein, was Sie glücklich macht. Viele Leute verdienen massenhaft Geld mit einer Beschäftigung, die sie nicht glücklich macht, und dann kommt, wie bei einer Zeitbombe, irgendwann der Punkt, an dem ihr Geld zu einer Blockade wird. Auf die ein oder andere Art verlieren sie es – es wird abgewertet, sie müssen Steuern nachzahlen oder haben sich bei der Anlage schlecht beraten lassen. Es kann auch sein, dass das Geldverdienen plötzlich nicht mehr interessant für sie ist.

Die alttibetische Methode, Geld anzuziehen und zu behalten, ist einfach. Denken Sie daran, dass Geld Energie ist und Sie sie ins Gleichgewicht bringen müssen. Denken Sie auch daran, dass Geld, Münzen, Kreditkarten, Aktien, Schulden und Rechnungen nur Symbole für Energie sind. Und vergegenwärtigen Sie sich, dass diese Energie zwar hart und unversöhnlich sein kann, Sie aber die Macht haben, das zu ändern.

Meditieren Sie über diese Energie, indem Sie sich einmal am Tag auf all Ihre finanziellen Aktivposten konzentrieren, die kleinen und die großen. Konzentrieren Sie sich nacheinander auf jeden einzelnen und senden Sie ihm positive Gedanken; sagen Sie ihm, er soll wachsen und sich vermehren, damit er Ihnen und anderen Nutzen bringen kann.

Denken Sie daran, dass Ihr Bankkonto in der Welt von heute keine einsame finanzielle Insel ist, sondern mit anderen finanziellen Systemen in Zusammenhang steht, sodass dieselbe Geldenergie über die Welt und durch Ihr Bankkonto fließt.

Wenn Sie diese Verbindung begreifen, können Sie Ihre mentale Energie von Ihrer finanziellen Insel aussenden. Stellen Sie sich Ihre Energie als großes Schiff vor, das die ganze Welt befährt, finanzielle Fülle zu Ihrer Insel zurückbringt und im Verlauf seiner Reise auch auf anderen Inseln seine Wohltaten ablädt.

Geben Sie das, was Sie erübrigen können, immer anderen, die weniger begünstigt sind. Überschüssige Geldenergie sollte geteilt, nicht gehortet werden. Reichtum ist das, was Geld für Sie im Hinblick auf andere tun kann. Wenn diese Energie missbraucht wird, rächt sie sich. Bei einem kleinlichen Meister bleibt sie nicht lange.

4. Gesundheit: Hervorbringen, behalten und verwenden

Gesundheit ist genauso wie Geld eine Energie, die ins Gleichgewicht gebracht, gut versorgt und klug verwendet werden muss. Die einfachste Methode, sich um die eigene Gesundheit zu kümmern, besteht darin, Körper und Geist, Worte und Gedanken so zu respektieren, wie es in diesem Buch beschrieben wird. Machen Sie sich klar: Sie sind kein Gebrauchsartikel. Sie sind hoch entwickeltes Bewusstsein in physischer Form. Sie sind heilig.

5. Glück hervorbringen, behalten und verwenden

Glück entsteht, wenn die Energien von Körper und Geist zusammenpassen. Bei Glück geht es nicht nur um Reichtum: Es ist vielmehr das tiefe innere Wissen, dass alles so, wie es ist, in Ordnung ist. Es stellt sich ein, wenn Sie und das Göttliche gern zusammen sind.

Glück ist eine natürliche mentale Verfassung, die zu Ihnen gehört. Es ist in Ihnen und wartet nur darauf, freigesetzt zu werden. Fangen Sie damit an, dass Sie um Glück bitten. Seien Sie demütig und lassen Sie sich beschenken. Wenn Sie es auf eine nicht kunstgerechte Weise – das heißt egoistisch – suchen, bauen Sie Blockaden auf.

Das Glück kommt nie so, wie Sie es erwarten, also öffnen Sie Ihr Herz für eine schöne Überraschung. Sie behalten Ihr Glück, wenn Sie es mit anderen teilen und davon lernen, nicht indem Sie damit angeben. Verwenden Sie Ihr Glück, indem Sie anderen anhand Ihrer eigenen Erfahrung zeigen, wie sie es finden.

6. Wiederholte Blockaden: Warum Probleme wiederkommen

Blockaden, die immer wieder auftreten, sind nicht wirklich geheilt worden. Sie versuchen Ihnen zu sagen, wie Sie das Problem überwinden können. Die Lösung für eine Blockade findet sich immer im Problem selbst.

Sehen Sie sich zunächst seine Geschichte an. Wann ist das Problem zum ersten Mal in Erscheinung getreten? Denken Sie daran, wie es aufgetreten ist, und konzentrieren Sie sich auf diesen Augenblick, dann entdecken Sie die Ursache der Blockade und ihren Charakter. Schicken Sie ihr so viel Liebe, wie Sie können. So verwandelt die Blockade sich allmählich in ein Problem, das veränderbar ist.

Manche Blockaden erscheinen unüberwindlich, aber wenn Sie Liebe darauf lenken, werden sie wahrgenommen und offenbaren ihre Zusammensetzung. Auf diese Weise verlieren sie an Intensität und Gewicht. Dann zeigt sich der Kern des Problems.

Stellen Sie sich zum Beispiel vor, dass jemand ständig Schulden hat und es nie fertig bringt, sie zurückzuzahlen. In seinem Kopf hat die durch diese Situation erzeugte Blockade mehr Macht bekommen als die Schulden selbst und die Verpflichtung, sie zurückzuzahlen. Deshalb ist er nicht in der Lage, sich das ursprüngliche Problem anzusehen.

Aber wenn auf diese Situation Liebe gelenkt wird, löst die Blockade sich auf; der Schuldner stellt eine innere Distanz her und betrachtet das Problem mit anderen Augen. Wenn dies geschieht, zeigt die Blockade ihm, wie er sie ein für alle Mal entfernen kann. Der Schuldner findet eine Möglichkeit, die Schulden zurückzuzahlen, und begreift, was er tun muss, um nicht wieder in eine solche Situation zu geraten.

7. Familie und Freunde

Es gibt zwei Familien in Ihrem Leben: die Familie, in die Sie hineingeboren werden, und die Familie, die Sie selbst erschaffen, das heißt Ihre Freunde. Ihre Beziehung zu Ihrer Geburtsfamilie beeinflusst, wie Sie Freundschaften schließen und pflegen. Wenn Sie mit Ihrer Familie oder Ihren Freunden Probleme haben, sollten Sie sich klar machen, wie dies Sie und andere beeinflusst.

Überlegen Sie, wie Sie miteinander reden, welche Worte jeder von Ihnen verwendet und mit welchen Worten Sie Emotionen zum Ausdruck bringen. Wenn Sie Ihre Gefühle mit barschen Worten oder Flüchen äußern, zerstören Sie Gelegenheiten zur Heilung. Freundliche Worte, die bestimmt und direkt sind, oder eine Frage, die eine Antwort erfordert, sind besser.

Oft wählt jemand schroffe Worte, weil er nicht genau weiß, was er eigentlich sagen will. Ähnlich verhält es sich mit einem Schwall emotional aufgeladener Worte. Ein Satz wie »Verdammt noch mal, nie hörst du mir zu«, bringt vielleicht Ihre Gefühle zum Ausdruck, schickt dem Adressaten aber auch ziemlich viel negative Energie. Deshalb ist es auch wichtig, dass Sie dem, was andere sagen, mit Ihrem Herzen und mit Ihrer Intelligenz zuhören und nicht nur mit Ihren reflexartigen Emotionen.

Die Beobachtung solcher Prozesse macht Ihnen die emotionalen Kräfte klar, die den innersten Kern der meisten Kommunikationen bilden, sodass Sie verstehen, was der andere wirklich meint. Sie erkennen, wie es zu Blockaden kommt und wie sie Ihr Leben und das Leben Ihrer Familie und Ihrer Freunde beeinflussen. Dann können Sie anfangen, aufrichtig zu kommunizieren.

Es kann natürlich sein, dass Sie nur sich selbst ändern können. Vielleicht wollen Ihre Familie und Ihre Freunde nicht vom Herzen her kommunizieren. Vielleicht wollen sie gar keine

Aufrichtigkeit. Denken Sie daran: Die Entscheidung darüber liegt bei ihnen.

8. Spirituelle Bedürfnisse

Die meisten Menschen gehen mit der standhaften Absicht durchs Leben, ihre spirituellen Bedürfnisse zu vermeiden. Dabei ist die Berücksichtigung dieses Bereichs von zentraler Bedeutung. Vielleicht stellen Sie fest, dass Sie etwas ganz anderes brauchen als Sie dachten. Der erste Schritt ist das Eingeständnis, dass Sie nichts wissen. Es ist ziemlich schwierig. Aber wenn Sie es akzeptiert haben und der entsprechende mentale Schock abgeklungen ist, begreifen Sie, dass Sie mehr sind als Ihr Name, Ihr Körper und Ihr Ruf, Ihr Bankkonto und Ihre Wünsche. All dies deckt Ihr inneres spirituelles Bewusstsein zu, das Ihnen zeigt, wer Sie wirklich sind und was Sie wirklich wissen.

Oft nehmen wir im Leben Dinge in Angriff, die wir für wichtig halten – ein Job zum Beispiel, eine Kampagne oder eine Beziehung –, nur um dann zu entdecken, dass sie uns nicht die Befriedigung geben, die wir erwartet hatten. Das liegt daran, dass etwas Äußerliches uns nie die Befriedigung geben kann, auf die unser Alltagsverstand hofft. Wir vergessen, dass wir nur zwei Dinge zu tun brauchen, um wirklich zufrieden zu sein: Wir müssen uns mit unserem inneren Selbst verbinden, und wir müssen begreifen, dass alles, was wir tun, eine spirituelle Seite hat.

Das innere Selbst spricht ständig zu uns, aber oft kann unser Alltagsverstand die Worte nicht verstehen. Unsere innere Weisheit weiß, dass alles in der Alltagswelt einen spirituellen Kern hat. Das spirituelle Wachstum fängt mit den allergewöhnlichsten Dingen an, die Sie Tag für Tag tun, vom Saubermachen bis zum Zähneputzen. Durch diese weltlichen Aktivitäten finden Sie Ihre innere Göttlichkeit, nicht durch eine berufliche Position, ein Bankguthaben oder eine Beziehung.

9. Richtig handeln, kunstgerecht denken

Richtiges Handeln hat seinen Ursprung in einem kunstgerechten oder richtigen Denken. Richtig handeln bedeutet, das zu tun, was für Sie und andere richtig ist; es bedeutet auch, die Verantwortung zu übernehmen für das, was Sie getan haben.

Unter kunstgerechtem Denken verstehe ich einen Denkprozess, der Sie glücklich, zentriert und gelassen macht und so Ihre Aktivitäten unterstützt. Kunstgerechte Gedanken lassen Sie auch Ihre innere Moral und Ihr Ethiksystem verstehen; deshalb ist es ganz wichtig, dass Sie Ihre spirituellen Bedürfnisse kennen lernen. Sie sind ganz individuell und bei jedem anders. Die alten Tibeter glaubten, dass eine Gesellschaft und religiöse Überzeugungen zwar grundlegende Regeln und Richtlinien haben sollten, dass aber trotzdem jeder selbst seine Moral und seine Ethik finden muss. Dies ist die Basis für emotionale und spirituelle Reife.

10. Gute Energie erzeugen

Durch die Konzentration auf diese Lebensbereiche erkennen Sie das Wesen der Probleme und Blockaden, die praktisch alle Menschen auf dieser Erde haben. Schon die ersten Schritte zu ihrer Veränderung helfen Ihnen, eine stärkere mentale Energie zu entwickeln. Alles, was Sie brauchen, ist die Bereitschaft, es zu versuchen.

Manchmal haben die Blockaden, die uns begegnen, so viel Kraft, dass wir die Situation nur verändern können, wenn wir sie mit Demut und Anstand akzeptieren. Dann erkennen wir, warum das Problem aus spiritueller Sicht nur so verändert werden konnte.

Manchmal können Sie Ihre Lage nur verändern, wenn Sie das Spirituelle in sich annehmen.

Diese zehn Blockadebereiche können verstanden und überwunden werden, wenn Sie die folgenden zehn Methoden zur Erzeugung von Wohlbefinden anwenden. Sie zeigen Ihnen bei allen vorstellbaren Problemen, wie Sie die Lage wenden können.

Zehn Methoden zur Herstellung von Wohlbefinden

Die folgenden zehn Methoden stammen aus einem Bereich der tibetischen Bön-Lehren, der als »Der Weg des Shen des Cha« bekannt ist. Sie lassen sich als eine Art innere Weissagungen verwenden, um die Qualität und die Quantität Ihres Glücks zu vermehren, Ihre Vitalität zu verbessern und Sie bei allem, zu dem Sie sich entscheiden, erfolgreicher zu machen.

Jede Methode wird von einer traditionellen Meditationsübung begleitet, die Geist und Körper stimuliert. Ein paar habe ich leicht verändert, damit sie für Menschen, die in einer globalen und modernen Welt leben, praktikabel sind. Der Inhalt entspringt jedoch der alttibetischen Weisheit, die jahrtausendelang verfeinert wurde.

Jede Methode ist ein Kanal, der diese Erfahrung aus Ihrem Inneren heraus in die Welt lenken kann. Sie können unter den zehn Methoden diejenige auswählen, die Ihnen am wichtigsten erscheint, oder alle zehn in einem zehntägigen Rhythmus anwenden. Wenn eine Methode Sie besonders anzieht, empfiehlt es sich, sie zehn Tage lang täglich zur gleichen Zeit zu praktizieren.

Diese zehn Denk- und Handlungsmethoden werden Sie mental und emotional bewusster wahrnehmen lassen, wie Sie Tag für Tag leben. Ergebnisse müssten sich einstellen, sobald Sie mit den Übungen anfangen.

Die zehn Methoden machen Sie behutsam mit einer neuen Realität bekannt, die oft ganz anders ist als die Version, mit der Sie sich zurzeit beschäftigen. Sie sind Werkzeuge, die Ihnen zu dem Leben verhelfen, das Sie sich wünschen, und zu innerer Stärke und Weisheit.

Die erste Methode

Wenn Sie Ihre Krankheit freundlich behandeln, erfolgen die Genesung oder die Auflösung schneller. Sie gehen mit größerer, geistiger Stärke an das Leben heran, sodass Sie selbst so handeln, wie es Ihren Zielen entspricht.

Meditation

Stellen Sie sich vor, wie ein Same aus der Erde wächst. Beobachten Sie, wie er zu einem wunderschönen Baum mit rosafarbenen Blüten und goldenen Früchten wird. Die Blüten duften köstlich, und die Früchte sind süß und saftig. Nehmen Sie den Duft der Blüten wahr, sodass Sie dieser Duft werden. Essen Sie eine Frucht und werden Sie ihr Geschmack. Einige Blüten und Früchte fallen auf die Erde, und wenn der Baum stirbt, wächst ein neuer, der dem vorherigen genau gleicht.

Die zweite Methode

Beschäftigen Sie sich mit den Aspekten Ihres Lebens, die verbessert werden können. Die folgende Gedankenreise gibt Ihnen einen tiefen Einblick in die Qualität Ihres Potenzials.

Meditation

Eine zerbrechliche goldene Glocke schwingt mit dem Wind. Sie hängt an einem roten und goldenen Faden aus kleinen Knoten, der an einem kreisförmigen Messingrahmen befestigt ist. Von einem roten Kissen nehmen Sie einen langen, zierlichen Silberhammer. Der Hammerkopf hat die Form eines Elefanten mit erhobenem Rüssel. Am Ende befindet sich eine perfekt geformte Kugel mit eingravierten Blütenblättern. Sie atmen langsam ein und aus und schlagen dann sacht gegen die Glocke. Ihr Ton ist zunächst leise und schwillt dann wie eine herrliche Stimme in Ihnen an. Ihr Geist wird klar.

Die dritte Methode

Wenn Sie die Energien Wut, Wolllust und Gier überwinden wollen, müssen Sie verstehen, wie Sie selbst sie erschaffen und ins Leben gerufen haben.

Meditation

Wut, Wolllust und Gier wollen vor allem Anerkennung. Stellen Sie sie sich als drei aufsässige Kinder vor, die alles nachäffen, was Sie sagen und tun. Wenn Sie sie anschreien und ihnen sagen, sie sollten aufhören, ändert das nichts. Die Wut ist schwarz gekleidet, die Wolllust rot, die Gier grün. Nehmen Sie sie zur Kenntnis, sprechen Sie sie einzeln mit Namen an und fragen Sie sie, was sie Ihnen zu sagen versuchen. Hören Sie genau und demütig zu. Sie werden eine Antwort bekommen, die Ihnen zuerst vielleicht gar nicht gefällt. Geben Sie den »Kindern«, wenn sie sprechen, so viel Liebe, wie sie annehmen können. Das verändert sie für immer – und Sie zum Besseren.

Die vierte Methode

Sie sind kein Sklave des Lebens. Das Leben ist eine Bergkette, in der Sie sich mit Hilfe Ihres inneren Peilgerätes zurechtfinden können; es stellt sich ein, wenn Sie Unterscheidungsvermögen und Besonnenheit entwickeln.

Meditation

Vor Ihnen stehen drei Schalen; die erste ist gefüllt mit Diamanten, die zweite mit Smaragden und die dritte mit Rubinen. Während Sie die Schalen und ihren kostbaren Inhalt beobachten, verschmelzen sie zu einer Einheit. Sehen Sie vor Ihrem geistigen Auge, wie Sie die Schalen und Edelsteine wieder auseinander sortieren, bis alles wieder so ist wie zuvor.

Die fünfte Methode

Werden Sie sich bewusst, wie und an welchen Stellen Ihr Körper Stress und Negativität speichert. Wenn Sie es wissen, können Sie es verhindern.

Meditation

Stellen Sie sich vor, dass Sie ausgestreckt auf dem Rücken liegen und sich wohl fühlen. Über Ihrem Kopf erscheint ein violettes Licht, das abwärts um Ihren Körper herumfließt und vergeht, wenn es die Füße passiert hat. Sie spüren wohlige Wärme in Ihrem Körper. Langsam erscheinen über Ihrem Körper schwarze und graue Flecken an den Stellen, an denen Sie am meisten Stress und Angst spüren. Richten Sie auf die schwarzen Bereiche goldenes Licht, damit der Stress aus Ihrem physischen Körper abfließen kann. Richten Sie auf die grauen Bereiche ein rosafarbenes Licht, damit der Stress aus Ihrem Mentalkörper abfließen kann.

Die sechste Methode

Sie haben den Verdacht, dass Ihre Arbeit Sie krank macht. Vielleicht bringt sie eine Seite Ihrer Persönlichkeit auf Kosten anderer Aspekte Ihres Lebens zum Vorschein. Wenn ja, erzeugt dies unnötige Negativität, die Ihren Geist, Ihren Körper und Ihr Glück beeinträchtigt.

Meditation

Denken Sie über das folgende Bild nach. Ein Mann (oder eine Frau) arbeitet den ganzen Tag, um seine Familie gut zu versorgen. Dann fängt er an, auch nachts zu arbeiten. Die emotionale Bindung an seine Arbeit nimmt ihn so in Beschlag, dass er nicht merkt, dass er sich seiner Frau und seiner Familie entfremdet. Plötzlich verliert er seine Stelle. Er hat keine Arbeit und keine Beziehung zu seiner Familie mehr. Er (oder sie) hat nichts mehr.

Dieses Nichts ist der beste Besitz, den jemand je haben kann. Der Mann (oder die Frau) entdeckt, dass er nicht seine Arbeit ist. Jeder von uns kann sich eine Beschäftigung schaffen, wenn er weiß, wer er ist und welches Potenzial er hat. Entsprechendes gilt für die Familie.

Diese Situation ereignet sich tagtäglich überall auf der Welt. Sie ist Teil des menschlichen Wesens, aber sie kann verändert werden.

Die siebte Methode

Beobachten Sie, wie das, was Sie essen und trinken, Ihre Stimmung beeinflusst, und wie Ihr Körper auf es reagiert. So finden Sie heraus, welche Nahrungsmittel am besten für Sie sind, und wie Ihr Geist das, was Sie gegessen haben, beeinflusst.

Meditation

Behandeln Sie alles, was Sie essen und trinken, mit Respekt, egal ob es sich um Biokost, Selbstgekochtes, Restaurantverpflegung oder Junkfood handelt. Wichtiger als das, was Sie essen, ist die Haltung mit der sie es essen. Ihre Einstellung ist ausschlaggebend dafür, wie Ihre Nahrung Ihren Körper und Ihren Geist und damit auch Ihren Blick auf sich und andere Menschen beeinflusst. Respektvoll Essen ist dasselbe wie Beten. Nahrung ist Gebet in Aktion. Jeder Bissen ist eine Übung für das Bewusstsein.

Die achte Methode

Jedes Mal, wenn wir sprechen, verändern wir das Leben anderer Menschen. Seien Sie sich bewusst, was Sie sagen, welche gedanklichen Prozesse dem Gesagten zu Grunde liegen und wie es andere beeinflusst.

Meditation

Wiederholen Sie den folgenden Text laut, Wort für Wort:

Was ist die machtvollste Waffe in der Geschichte der Menschheit? Nicht Terrorakte, Atombomben, Napalmbomben und biologische Waffen, so Grauen erregend sie auch sind. Die stärkste Waffe ist die menschliche Zunge und ihre Verwendung. Reden ist aktiviertes Denken: Es beeinflusst das Leben der Menschen auf subtile Weise, oft für immer. Wenn Sie andere beleidigen, beleidigen Sie sich selbst. Aufrichtiges Lob oder andere Formen einer mitfühlenden, respektvollen Ausdrucksweise dagegen sind wie Geschenke. Sie bringen dem Redenden Bescheidenheit und dem Zuhörer Einsicht und Kraft. Die Sprache gehört zu den größten Leistungen der Menschheit, denn sie entspringt dem Wunsch, die Wahrheit mitzuteilen und Empfindungen auszutauschen, die man mit anderen gemeinsam hat. Lassen Sie nicht zu, dass andere oder Sie selbst Ihre Worte als Selbstverständlichkeit betrachten. Sie sind kein Gebrauchsartikel, sondern etwas Heiliges. Oft ist es besser zu schweigen als etwas Törichtes zu sagen. Schweigen lehrt uns den Wert des Sprechens. Friede sei mit mir und der Welt.

Die neunte Methode

Aktivieren Sie Ihre innere Wahrheit und Ihre ganz persönliche Ethik und erlauben Sie sich, so gut zu sein, wie Sie können. Das Leben ist eine Reihe emotionaler und intellektueller Konstruktionen – die Architektur des Geistes. Wenn Sie verstehen, wie

Ihr Geist alle Aspekte Ihres Lebens beeinflusst, werden Sie auf die Schwierigkeiten des Lebens weniger reflexhaft reagieren.

Meditation

Nehmen Sie sich jeden Tag zehn Minuten Zeit, um einfach still zu sein. Lauschen Sie Ihren Gedanken. Woraus bestehen sie? Setzen Sie Ihre inneren Sinne ein, um es herauszufinden. Überlegen Sie, was für Ihr Leben wichtig ist und was Sie von Ihrem Gutsein ablenkt. Die Übung ist nicht einfach, aber sie lohnt sich. Sie werden überrascht sein, wie viel Gutes in Ihnen ist und auf Anwendung wartet. Durch die Verbindung mit dem eigenen Gutsein werden Sie ruhig und konzentrierter; Ereignisse, Lebensprozesse und das, was andere denken und wollen, lenken Sie nicht so leicht ab. Dadurch entsteht eine Basis für Weisheit. Ihre Weisheit ist Ihre Kraft.

Die zehnte Methode

Danken Sie für die guten Zeiten und für die schlechten. Vergeben Sie jedem, der Sie verletzt hat, und bitten Sie um Vergebung für sich selbst.

Meditation

Stellen Sie sich vor, Sie hätten Tausende wunderschöner weißer Blumen, die alle anders duften. Riechen Sie ganz langsam an jeder einzelnen Blüte und konzentrieren Sie Ihre Aufmerksamkeit auf sie. Vor Ihnen ist ein Feuer in einer dreieckigen Feuerstelle, die mit gelben und roten Dreiecken bemalt ist; die Spitze des Dreiecks zeigt von Ihnen weg. Lenken Sie Ihre Aufmerksamkeit auf das Feuer. Nehmen Sie dann eine Blume nach der anderen auf und denken Sie an eine Verletzung oder an einen Zustand von Wut, Wolllust, Gier oder Hass, der durch etwas ausgelöst wurde, was Sie oder jemand anders getan hat.

Sagen Sie laut den Namen des Menschen, mit dem Sie sich

gerade beschäftigen, oder beschreiben Sie die Situation und danken Sie ihm beziehungsweise ihr dreimal, egal ob die Erfahrung gut oder schlecht war. Das hilft Ihnen, die Vergangenheit, den Schmerz und den Kreislauf des Leids loszulassen. Es verhindert auch, dass gefährliche und üble Situationen schlimmer werden.

Übertragen Sie die Emotion, die diese negative Erfahrung begleitet, auf die Blume und legen Sie diese ins Feuer. Beobachten Sie, wie sie verbrennt. Machen Sie dies mit jeder Blume, bis Sie alle aufgebraucht haben. Wiederholen Sie den Namen des Betreffenden oder die Beschreibung der Situation noch einmal und danken Sie ihnen. Das trägt dazu bei, diesen speziellen Kreislauf des Leids abzuschließen. Die Vergangenheit verliert ihren Stachel.

Am Schluss dieses Kapitels möchte ich noch einmal an drei sehr wichtige Punkte erinnern. Während die zehn Methoden die Richtung für Handlungen und Einsichten vorgeben, sind die folgenden drei einfachen Punkte so etwas wie die geistigen Sprungbretter für Ihren Weg zu einem ausgeglichenen und weisen Leben.

1. Krankheit und Gesundheit entspringen demselben inneren Wirken Ihres Geistes. Alle Aspekte der materiellen Welt, auch Ihre Gedanken, werden durch Ihren Blick auf die Realität erschaffen.
2. Als Individuum bestehen Sie aus fünf Strängen geistiger Energie. Ihr Geist fabriziert sie, um die Welt zu verstehen. Es sind: Wahrnehmung, Akzeptanz, Zielstrebigkeit, Unterscheidungsvermögen und Bindung. Aus diesen fünf Strängen sind alle Aktivitäten des Menschen gewebt.

   Mit Hilfe der *Wahrnehmung* können Sie verstehen, warum Sie leiden und was Ihre wahren Bedürfnisse sind.

   Wenn Sie Ihre Lage und Situationen, die Sie nicht verändern können (insbesondere andere Menschen) *akzeptieren*, werden Sie sich des Karmas bewusst, und Sie entwickeln Mitgefühl.

Zielstrebigkeit hilft Ihnen, alle Hindernisse zu überwinden.

Unterscheidungsvermögen hilft Ihnen, das Wesen und die Wahrheit aller Dinge zu finden.

Die *Bindung* ist der Strang, um den herum die anderen vier sich schlingen. Wenn Sie wissen, wie und warum Sie an Dingen hängen, fangen Sie an, sich von ihnen zu lösen, und erkennen, was Ihnen in Ihrem Leben wirklich wichtig ist.

3. Wie jeder andere Mensch auch haben Sie Ihren Ursprung in der Energie fundamentalen Gutseins, egal was Sie derzeit tun und denken. Auf Grund Ihrer Lebenserfahrungen kann es sein, dass Sie das vergessen, und dann leiden Sie. Seien Sie deshalb so gut wie Sie können; es ist das allerwichtigste Heilmittel, das mit der Zeit alle Dinge in Ordnung bringt.

7

Genesung und Verjüngung erleben

Jede Heilung ist eine Verjüngung. Sie ist Ihr Recht. Nehmen Sie sie an und verwenden Sie sie so, dass sie Ihnen und jedem anderen nützt. Der Verjüngungsprozess ist leicht erlernbar, denn die angeborene Fähigkeit dazu ist auf jeder Ebene in Ihnen.

Mit Hilfe der in diesem Kapitel enthaltenen Weisheiten können Sie von Ihrem Leben maximal profitieren und die Essenz des Lebens entdecken. Sie lernen die Theorie von den fünf Elementen kennen, aus denen alles im Universum besteht, und erfahren, wie Sie Ihr diesbezügliches Wissen in einer Reihe von Selbstheilungsübungen anwenden können. So schließen Sie mit Ihrem Körper Freundschaft und erreichen eine hohe Energie, einen tiefen Fokus und eine anhaltende Konzentration.

Es ist nicht einfach, krank zu sein. Wie in Kapitel 6 dargestellt, sieht die tibetische Medizin die Basis für die Krankheit und den Weg zur Heilung so: Menschen leiden und werden körperlich und seelisch krank, weil sie nicht wissen, wie sie Wohlbefinden herstellen sollen. Wenn sie das richtige Handwerkszeug zur Behandlung ihres Leids haben, kann sich Krankheit in Gesundheit und Gleichgewicht verwandeln.

Um gesund zu werden und zu bleiben, müssen Sie zu dem Einfluss zurückgehen, der Sie ursprünglich krank gemacht hat, und ihn befrieden. Dann fängt in Ihrem Körper, Ihrem Geist und Ihrem Leben ein Verjüngungsprozess an. Sie fühlen sich wie neu geboren und sind an Seele, Geist und Körper jünger.

Der Alterungsprozess verlangsamt sich, und Ihre Weisheit nimmt zu.

Gesund werden ...

Sehen wir uns zunächst die elementaren Genesungsschritte an, die jeder von uns auf dem Weg zum Wohlbefinden absolviert, egal ob wir körperlich, seelisch, geistig oder spirituell krank sind.

- Genesung: Der Stabilisierungsprozess, der einsetzt, wenn Geist und Körper von der Krankheit nicht mehr negativ beeinflusst werden.
- Erneuerung: Körper und Geist fangen mit der Aufbauarbeit an, und Sie sind nicht mehr krank.

... und gesund bleiben

Wenn wir wirklich gesund werden wollen, müssen wir außerdem den folgenden Schritt machen.

- Verjüngung: Durch einen mentalen oder spirituellen Prozess entdecken Sie die Ursache Ihrer Beschwerden, sodass Ihr Leben und Ihr geistiger Zustand sich vollkommen verwandeln.

Verjüngung ist zugleich eine mentale Einstellung, eine Äußerung des Bewusstseins und ein körperlicher Prozess. Ihr physischer Körper erlebt eine Transformation, durch die er einen höheren physischen Zustand erreicht. Das ist eine erfreuliche, starke Erfahrung, die für immer bleibt. Auch wenn Ihr Körper irgendwann stirbt, lebt die Erfahrung der Verjüngung in Ihrer Seele und in der Seele anderer Wesen weiter.

Die Verjüngung erneuert Ihre Sinne, Ihren Körper, Ihr Gehirn, Ihren Intellekt und Ihre Emotionen. Die erhöhte Vitalität, geistige Klarheit und spirituelle Integration wiederum machen Ihre Seele stärker und bringen Selbsterkenntnis.

Wir alle müssen das Wissen entdecken, das zur Verjüngung führt, aber manche Menschen brauchen es offensichtlich dringender als andere. Vielleicht haben Sie schon mit jemandem kommunizieren oder sich um jemanden kümmern müssen, der sehr krank ist oder ständige Schmerzen hat, der im Sterben liegt oder schwer verletzt ist. Solche Menschen scheinen zu schlafen. Der Atem scheint ihnen kein Leben einzuhauchen. Das Gleiche lässt sich oft bei Menschen beobachten, die ständig krank sind und chronische Beschwerden haben, etwa Erkältungen, Glieder- oder Knochenschmerzen oder Kopfweh.

Für diese Menschen ist die Krankheit zu einer Gewohnheit geworden, die für ihr Leben essenziell ist. Sie brauchen ihr Problem und haben ihr wahres Selbst in ihm verloren. Sie müssen genesen, sich erneuern und verjüngen. Das Werkzeug dazu ist in der Theorie von den fünf Elementen enthalten.

Die fünf Elemente

Alle Dinge in dieser Welt und im Kosmos generell, auch Ihr Körper und Ihr Geist, sind in einem Zustand, in dem Fluss und Form sich verflechten. Diese Kräfte wirken stark, beständig und real, aber in Wirklichkeit sind sie flüchtig und unbeständig und unaufhörlich im Wandel begriffen. Jeder Aspekt des Denkens und Glaubens in der physischen Welt und im Universum wird geboren, besteht für die ihm zugemessene Zeit, stirbt und wird in Energie zurückverwandelt. Die Tibeter glauben, dass die fünf Elemente – Erde, Wasser, Feuer, Wind/Luft und Raum – an diesem riesigen Wandteppich weben.

Der Einfluss der fünf Elemente reguliert das Universum und die Naturgesetze und damit auch die energetischen Beziehungen zwischen Geist und Körper. Das bedeutet, dass in der materiellen Welt alles, das Kleine genauso wie das Große, mit den Elementen beginnt und endet. Über die drei Temperamente Wind,

Galle und Phlegma sind sie auch mit unserer Gesundheit verbunden. Wenn Sie die fünf Elemente kennen und wissen, wie sie mit den drei Temperamenten zusammenarbeiten, können Sie Ihren Platz in der materiellen Welt besser verstehen.

Dem westlichen Denken fällt es schwer, das Wesen der fünf Elemente zu akzeptieren. Diese sind gleichzeitig symbolisch, deskriptiv, subjektiv und konkret. Verwirrend ist zudem, dass sie sich nicht immer wörtlich auf die physischen Elemente beziehen, deren Namen sie tragen – aber das braucht Sie jetzt nicht zu beschäftigen. Die fünf Elemente sind die Energien, die alle Dinge am Laufen halten: das Universum, das Sonnensystem, die Einflüsse des Mondes, die Welt als Ganzes, Ihr Land, Ihre Stadt, Ihr soziales Umfeld und natürlich Ihren Körper.

Die fünf Elemente sind für die Gesundheit zentral, weil sie die Urzutaten darstellen, aus denen Krankheit und Heilung zusammengemixt werden. Die Eigenschaften der einzelnen Elemente sind Aspekte unseres Bewusstseins. Jedes Element erzeugt tief sitzende Strukturen, die unser Unbewusstes, unsere Instinkte und unsere Intuition speisen. Sie formen unseren Blick auf uns selbst und bauen unsere Persönlichkeit auf.

Wenn das Gleichgewicht der Elemente in Ihrem Leben gestört ist, laufen die Dinge möglicherweise nicht so, wie Sie es gerne hätten. Wenn Sie die Elemente ausbalancieren, erfassen Sie sie spontan und nehmen die Energien der natürlichen Welt wahr. Dann wird das Wesen Ihrer Persönlichkeit Ihnen sehr viel klarer, was enorm viel Energie freisetzt, die Sie zu Ihrem Wohl und zum Wohl anderer Menschen anwenden können.

Das Potenzial der fünf Elemente lässt sich auch für Visualisierungen beim Meditieren einspannen. Sie werden weiter unten beschrieben. Wenn es Ihnen schwer fällt, sich Dinge bildlich vorzustellen, sollten Sie sich davon nicht abschrecken lassen; tun Sie einfach so, als sähen Sie sie. Folgen Sie den Anweisungen, dann werden positive Ergebnisse nicht auf sich warten lassen.

Erde

Erde ist der stoffliche Charakter der Dinge: Material, Gewicht, Haltbarkeit, Dichte. Erde regiert die strukturellen Aspekte unseres Körpers – Muskeln und Knochen – sowie die Art, wie wir auf unsere Umgebung reagieren.

Das Element Erde hat mit dem Aufbau aller Muskeln im Körper zu tun, mit allen Aspekten des Knochenaufbaus, des Knochenmarks und des Hautwachstums und mit den Augen und ihren Funktionen. Es beeinflusst den Geruchssinn und die Interaktion der physischen Sinne. Erde weckt unser Bewusstsein für die Zeit und die Erfahrungen des Alltagslebens, für Tod und Geburt.

Das Element Erde verbindet uns mit den Rhythmen, die unserer Gesundheit zu Grunde liegen; es zeigt uns, was wir von unserer Krankheit lernen können und welche Weisheit sie enthält. Erde spiegelt uns unser Bewusstsein zurück, zeigt uns, wer wir wirklich sind, und erinnert uns so an unsere Vergänglichkeit.

Das Element Erde verleiht uns Stabilität, Ausrichtung, Disziplin und Toleranz.

Wasser

Das Element Wasser beeinflusst die Zusammensetzung unseres Körpers und unserer emotionalen Bedürfnisse. Von seinem Wesen her ist es die gleitfähig machende generierende Kraft, durch die subatomare und zelluläre Materie verschmelzen. Im menschlichen Körper ist dieses Element der verbindende Faktor, der alle wichtigen Körpersysteme in Gang hält.

Das Element Wasser bringt alle Aspekte der Körperflüssigkeiten hervor: Urin, Lymphe und Blut genauso wie alle innerlichen und äußerlichen Absonderungen. Es regiert den Geschmack und die mit ihm zusammenhängenden Prozesse. Es beeinflusst, wie wir krank werden und welche Folgen die Krankheit hat, gibt uns aber auch die Energie, die verhindert, dass wir krank werden. Das Element Wasser beeinflusst das religiöse Denken, die Emotionen, die Veränderungen in der Geschichte der Menschheit und die Entwicklung des Glaubens.

Wasser erzeugt ein flüssiges Denken, Mitgefühl, Intuition und Empathie, Bescheidenheit und Großzügigkeit.

Feuer

Feuer beeinflusst und lenkt die Gesundheit von Körper und Geist. Es entspricht der Entwicklung und dem Wachstum der Materie; im Körper ist es Hitze, Verdauungsfunktionen und der Zündfunke in den regulierenden Systemen des Stoffwechsels.

Das Element Feuer trägt dazu bei, das Immunsystem zu stärken, das Abwehrsystem des Körpers gegen Krankheiten. Es steuert die Körpertemperatur, beeinflusst den Kreislauf und die Herztätigkeit und außerdem die Sehkraft. Feuer kann uns zeigen, warum wir krank werden und wie im Körper das Chaos ausbricht, wenn ein Teil krank ist. Feuer beeinflusst die Bereiche Geld, Geschäftsleben und Karriere.

Feuer erzeugt den Wunsch, Blockaden zu überwinden, sich weiter zu entwickeln, Inspiration, Weisheit und Freude zu finden.

Wind/Luft

Wind/Luft ist die starke bewegende Kraft, von der die Sauerstoffaufnahme und die Bewegungen des Kreislaufs, der Lunge, der Nerven und der Lymphe beeinflusst werden. Das Element setzt die Herztätigkeit in Gang, indem es die Herzkammern zum Pumpen veranlasst, und reguliert die Tätigkeit des Gehirns insofern, als es die unsichtbare Verbindung zwischen Geist,

Persönlichkeit und Körperfunktionen herstellt. Wind/Luft ist verantwortlich für die Art und Weise, in der wir auf andere Menschen reagieren.

Das Element steuert und lenkt die Atmung und alle mit ihr zusammenhängenden Stoffwechselaspekte. Es regiert die Funktionen der Körperorgane. Weil es den Tastsinn beeinflusst, trägt es dazu bei, dass Sie – unbewusst – etwas über Ihre unmittelbare Umgebung wissen. Es beeinflusst außerdem das theoretische Denken und die Disziplin.

Wind/Luft erzeugt einen forschenden Geist, die Liebe zum Wissen und Argumentieren, den Respekt vor der Gemeinschaft und den Wunsch nach Freiheit.

Raum

Raum ist das Element, das die Entwicklung unserer physischen und mentalen Persönlichkeit formt. Es ist verantwortlich für die dynamische Interaktion der anderen Elemente. Es erzeugt alle Räume, Öffnungen und Hohlräume in allen Teilen des physischen Körpers und des Geistes; es repräsentiert unser Potenzial zur Bewusstseinserweiterung und beeinflusst unsere Fähigkeit zum kreativen Denken.

Das Element Raum steuert den Hörsinn und alles, was mit ihm zusammenhängt, etwa ob wir gute oder schlechte Nachrichten hören oder uns Klatsch und Tratsch zu Ohren kommen. Raum bietet die Möglichkeit, dass das Bewusstsein sich entwickeln und befreien kann; er fördert das Höchste im menschlichen Wesen zu Tage.

Die Beschäftigung mit diesem Element kann uns zeigen, wie und warum wir uns selbst krank machen, und uns dabei helfen, die Verjüngung in Gang zu setzen.

Die eigene Element-Struktur verstehen und mit ihr arbeiten

Sie bekommen einen Einblick in die bei Ihnen vorhandenen Elemente, wenn Sie beobachten, wie die Jahreszeiten sich verändern. Sie können sich auch auf den Voll- oder Neumond einstimmen, ihn ansehen und mit Ihren Sinnen erspüren. Nehmen Sie sich ein Element nach dem anderen vor. Sie werden sie in sich spüren. Nehmen Sie wahr, welches dominant ist und welche Elemente eher im Hintergrund stehen.

Registrieren Sie, während Sie die Natur betrachten, die Entsprechungen der Elemente. Nehmen Sie sich dann Ihre Persönlichkeit vor und sehen Sie, welche Beziehung sie zu den Elementen in der Natur hat, die Sie am stärksten anziehen.

Zeichnen Sie auf ein großes Stück Papier einen Kreis und schreiben Sie die Namen der fünf Elemente hinein. Nehmen Sie für jedes Element eine andere Farbe – wählen Sie eine, die Ihrer Meinung nach zu dem Element passt. Schreiben Sie dann Ihre Gefühle zu jedem Element in den Kreis. So bauen Sie sich Ihren persönlichen Element-Kreis auf und können sehen, ob die Elemente bei Ihnen im Gleichgewicht sind, und welches Element eventuell das Gleichgewicht stört.

Je öfter Sie diese einfache Übung machen, desto stärker regen Sie bewusste Verbindungen zwischen Ihrem Alltagsverstand und den Elementen an. Der Kreis zeigt Ihnen auch, welche Ihrer Gewohnheiten von welchem Element gespeist werden, sodass Sie die Dinge zum Besseren wenden können.

Gestörtes Gleichgewicht der Elemente

Ein Ungleichgewicht entsteht durch negative Emotionen. Wenn wir nicht verstehen, dass wir selbst die Ursache unseres Leidens sind, und stattdessen äußeren Ereignissen die Schuld geben, nimmt die Negativität zu, und die Elemente geraten noch mehr aus dem Gleichgewicht.

Wenn wir uns angewöhnen, nur das Leid oder unangenehme Erfahrungen wahrzunehmen, schaden wir uns selbst. Wenn wir uns in nicht kunstgerechter Weise auf die Ursache unseres Unglücks konzentrieren – oder unser Recht auf Glück ständig in Frage stellen –, wird die Erfahrung immer intensiver, bis sie irgendwann kollabiert, was uns noch unglücklicher macht und die Harmonie der Elemente völlig durcheinander bringt. Dann behandeln wir alles, was wir erleben, Gutes genauso wie Schlechtes, mit Argwohn. Und das ist ausgesprochen schade, denn es bedeutet, dass wir die Verbindung zu unserer angeborenen Offenheit und Unschuld verlieren.

Mit den fünf Elementen die Verjüngung in Gang setzen

Eine wirklich dauerhafte Veränderung kann nur eintreten, wenn Sie die Lebensgewohnheiten umwandeln, die Sie krank machen oder Ihnen immer wieder auftretende Schmerzen bereiten. Das bedeutet, dass Sie nach der Krankheit mehr im Gleichgewicht sind als zuvor. Sie müssen erkennen, wie Ihr Körper Schmerz speichert, auf ihn reagiert und ihn dann äußert.

Dabei können uns die fünf Elemente helfen. Jedes ist ein Schlüssel, der eine Tür zur Geschichte unseres Körpers öffnet. Damit sich überhaupt etwas verändern kann, müssen wir das Gefühl entwickeln, dass der emotionale Raum dafür in uns zur Verfügung steht.

Wenn es Ihnen schwer fällt, die ersten Verjüngungsschritte zumindest mental in Angriff zu nehmen, behindert wahrscheinlich das Phlegma-Temperament die Möglichkeiten für Wachstum und Veränderung. Die folgende Selbstheilungsübung trägt dazu bei, Gedankenstrukturen zu transformieren und blockierte

Emotionen zu heilen. Die Übung kombiniert die kunstgerechte Verwendung von Feuer (Motivation), Wind/Luft (Bewegung) und Raum (die Möglichkeit für Veränderung).

Selbstheilungsübung I

Diese Übung hilft Ihnen, blockierte Emotionen zu heilen und die Veränderung in Gang zu setzen.

Setzen oder legen Sie sich bequem hin. Konzentrieren Sie sich auf Ihren Atem.

Versuchen Sie, mit Ihrem Geist und Ihrem Atem alle Hohlräume Ihres Körpers zu erspüren. Lassen Sie sich Zeit. Erspüren Sie die Form der Hohlräume und Öffnungen Ihres Körpers: den Mund, die Nebenhöhlen, Blase, Magen, Darm und Ohren. Erkunden Sie auch die Hohlräume in Ihren Gelenken, Ihren Nasenlöchern, Ihren Augenhöhlen und so weiter.

Versuchen Sie mit Hilfe Ihres Atems ein Gefühl für die Größe und die Tiefe dieser Hohlräume zu bekommen. Sobald dieses Gefühl da ist, können Sie die Hohlräume mit Ihrem Geist füllen. Stellen Sie sich dann vor, wie alle Hohlräume zu einem einzigen verschmelzen.

Spüren Sie, wie das Element Wind/Luft durch diesen größeren Raum hindurchfließt, durch Ihren ganzen Körper und in Ihre Knochen hinein. Es bewegt, öffnet und beseitigt alle Blockaden, die körperlichen genauso wie die geistigen.

Ihr Verlangen nach Veränderung entfaltet sich, und Sie spüren zunächst körperliche Kraft. Ihr Körper entspannt sich, und Sie haben das Gefühl, dass er größer wird.

An diesem Punkt spüren Sie, wie Ihre Körperhohlräume anfangen, Hitze zu erzeugen. Ein schwaches Feuer beginnt von Ihnen auszustrahlen; es wärmt Ihren ganzen Körper, fließt durch Ihr Blut, entspannt Ihre Knochen und intensiviert Ihren Wunsch, gesund zu sein.

Lassen Sie Ihren Körper in dieser Wärme verweilen. Sehen

Sie sich selbst, wie Sie gesund werden und energiegeladen, froh und stark Ihren täglichen Beschäftigungen nachgehen.

Machen Sie diese Übung an dreizehn aufeinander folgenden Tagen langsam und möglichst zweimal täglich, zu Hause und am Arbeitsplatz. Sie gibt Ihnen Mut und das Gefühl, die Dinge wieder im Griff zu haben, aber auf neue Weise. Sie werden sich in Ihrem Körper zu Hause fühlen.

Rachel hatte ein langwieriges chronisches Erschöpfungssyndrom und regelmäßig schwere Asthmaanfälle. Die meiste Zeit verbrachte sie im Bett, wütend und krank. Sie fühlte sich absolut ohnmächtig und ihrem Zustand hilflos ausgeliefert. Das ging so weit, dass sie gar nicht mehr versuchte, gesund zu werden. Also ging es ihr immer schlechter.

Dann beschloss sie, die tibetische Medizin auszuprobieren. Als sie sich nach ein paar Monaten etwas besser fühlte, wurde die obige Selbstheilungsübung Bestandteil ihrer Behandlung. Rachels Einstellung wurde sehr viel positiver, und nach einem Jahr war sie wieder auf den Beinen. Nach einem weiteren Jahr verschwand ihr Asthma. Heute kann sie wieder arbeiten – dank der Kombination verschiedener Behandlungen.

Die Übung ermöglichte Rachel, das Wesen ihres körperlichen Leids zu verstehen. »Ich fühlte mich so machtlos, als ob ich keine Kontrolle mehr hätte, und wusste nicht, was ich machen sollte. Die Meditationsübung hat mir sehr viel gebracht, und ich war mehr in Kontakt mit mir. Heute sitze ich selbst am Steuer meines Lebens, anstatt es Ärzten, Verwandten oder Freunden zu überlassen. Endlich bin ich wirklich unabhängig.«

Verjüngung und Genesung sind nicht dasselbe

Ein altes tibetisches Sprichwort sagt: »Die Genesung ist ein Tal, die Verjüngung ein Berg.« Das bedeutet, dass es Ihnen besser gehen kann, auch wenn Sie gar nicht wissen, warum Sie krank waren; das aber heißt, dass Sie wieder krank werden können. Bei einer Verjüngung werden Geist und Körper vollständig erneuert, sodass Sie vom Berggipfel aus das unten gelegene Tal ganz überblicken und alle Einzelheiten der Landschaft erkennen können.

Die Krankheit ist nicht größer als Sie; sie ist ein Teil von Ihnen, der durch Ihre Lebenserfahrung definiert wurde. Die Krankheit ganz zu sehen bedeutet, dass Sie über das, was Sie schmerzt oder beeinflusst, Macht haben, und das Resultat festlegen können.

Wichtig ist die Einsicht, dass die Verjüngung als Erstes von Ihrem Geist erlebt wird. Erst dann überflutet sie wie ein strahlender Lichtblitz Ihren physischen Körper mit energetisierender, heilender Kraft. All dies ist latent in Ihnen vorhanden, eine unterschwellige Energiefrequenz, die auf Verwendung wartet.

Der Vorgang wird auf Tibetisch als *jinlab* bezeichnet, »Welle der Anmut« – ein Augenblick spiritueller Schönheit, der zugleich nach oben und nach unten führt. Sie können dieses segensreiche Erlebnis von anderen empfangen, es sich aber auch selbst bereiten.

Charles hatte eine neurale Muskelatrophie. Er wusste, dass er bald sterben würde, und hatte schreckliche Angst davor, schmerzvoll zu ersticken. Er war überzeugt, dass nichts seine Krankheit ändern konnte und dass er auf diese Weise für all das Böse »bestraft« wurde, das er früher vielleicht einmal begangen hatte. Als sein Körper ihn im Stich ließ, fühlte er mit jedem Tag mehr Ohnmacht.

Charles war ein halbes Jahrhundert lang auf der ganzen Welt berühmt gewesen, aber er wusste, dass sein Ruhm ihm jetzt nicht helfen konnte. Auf diesem Tiefpunkt wurde er damit bekannt gemacht, dass Verjüngung und Genesung nicht unbedingt dasselbe sind.

Zunächst sah er keinen Sinn darin, die Selbstheilungsübung zu machen, aber schließlich begriff er, dass sie seine Angst vor dem Sterben abbauen konnte. Tatsächlich verjüngte sie sein seelisches Erleben, und als er ein paar Wochen später starb, hatte er keine Angst.

»Durch die Überwindung der Angst vor dem Tod habe ich gelernt, keine Angst vor dem Leben zu haben«, sagte er mir ein paar Augenblicke bevor er starb. »Ich weiß, warum ich krank geworden bin. Jetzt bin ich verjüngt. Ich bin bereit.«

Bei der Beerdigung sang seine Frau »Amazing Grace«.

Selbstheilungsübung II

Diese Übung trägt dazu bei, dem Sterbenden und seinen Betreuern, Freunden und Familienangehörigen die Angst vor dem Tod zu nehmen. Sie beruhigt auch Menschen, die Angst vor dem Erfolg haben.

Konzentrieren Sie sich auf Ihren Herzschlag. Lassen Sie seine Rhythmen durch Sie hindurchpulsieren, bis Sie nur noch diesen Herzschlag spüren und wahrnehmen. Spüren Sie, wie das Element Feuer von einer kleinen Flamme ausgeht und größer und größer wird. Es ist Ihr Herzschlag, der dieses Feuer der Verjüngung anfacht.

Stellen Sie sich dann vor, dass Ihre Haut ein rotes Licht auszustrahlen beginnt. Ihr ganzer Körper ist voll von diesem sanften Feuer. Sie spüren jetzt die Bewegung und die Wärme starker Heilungsenergien, denn das Galle-Temperament wird aktiv.

An diesem Punkt macht sich in Ihren Knochen das Element Erde bemerkbar; es zeigt sich als kraftvolle, aber doch sanfte Empfindung, die sich durch Ihre Knochen und Gelenke ausbreitet und Ihr ganzes Skelett mit einer starken, stabilen Kraft erfüllt.

Verweilen Sie in dieser Energie. Schließen Sie die Augen und verschmelzen Sie mit ihr.

Neuer Körper, neue Einsicht

Unser Körper hat eine eigene, angeborene Fähigkeit, seine Umgebung wahrzunehmen, und das beeinflusst unbewusst, wie unser Geist mit der Welt umgeht. Durch eine Aktivierung des Elements Wind/Luft und des Temperaments Wind, wie in der dritten Selbstheilungsübung angegeben, bauen wir eine Verbindung zu unserem Körper auf, durch die er uns bewusster wird und unsere Sinne schärft. Dies lässt ein echteres Empfinden für die physische Realität in uns entstehen und ist ein entscheidender Bestandteil der Verjüngungserfahrung.

Malcolm litt an einer Muskelschwundkrankheit, die von der Schulmedizin mit einem rigorosen Therapieplan behandelt wurde, der Medikamente und Körpertraining vorsah. Als Malcolm zu mir kam, war er deprimiert und einsam. Er empfand seinen Körper als Feind, als Sklavenaufseher, der ihn knebelte. Schon als Jugendlicher hatte er professionell Tennis spielen wollen, aber damals war auch seine Krankheit ausgebrochen, und er musste seinen Traum aufgeben. Jahrelang hatte er die Wut auf seinen Körper in sich angestaut. Die Beziehung zwischen Malcolm und seinem Körper war alles andere als gut. Durch die folgende

Übung wandelte er seine Wut und seine Enttäuschung langsam um, und er fand neue Möglichkeiten, seinen Körper zu schätzen, ja sogar froh über ihn zu sein. Schließlich war er so weit, dass er sich selbst lieben konnte. Dank seiner dynamischen, gesunden Geist-Körper-Beziehung strahlt er Charisma und Mitgefühl aus. »Ich hasse mich nicht mehr«, sagte er mir einmal. »Ich fühle mich wie andere Leute auch – normal.«

Selbstheilungsübung III

Diese Übung hilft Ihnen, die Verbindung zu Ihrem Körper zu verbessern. Konzentrieren Sie sich auf Ihren Atem. Sagen Sie in Gedanken dem Element Wind/Luft, es solle durch Ihren ganzen Körper kreisen; es wird automatisch seinen Weg finden. Konzentrieren Sie sich dann auf das Temperament Wind, das sich vom höchsten Punkt Ihres Kopfes hinunter in den Beckenraum bewegt. Je öfter Sie diese Übung machen, desto besser werden Sie die Bewegungen des Wind/Luft-Elements und des Wind-Temperaments in sich spüren.

Sie stimulieren automatisch das Element Erde, und Ihr Körper fängt an, sich mit Energie zu füllen. Gleichzeitig unterstützt das Element Luft ein ruhiges, fließendes Körpergefühl.

Entspannen Sie sich. Seien Sie so still, wie Sie können. Lassen Sie zu, dass die Energie der Elemente und Temperamente Ihren Körper dazu anregt, sich auszudehnen und zu strecken. Wenn Sie spüren, dass alle physischen Funktionen Ihres Körpers sich mit Energie aufladen und flexibel werden, verschmilzt Ihr Geist mit dem Körper, und sie werden eins.

Bleiben Sie in der Stille.

Krankheit ist Kommunikation

Krankheit ist jene verzweifelte Phase der Kommunikation, bei der Körper und Geist Ihnen den Krieg erklären. Überlastete seelische und körperliche Prozesse versuchen, sich in einer Form zu äußern, die von Ihnen wahrgenommen wird. Körper und Seele verwenden die Sprache unmittelbarer Erfahrungen, die uns daran erinnert, dass wir sterblich und verletzlich sind. Die Krankheit kann jederzeit und überall zuschlagen.

> *Harry, ein führender Akademiker, hatte seinen Körper nie sonderlich beachtet. Nachdem er ihn jahrzehntelang vernachlässigt hatte, stand er mit einer Reihe von Krankheiten da, die von Leber- und Nierenleiden bis zu Altersdiabetes reichten. Er war ziemlich fertig und konnte das, was mit ihm geschah, nicht verstehen. Er hatte das Gefühl, »in seinem Kopf oder in seinem Körper keinen Platz zu haben«.*
>
> *Harry entschloss sich zur Flucht. Er hängte seinen prestigeträchtigen Job an einer berühmten amerikanischen Universität an den Nagel und ließ sich in London nieder. Aber bald entdeckte er, dass seine Probleme ihm gefolgt waren.*
>
> *Nichts wurde signifikant besser, bis er die folgende Selbstheilungsübung erlernte; sie erlaubte ihm, seinen Gedankenwirrwarr hinter sich zu lassen und auf seinen Körper zu hören. Unter dem chaotischen Gesumme der Krankheit hörte er tatsächlich deutliche Worte, die von Heilung sprachen. Er kehrte nach Amerika zurück und ließ sich behandeln.*
>
> *Schließlich lernte er, seinen Körper und seinen Geist in den Griff zu bekommen. Er begann wieder zu arbeiten und wurde glücklich.*

Selbstheilungsübung IV

Diese Übung hilft Ihnen, sich Ihre Ängste anzusehen.

Legen Sie sich nach Möglichkeit ausgestreckt auf den Boden oder setzen Sie sich bequem hin; die Hände liegen im Schoß. Schließen Sie die Augen.

Konzentrieren Sie sich auf Ihr Knochengerüst. Spüren Sie es. Stellen Sie sich vor, wie das Element Wasser durch jeden einzelnen Knochen fließt, eine Leitung des Lebens. Lassen Sie mit dem Wasser Ihren Geist in die Knochen einströmen. Spüren Sie seine Kraft. Ihr Geist lässt zu, dass das Wasser-Element die Richtung bestimmt.

Folgen Sie seinem Fließen, bis es auf natürliche Weise zur Ruhe kommt.

Gewohnheiten aufgeben, die die Verjüngung behindern

Negative Verhaltensmuster, etwa Kettenrauchen, Drogenkonsum oder zwanghafte Einstellungen, können Ihr körperliches Wohlergehen beeinträchtigen und die Saat der Krankheit säen. Wenn Sie wissen, was gut für Sie ist und was nicht, kann die Verjüngung beginnen.

Michael, ein Musiker, gewöhnte sich an, krank zu werden, um mit seinem Stress, seiner Erschöpfung und seinem Ruhm zu Rande zu kommen. Er tat alles Mögliche, um nicht einsehen zu müssen, warum er krank war. Als er die folgende Selbstheilungsübung kennen lernte, konnte er sich selbst gegenüber zugeben, dass er die Gewohnheiten, die seine Krankheiten förderten, aufgeben musste.

Dieses Bewusstsein wurde immer stärker, bis Michael schließlich erkannte, was gut für ihn war. Er entdeckte seine Sehnsucht nach Spiritualität und spürte den Wunsch, glücklich zu sein. Er hörte auf, nach seiner Karriere und der mit ihr einhergehenden Berühmtheit süchtig zu sein, und nahm sein Leben bewusst in die Hand. Er machte bessere Musik, die sich besser verkaufte, und war glücklicher. Er zieht sich nicht mehr zurück, sondern nimmt am Leben seiner Gemeinschaft teil.

Selbstheilungsübung V

Diese Übung trägt dazu bei, Süchte aller Art abzulegen, und verbessert die Fähigkeit, selbsterzeugte Illusionen zu durchschauen.

Legen Sie sich auf den Rücken. Lenken Sie Ihre Aufmerksamkeit auf den Bauch, die Quelle Ihrer körperlichen Kraft. Spüren Sie, wie Ihr Bauch sich mit dem Atem hebt und senkt.

Spüren Sie, wie das Element Wasser sich tief in Ihren Eingeweiden durch die Gewebe Ihrer Muskeln und Ihrer Haut bewegt. Spüren Sie, wie dieses kühle Wasser über Ihre Haut rinnt.

Aktivieren Sie nun das Wind-Temperament: Denken Sie einfach daran und spüren Sie, wie es sich von der Leistengegend aus spiralförmig nach oben windet, sich bis zum höchsten Punkt Ihres Kopfes verbreitet und alles Negative und alle Körpergifte mitnimmt. Stellen Sie sich vor, dass es an dieser Stelle zu einem orangefarbenen Licht wird, das alle Verunreinigungen in Geist und Körper entfernt und zerstört.

Bleiben Sie ein paar Augenblicke still liegen und spüren Sie mit Ihrem Geist den Zustand Ihres Körpers.

Alles, was Sie denken, tun oder erleben, hat einen profunden Einfluss auf Ihren Körper, ebenso wie jeder Aspekt Ihrer physischen Welt. Ihr Körper nimmt alle Erlebnisse auf und verfrachtet sie ins Nervensystem, das dann Ihre unmittelbare Realität erschafft.

Es kann jedoch sein, dass sensorische Einflüsse, die Sprache und Glaubenssysteme Ihren Geist austricksen. Er glaubt das, was ihm eingegeben wird. Der Körper jedoch glaubt nur das, was er verwenden kann. Schmerzen zum Beispiel speichert er als Teil seines Lernprozesses.

Die Schwierigkeit besteht darin, dass Ihr Körper oft nicht unterscheiden kann, was er behalten und was er loslassen soll. Für die Verjüngung ist es ganz wichtig, dass ihm bei dieser Aufgabe geholfen wird. Dann können Sie bestimmen, wie er mit Krankheit umgeht, und ihm helfen, Wohlbefinden hervorzubringen.

Matthew war immer müde, hatte ständig Schmerzen und für nichts Energie. Sein Körper schien außer Kontrolle und von seinem Geist getrennt zu sein – Matthew hatte das Gefühl, als würde er den Kontakt zu ihm verlieren.

Kleine Alltagserlebnisse eskalierten zu größeren Dramen, sodass er beim Zubettgehen so müde war, dass er nicht schlafen konnte. Sein Körper war verwirrt durch das, was um ihn herum geschah.

Matthew bekam eine tibetische Kräutermedizin und bestimmte Kum-Nye-Übungen verordnet. Die folgende Selbstheilungsübung brachte ihn zu der Einsicht, dass er unter einer akuten Stress-Störung litt. Durch die Übung fand er eine Möglichkeit, emotionale Grenzen zu setzen, sodass er die Welt ohne Gefahr für seine Person interpretieren konnte.

Auf Grund seiner neuen Erkenntnisse änderte Matthew seinen Lebensstil und konnte sich selbst vollständig heilen.

Selbstheilungsübung VI

Diese Übung hilft Ihnen, Ihre Selbstheilungsfähigkeiten zu entdecken.

Legen Sie sich auf den Rücken oder setzen Sie sich bequem hin. Die Hände liegen im Schoß, die Augen sind geschlossen.

Spüren Sie Ihre Knochen: Die großen Knochen in den Beinen und die langen Knochen in den Armen. Spüren Sie, wie lang Ihre Wirbelsäule ist, spüren Sie zum höchsten Punkt und zur Rückseite Ihres Schädels hin. Integrieren Sie Ihre Empfindungen in Ihre allgemeine Wahrnehmung, indem Sie durch die jeweiligen Bereiche ein- und ausatmen und alle Spannungen loslassen.

Spüren Sie die natürliche Verbundenheit dieser Bereiche, wenn die freigesetzte Energie sich durch Ihren Körper bewegt. Lenken Sie sie dann in Ihre Wirbelsäule zurück, von der Schädelbasis durch jeden einzelnen Wirbel bis ans untere Ende der Wirbelsäule.

Halten Sie inne und konzentrieren Sie sich auf Ihr Herz. Nehmen Sie an, was Ihr Herz Ihnen sagt. Es können Gefühle oder Emotionen sein, körperliche Empfindungen wie etwa Schmerz, Erinnerungen, Glücksgefühle oder auch ein Rezept für Apfelkuchen. Es kann alles Mögliche sein. Nehmen Sie es an, was immer es ist.

In Ordnung bringen, wiederherstellen, verjüngen: Sie können es!

Ihr Körper will wachsen, sich erneuern, sich ausdehnen, sich verjüngen und überleben, aber den Heilungsprozess geht er immer eher zaghaft an. Wir müssen ihm gut zureden, als wäre er ein schüchternes Kind.

Das positive Denken hat ganz entscheidenden Anteil daran, dass der Körper lernt, gesund zu bleiben. Dabei können Sie sich die Tatsache zu Nutze machen, dass der Körper nichts vergisst. Sobald ein Gedanke richtig sitzt, behält der Körper ihn, um einen höheren Überlebenszustand zu erreichen.

Selbstheilungsübung VII

Diese Übung hilft Ihnen, die Dinge zu akzeptieren, die Sie nicht ändern können.

Legen Sie sich auf den Rücken oder setzen Sie sich bequem hin; die Hände liegen im Schoß, die Augen sind geschlossen.

Denken Sie dann daran, wie das Element Wasser durch Ihren Körper fließt.

Überlegen Sie dabei, wie Ihr Körper reagiert, wenn Sie krank werden, und fragen Sie sich, ob Sie das Leben wirklich positiv sehen. Sie werden feststellen, dass Sie sich daran erinnern, wie Ihr Körper reagiert, wenn er krank ist.

Schicken Sie das Element Wasser wie einen fließenden Strom durch Ihr Skelett; alle Unreinheiten werden von ihm weggeschwemmt. Machen Sie das Gleiche mit Ihren Muskeln, Ihren Organen und Ihrer Haut. Stellen Sie sich funkelnde Tropfen aus silbernem Regen vor, die auf Sie und durch Sie hindurch fallen; sie sind warm und elektrisierend und erneuern Sie von innen heraus. Fangen Sie an, diesen silbernen Regen einzuatmen.

Spüren Sie die Vitalität, die in Ihrem ganzen Körper aufsteigt.

Liebende Energie ist in allem

Egal wie Ihre Lebensumstände aussehen, Ihre unmittelbare Umgebung enthält eine unbegrenzte positive Energie.

Der tibetischen Medizin zufolge ist Materie eine sich langsam bewegende Energie; Ihr Bewusstsein kann sie lockern, öffnen und geschmeidig machen. Sie können sie beschleunigen oder verlangsamen. Die Energie um Sie herum ist wie ein mit Ruß beschmutzter goldener Kelch; Ihr Geist kann ihn reinigen, sodass er Liebe und Positivität ausstrahlt.

Selbstheilungsübung VIII

Diese Übung hilft Ihnen, die Liebe in allen Dingen zu erkennen.

Legen Sie sich auf den Rücken oder setzen Sie sich bequem hin; die Hände liegen im Schoß, die Augen sind geschlossen.

Konzentrieren Sie sich auf Ihren Atem. Während Sie langsam und tief ein- und ausatmen, lenken Sie Ihre Aufmerksamkeit auf die fünf Elemente um Sie herum: Raum, Wind/Luft, Feuer, Wasser und Erde. Spüren Sie, wie ihre starke Heilungsenergie bei jedem Atemzug zunimmt.

Während Sie sich dies vorstellen, wird die Energie der Elemente in Ihrer Umgebung zu Ihnen hingezogen. Konzentrieren Sie sich, wenn dies geschieht, auf Ihr Herz und sehen Sie, wie dort ein dunkles smaragdgrünes Licht leuchtet. Die fünf Elemente fließen in dieses Licht und verbreiten sich dann in Ihrem Körper, um dort unmittelbar heilend zu wirken oder auf andere Weise positiv verwendet zu werden.

Halten Sie inne und nehmen Sie die Energie entgegen. Wenn Sie das Gefühl haben, dass Sie nichts mehr aufnehmen können, fangen Sie an, die Energie nach außen zu all Ihren Freunden und Feinden zu lenken, zu negativen und positiven Situationen und Ereignissen, und so immer weiter hinaus zu allen Lebewesen, damit sie ihnen genauso Gutes tut wie Ihnen.

Die Tibeter glauben, dass die Verjüngung der materiellen Welt, des Universums und des Geistes in Zyklen verläuft. Wenn Sie mit diesen Zyklen arbeiten, schaffen Sie in sich die Basis zur Verjüngung. Die folgende Selbstheilungsübung leitet dazu an.

Selbstheilungsübung IX

Diese Übung hilft Ihnen, die Zyklen des Lebens zu verstehen und zu erkennen, dass es für alles, was geschieht, einen richtigen Zeitpunkt gibt.

Legen Sie sich ausgestreckt auf den Rücken; Arme und Beine sind leicht angewinkelt. Werden Sie sich Ihrer Atmung und Ihres Herzschlags bewusst.

Lassen Sie dann die Elemente Wind/Luft und Wasser in sich aktiv werden. Denken Sie einfach beide und sagen Sie sich im Geist ihre Namen vor. Schließen Sie die Augen, damit Sie sich besser konzentrieren können. Sie werden dann – unter den Bewegungen Ihres Atems und Ihres Herzschlags – andere physische Zyklen und Funktionen in Ihrem Körper entdecken.

Folgen Sie jedem einzelnen; spüren Sie, wie jeder in Harmonie mit dem nächsten arbeitet, wie ein Orchester. Optimale zeitliche Abstimmung, Rhythmus und Gleichgewicht sind die Geschenke, die die inneren Zyklen des Körpers unserer Gesundheit machen.

Verjüngung ist eine Gesetzmäßigkeit

Überall in der Natur gibt es Gesetzmäßigkeiten, die anzeigen, dass die Lebenskraft im Fluss ist. Denken Sie an die Muster, die in Formation fliegende Vögel bilden, an die Bilder in den Wolken, die Formen, die Flüsse auf ihrem Weg zum Meer in die Landschaft graben. Sehen Sie sich Blumen und ihre Blütenblätter an oder Muscheln oder den fünfspitzigen Stern, der zum Vorschein kommt, wenn Sie einen Apfel quer durchschneiden. Sobald Sie sich mit solchen Details zu beschäftigen beginnen, können Sie auch die inneren Gesetzmäßigkeiten von Geburt, Tod und Verjüngung wahrnehmen.

Wir Menschen sind genauso ein Teil der Natur wie Blumen, Meerestiere und Äpfel, wie Wolken, Flüsse und Vögel. Unser Körper und unser Leben folgen den gleichen Gesetzmäßigkeiten. Unser Körper ist eine Miniaturausgabe des Universums, die Natur im Kleinen. Denken Sie daran, dass Hautzellen alle drei oder vier Wochen absterben und sich erneuern, Knochenzellen alle zwei Jahre. Die Blutzellen, die in Ihrem Körper kreisen, bilden ein Muster, das sehr stark dem von Zugvögelschwärmen gleicht, und das Blut in Ihrem Herzen hört sich genauso an wie Wellen am Strand.

Sie können sich mit den Gesetzmäßigkeiten der Natur verbinden und die Energie des Lebens spüren, wenn Sie eine Übung machen, die die alten Tibeter »In den Himmel sehen« nannten. Dazu blicken Sie einfach in den – blauen, grauen, gewitterschwangeren, nächtlichen oder sonnenbeschienenen – Himmel und lassen Ihren Geist in die Weite emporsteigen. Spüren Sie ihre Unermesslichkeit. Schweben Sie durchs Universum. Verbinden Sie sich mit den natürlichen Welten.

Beurteilen Sie Ihren Körper nicht, schließen Sie Freundschaft mit ihm

Wir alle neigen dazu, uns selbst danach zu beurteilen, wie wir aussehen, wie fit wir sind und wie viel unser Körper tun oder nicht tun kann. Die Entwicklung eines positiven Körperbildes ist für eine umfassendere Vorstellung von Wohlbefinden entscheidend, aber selbst das kann den Verjüngungsprozess verlangsamen.

Denn ob Eitelkeit oder Ablehnung Ihr Körperempfinden bestimmen – in beiden Fällen ist Zwanghaftigkeit im Spiel. Das beste Körperbild entwickelt sich, wenn Sie auf Ihren Körper hören und gut für ihn sorgen. Der wahre Wert Ihres Körpers ist sehr viel größer, als irgendjemand sich vorstellen kann.

Selbstheilungsübung X

Diese Übung zeigt Ihnen, wie kostbar Ihr Leben ist.

Legen Sie sich auf den Rücken oder setzen Sie sich bequem hin; die Hände liegen im Schoß, die Augen sind geschlossen. Atmen Sie ruhig und denken Sie daran, was für ein Wunder Ihr Körper ist.

Lassen Sie vor Ihrem geistigen Auge mindestens 20 Minuten lang die Erfahrungen vorüberziehen, die Sie bei den anderen Übungen gemacht haben. Konzentrieren Sie sich dann wieder auf Ihren Körper; Sie werden entdecken, dass Ihr Bewusstsein sich verlagert hat, denn der Verjüngungsprozess ist aktiviert worden.

Tun Sie nichts.

Verjüngung ist ein Segen, der von innen kommt

Die größten Segnungen, die Sie überhaupt je empfangen können, sind die, die aus Ihnen selbst kommen. Das bedeutet nicht, dass sie nicht durch irgendetwas Äußeres ausgelöst werden können: Sehr oft führt etwas, das Sie hören oder sehen – ein Lächeln, Musik, ein Sonnenstrahl, eine Gedichtzeile – zu einer momentanen Erweiterung Ihres Bewusstseins.

Lernen Sie, für diesen endlosen Strom der Heilung empfänglich zu werden, in dem Sie und die Strukturen des Universums sich in einer Verschmelzung des Bewusstseins durchdringen. Er ist das Wesen des Lebens, immer weiter sich ausdehnend und frohlockend über sich selbst. Die Verjüngung ist ein Energiekeim, den auch die heftigste Krankheit in ihrem Innersten enthält. Sie selbst sind dieser Energiekeim.

Hohe Energie, tiefer Fokus, anhaltende Konzentration

Ein hohes Niveau an geistiger und körperlicher Energie, das Sie befähigt, mit anhaltender Konzentration eine klare Ausrichtung, einen tiefen Fokus zu schaffen, ist ein überaus wünschenswerter Aspekt der Verjüngung; oft allerdings scheinen diese Ziele unerreichbar zu sein.

Die alten Tibeter betrachteten drei Energiequalitäten, die jeweils ein Temperament beeinflussen, als essenzielle Hilfsmittel auf dem Weg zu Selbsterkenntnis und einem optimalen Umgang mit der Welt.

- Hohe Energie reguliert und aktiviert das Wind-Temperament; es ist eine sich selbst in Gang haltende geistige Kraft, die eine Quelle innerer Energie hervorbringt, um effizient in der Alltagswelt zu wirken.

- Ein tiefer Fokus stimuliert das Galle-Temperament und bringt es ins Gleichgewicht; es ist eine kreative Energie, mit der Sie das Resultat Ihrer Aktivitäten festlegen können.
- Anhaltende Konzentration reguliert und integriert das Phlegma-Temperament; sie verschafft Ihnen Einsicht in Ihre Lebensweise und Ihre persönlichen Angelegenheiten.

Diese drei inneren Qualitäten können Ihr Leben radikal zum Besseren wenden. Wenn Sie sie durch tägliches Üben entwickeln, wird Ihre Persönlichkeit nach und nach aktiver und Ihr Denken klarer. Diese essenziellen Qualitäten existieren bereits in Ihnen. Sie brauchen sich nur zu fragen, ob Sie sie wollen oder nicht. Die folgende Meditation hilft Ihnen, sie wieder zu entdecken.

Vielleicht meinen Sie, Sie hätten nie irgendwelche essenziellen Qualitäten gehabt, die festlegen, wer Sie wirklich sind. Aber jeder von uns hat sie. Sie haben sie nur vergessen oder mit Lebenserfahrungen zugedeckt. Sie können sie wecken, indem Sie Ihr spirituelles und emotionales Potenzial umwandeln. Dann können Sie diese Qualitäten im Alltag verwenden.

Es kann so aussehen, als wären die Qualitäten eher weltlich als spirituell. Aber wie alles in der physischen Welt integrieren sie alle Aspekte des Lebens – mentale, physische, emotionale und spirituelle. Sehen wir sie uns genauer an.

Hohe Energie

Eine hohe Energie hilft Ihnen, scheinbar unlösbare Probleme, Angelegenheiten oder Situationen zu bewältigen. Die Energie ist überall, sie ist der Baustein der molekularen Welt und die Basis des Lichts. Sie findet sich in Ihrem physischen Herzen und ist in Ihnen aktiv; sie sucht nur eine harmonische Verbindung zur materiellen Welt, um so kraftvoll zu wirken, dass jede Blockade überwunden wird.

Die Aktivierung dieser hohen Energie verhilft Ihnen zu Ganzheit und innerer Kraft, egal wie Sie sich selbst oder Ihre gegenwärtigen Umstände sehen. Hohe Energie entwickelt Ihr Mitgefühl, verhindert, dass Sie immer wieder die gleichen Fehler machen, und trägt dazu bei, dass Ihre Ideen Wirklichkeit werden.

Außerdem gibt sie Ihnen reichlich Gelegenheiten, Fülle und Ruhm zu erzeugen. Das bedeutet, dass Sie Macht oder großen Einfluss auf das Leben anderer Menschen haben. Hohe Energie sorgt dafür, dass Sie solche Dinge zwar kunstgerecht nutzen, aber nicht an ihnen hängen. Diese Qualität entwickelt sich, wenn Sie herausfinden, warum Sie in der Welt sind und welches Ihre wahre Rolle im Leben ist. Auch bleibende Freude stellt sich ein; sie ist ein Aspekt eines inneren spirituellen Glücks, das Ihnen in allen Lebenslagen erhalten bleibt.

Tiefer Fokus

Ein tiefer Fokus entsteht durch die Entwicklung hoher Energie. Aber Sie müssen ihn erkennen, entwickeln und schätzen lernen. Eine klare, tief verankerte Ausrichtung, der Fokus, befähigt Sie dazu, das Wesen der Dinge wahrzunehmen und sie zu verstehen. Verständnis ist Macht, und diese Art Macht hilft Ihnen, ein besserer Mensch zu werden. Sie lernen, zu jedem Thema gute Fragen zu stellen, schnell die Wahrheit der Dinge zu entdecken und das Spirituelle im Alltäglichen zu schätzen.

Ihr Geist wird strukturierter, sodass Sie sich riesige Informationsmengen merken können, und disziplinierter, sodass Sie klarer denken. Sie lernen auch, Geld zu respektieren, es anzuziehen, zu behalten und zu verwenden.

Anhaltende Konzentration

Wenn die Verbindung zwischen Ihrem Geist einerseits und Ihrem Körper und der Welt andererseits enger wird, entsteht anhaltende Konzentration; wie die Morgensonne verbreitet sie Licht und Wärme, die von Ihnen auch körperlich empfunden werden.

Anhaltende Konzentration sorgt für mentale und emotionale Disziplin, sodass Sie das, was Sie anfangen, auch zu Ende führen. Sie hilft Ihnen, alle möglichen Aktivitäten, Ideen und Erfahrungen unter einen Hut zu bringen, sodass Sie Ihre Welt verstehen lernen. Diese Form der Konzentration fördert Geduld, Vertrauen, Glück und Freude an den einfachen Dingen des Lebens und zieht Besitz, Liebe und ganz allgemein Glück an.

Die Kehrseite der essenziellen Qualitäten

Alle drei Qualitäten haben neben ihren vorteilhaften Aspekten auch eine negative Seite, die später Schaden anrichten kann. Die Qualitäten werden nur negativ, wenn sie nicht kunstgerecht verwendet werden.

- Die negativen Eigenschaften hoher Energie sind: extreme Eitelkeit, ausschließliche Beschäftigung mit der eigenen Person, Paranoia, Angst vor dem Fliegen oder vor geschlossenen kleinen Räumen, Süchte und Verhaltensweisen mit Suchtcharakter.
- Die negativen Eigenschaften eines tiefen Fokus sind: völlige Ausblendung anderer Menschen bei der Verfolgung der eigenen Ziele; Menschen und Ressourcen werden skrupellos ausgenutzt; Wut über kleine Dinge; Kontrollbedürfnis; Ressourcen werden gehortet; Mangel an Großzügigkeit; Gewalt gegen andere.
- Die negativen Eigenschaften anhaltender Konzentration sind: Detailversessenheit zu Lasten des Ziels; Kleingeistigkeit; gro-

bes Verhalten ohne Grund; Eifersucht; Freude über das Leid anderer; Gefühl, von anderen isoliert zu sein; Unfähigkeit, neue Ideen zu akzeptieren; Erwartung, dass nur schlimme Dinge passieren werden oder es zukünftiges Glück nicht gibt.

Die zehn Verbindungen

Bevor wir zu den Meditationsübungen weitergehen, müssen Sie die geistigen Verbindungen verstehen, die zur Aktivierung und Aufrechterhaltung dieser Qualitäten notwendig sind. So können Sie die durch die Meditationen ausgelösten Veränderungen eher akzeptieren und in Ihre Persönlichkeit integrieren. Und Sie können das, was Sie durch die Meditationspraxis entdecken, eher begreifen.

1. Akzeptieren Sie, was Sie in sich fühlen, wenn Sie mit der Meditation anfangen. Haben Sie keine Angst vor der Geschwindigkeit oder der Intensität der Gefühle, die beim Üben möglicherweise hochkommen; die Meditation ist völlig ungefährlich.
2. Schenken Sie keinem Bild und keiner Körperempfindung, die durch die Meditation auftauchen, besondere Beachtung. Es sind Reaktionen Ihres Körpers und Ihres Geistes auf die Übung.
3. Überstürzen Sie nichts. Ihr Geist und Ihr Körper werden selbst das Tempo bestimmen. Ihr Körper kann nur mit einer Geschwindigkeit reagieren, bei der er sich sicher fühlt. Er ist durch frühere geistige Einstellungen konditioniert; Sie können ihn nicht zwingen, sofort auf innere Veränderungen zu reagieren.
4. Die mentale und die physische Energie bewegen sich mit unterschiedlicher Geschwindigkeit. Ihr Geist bewegt sich schneller als Ihr Körper, weil er gleichzeitig auf Millionen Stimuli reagiert. Alle Veränderungen in der Arbeitsweise Ihres Geistes brauchen eine Zeit lang, bis sie in den Körper eingesi-

ckert sind. Die Meditation trägt dazu bei, die beiden Energien zu synchronisieren. Sie werden intuitiv spüren, welches Tempo sie vorgeben. Versuchen Sie nicht, die Veränderung zu erzwingen; lassen Sie sie auf ganz natürliche Weise zu einem Teil von sich werden. Wenn Sie es fertig bringen, sich einfach zu entspannen und sie auf sich zukommen lassen, werden Sie viel umfassender davon profitieren.

5. Sie machen nur so viel Fortschritte, wie Ihnen zuträglich ist. Haben Sie Geduld, dann helfen Sie sich selbst am meisten. Ihre geistigen Energien werden auf ganz natürliche Weise ihr eigenes Gleichgewicht finden.
6. Die Entwicklung der essenziellen Qualitäten bringt Ihre geistigen Fähigkeiten auf eine Weise zum Vorschein, die Sie überraschen wird. Möglicherweise entdecken Sie latente Ressourcen, die Sie nie bei sich selbst vermutet hätten. Manchmal werden Fähigkeiten, derer Sie sich nicht sicher waren, plötzlich wieder lebendig, und der frühere Mangel an Selbstvertrauen vergeht.
7. Sie werden eine wachsende, einzigartige Verbundenheit zwischen Körper und Geist bemerken. Sie ist zunächst vage, wird aber mit der Zeit immer deutlicher. Je öfter Sie die Übung machen, desto sensibler werden Sie für die drei Qualitäten. Schließlich werden Sie intuitiv wissen, wie sie Sie beeinflussen.
8. Ihr Geist wird sich weiter und Ihr Körper entspannter anfühlen. Sie sind geistig wacher und können komplexe intellektuelle Aufgaben besser ausführen. Ihre mentale Verfassung wird sich verbessern, und Ihnen wird bewusster, wie Ihr Geist arbeitet.
9. Ihre emotionale Energie wird sich beruhigen. Das bedeutet, dass die normalen Belastungen des Alltags Sie weniger beeinträchtigen. Sie werden wissen, wie Sie zusätzlichen Stress vermeiden können. Diese innere Ruhe wird zunehmen und sich auf andere Aspekte Ihrer Persönlichkeit ausdehnen.

10. Sie werden feststellen, dass Sie Ihr Leben positiver sehen. Mut, Stärke, Kraft und ein unmittelbares Verhalten sind Aspekte dieser sich entwickelnden positiven Energie.

Meditationsübung zur Aktivierung der essenziellen Qualitäten

Setzen oder legen Sie sich bequem hin und schließen Sie die Augen. Konzentrieren Sie sich auf Ihr Herz. Hören Sie, wie es schlägt. Lauschen Sie seinem Pochen. Lassen Sie diesen Rhythmus durch sich hindurchströmen.

Identifizieren Sie sich mit Ihrem Herzschlag. Stellen Sie sich dabei vor, wie Ihr Herzschlag zu einem milchigen weißen Licht wird, das über Sie hinweg und durch Sie hindurch fließt. Im selben Maß, wie dieses Licht Sie erfüllt, lösen all Ihre Ängste und Blockaden sich auf. Das Licht wird intensiv und noch leuchtender; es fängt an, einen flötenähnlichen Klang hervorzubringen. Er rieselt über und durch Sie, bis Ihre Persönlichkeit und die Tätigkeit Ihres Geistes genauso werden wie das Licht und der Klang.

Wenn das geschieht, verschmilzt alles zu einem riesigen hellen, leuchtenden Licht, das still und voll von grenzenloser Vollkommenheit und Schönheit ist.

Sie werden eins mit diesem Licht.

Sie werden strahlendes Licht.

Diese Übung in harmonischem Wissen wird nach und nach Ihren Geist und Ihren Körper mit Energie, Glück und heiterer Gelassenheit überschwemmen. Die Entdeckung dieser inneren Schönheit führt zur Basis Ihres Bewusstseins. Sie werden Ihre Menschlichkeit entdecken und das grenzenlose Mitgefühl, das Sie durchströmt. Wir können es einander und allen lebenden Geschöpfen zum Geschenk machen.

Mitgefühl ist ein Baum, Verjüngung die Frucht, die auf ihm wächst.

Hohe Energie, eine tief verankerte Ausrichtung und anhaltende Konzentration sind die Samen dieser Frucht.

Dieser Baum stirbt oder altert nie; allerhöchstens überwuchert ihn das Dornengestrüpp des Geistes.

George war ein pensionierter Biologieprofessor, der über die ersten zellulären Aspekte des Lebens gearbeitet hatte.

Auf der Suche nach dem Sinn des Lebens war er durch die Welt gereist. Aber nichts stellte ihn zufrieden. George wurde sehr erfolgreich, schrieb Bücher, die sich gut verkauften, war dreimal verheiratet, hatte vier Kinder und fragte sich trotzdem immer noch, worum es in seinem Leben ging.

Fast sein ganzes Leben lang hatte er sich müde gefühlt. Sein Verstand war messerscharf, aber seine Emotionen waren dumpf und seine Seele ausgelaugt. Er hatte das Gefühl, von seinen Mitmenschen getrennt zu sein und vor allem niemandem vertrauen zu können. Also isolierte er sich; von anderen und dem Leben erwartete er das Schlimmste, und für sich selbst sah er vollkommen schwarz.

Durch die tibetische Medizin wurde ihm klar, dass sein negativer Blick auf die Welt zu seinem Glaubensbekenntnis geworden war, und dass es nur eine Frage der Zeit war, bis die schlimmsten Erwartungen zu schlimmsten Realitäten wurden. Seit über zwei Jahren wurde er von einer unerklärlichen Pechsträhne verfolgt. Er meinte, er hätte alles in seiner Macht Stehende zur Verbesserung seiner Lage getan, aber es hatte nichts genutzt. Er hatte tatsächlich alles getan, was er wusste. Aber er hatte nicht nach innen ge-

schaut. Er konnte seine inneren Energien nicht verwenden, weil er nicht wusste wie.

Als er entdeckte, wie er durch die obige Meditation seine innere hohe Energie aktivieren konnte, war er vom Ergebnis erst überrascht und dann schockiert. Zum ersten Mal wurde ihm klar, dass sein Geist mehr als sein Verstand war. Sein Geist war eine lebendige, aktive Erfahrung, die ihn mit grenzenloser Energie und einem Glücksgefühl verband, das nicht von seinen Lebensumständen abhängig war.

Seine Pechsträhne verlor ihren Stachel, und er erkannte, dass er deprimiert und unglücklich gewesen war, weil er an ihre Macht geglaubt hatte. Als sein Schicksal sich wendete, erzeugte er positive Energie, die ihm das Gefühl vermittelte, dass er sich ein besseres Leben aufbauen konnte. Er begriff, dass er Alternativen hatte, und ab da wurde das Leben für ihn zu einer heiligen Erfahrung. Er kurierte sich selbst von den negativen Gefühlen und Gedanken, die sein Leben vergiftet hatten. Er macht die Meditationsübung jeden Tag.

Elizabeth war Sängerin; sie verlor ihre Stimme und wusste nicht, wie sie sie wiederbekommen konnte. An einem Tag war ihre Stimme normal, und sie sang gut und problemlos. Als sie am nächsten Tag wach wurde, war die Stimme einfach weg. Für den nächsten Abend stand ein Konzert an, das ausverkauft war.

Ohne ihre Stimme hatte Elizabeth das Gefühl, ein Nichts zu sein. Wie konnte das Talent, auf dem sie ihre Identität, ihre Karriere und ihren Ruf aufgebaut hatte, sie einfach so im Stich lassen? Sie fiel in ein dunkles Loch, aus dem sie keinen Ausweg sah; nie-

mand würde sie verstehen. Sie wurde von solcher Angst gepackt, dass sie sich kaum bewegen konnte.

Ihr Manager schleppte sie zu mir. Nachdem ich mit ihr die obige Meditation gemacht hatte, fing sie an zu schreien, zu quieken und zu brüllen wie ein Schwein, dem gerade klar geworden ist, dass es beim Bauern auf dem Mittagstisch landen soll. Nach dieser dramatischen klanglich-emotionalen Explosion kehrte ihre Stimme langsam ins Leben zurück. Sie gab ihr Konzert, und wenn sie heute auf Welttournee geht, macht sie vor jedem Auftritt diese Meditationsübung.

Elizabeth lernte, dass ihre Stimme geflohen war, weil sie ihre Spiritualität verleugnet hatte. Ihr musste sie eine Stimme geben. Als sie die essenziellen Qualitäten entdeckte, fühlte sie sich, wie sie sagte, »mit dem Göttlichen verbunden«.

Durch die Anwendung dieser Methoden kann jeder sich auf seine Weise mit dem Göttlichen verbinden und die Essenz des Lebens finden. So werden unsere Seele, unser Körper und unser Geist erneuert und verjüngt.

8

Nahrungsmittel und Ernährung

Wir leben in einer Gesellschaft, die sich mit ihrer Ernährung sehr ängstlich auseinander setzt. Alles Mögliche beschäftigt uns: Ob wir Vitaminpillen schlucken sollen oder nicht, ob wir Fette essen, Bioprodukte kaufen oder Lebensmittel mit Zusatzstoffen lieber im Regal stehen lassen sollten. Die Litanei ist endlos, und Unsicherheit und Verwirrung stehen auf der Einkaufsliste ganz oben.

In den letzten siebzig Jahren haben der Anbau, die Verarbeitung und die Vermarktung von Nahrungsmitteln sich in der westlichen Welt radikal geändert. Viele Nahrungsmittel werden mit Zusatzstoffen voll gepumpt, von Farb- und Konservierungsstoffen über Wachstumshormone bis zu Antibiotika. Wir kaufen unser Essen im Supermarkt, und viele Verbraucher haben sich angewöhnt, nur den niedrigstmöglichen Preis zu zahlen. Wir können aus einer breiten Palette von Nahrungsmitteln wählen, aber wie verhält es sich mit der Qualität der Produkte und ihrem Wert für unsere Gesundheit? Machen sie uns vital?

Die tibetische Medizin sieht die Sache wie folgt: Jedes Nahrungsmittel auf dieser Erde, egal ob roh oder weiterverarbeitet verzehrt, beeinflusst unseren Körper auch dann noch, wenn es ihn schon längst wieder verlassen hat. Nahrungsmittel modifizieren, transformieren und regulieren die Funktionsweise des Körpers. Alles, was Sie essen oder trinken, wird zu einem psychosomatischen Prozess. Die Herkunft und die Geschichte Ihrer Speisen und Getränke wird zu einem Teil Ihres Bewusstseins und Ihres physischen Körpers. Deshalb beeinflusst nicht nur das, was Sie essen, sondern auch Ihre Einstellung und Ihr Verhalten bei der Zubereitung der Mahlzeiten und beim Essen Ihre Gesundheit unmittelbar. Die Grundsätze der tibetischen Medizin können Ihnen helfen, die Nährstoffe und Energien in Ihrer Nahrung so zu verwenden, dass Ihr Körper und Ihr Geist glücklich sind und Sie sich wohl fühlen.

In der modernen Welt, insbesondere im Westen, stehen sehr viel mehr unterschiedliche Lebensmittel auf dem Speiseplan als im vorkommunistischen Tibet. Ich erwähne in diesem Kapitel auch Nahrungsmittel, die die traditionelle tibetische Ernährungslehre nicht kannte, für die aber die gleichen Gesetzmäßigkeiten gelten.

Die tibetische Ernährungstherapie

Sie kommt oft als erste medizinische Therapie zum Einsatz, wenn die Persönlichkeit des Patienten, seine körperliche Verfassung und seine Lebensumstände sich dafür eignen. Bei diesen Patienten besteht das Ziel darin, durch eine ausgewogene Kost die Vitalität zu verbessern. Eine Umstellung der Ernährung wird, wenn die Diagnose korrekt war, ein nicht kunstgerechtes Verhalten des Patienten automatisch verändern. Ernährungsumstellungen können nicht nur die Entwicklung innerer Krankheiten verhindern, sondern tragen auch dazu bei, die meisten Symptome aufzulösen.

Unser Essen kann uns aber auch krank machen. Unzulängliche, unnötige und unpassende Nahrungsmittel führen zu Krankheit. Sie entsteht durch verschiedene Faktoren: beispielsweise wenn Sie nicht genug von den Nahrungsmitteln und Getränken zu sich nehmen, die für Ihren Temperamentstyp richtig sind; wenn Sie generell zu wenig essen; durch Crash-Diäten oder wenn Sie bei allen oder auch nur bei einer Mahlzeit zu viel essen.

Den tibetischen Lehren zufolge spielt es auch eine große Rolle, wann und wie viel Sie essen; so sollten Sie nie zu viel essen. Das klingt einfach, aber viele Menschen wissen nicht, wie Sie das in die Realität umsetzen können.

Wenn Sie zu viel essen, überlastet das den Körper. Ein gesundes Essverhalten besteht darin, den Magen zu drei Vierteln zu füllen. Die Hälfte sollte aus nahrhaften Nahrungsmitteln, ein Viertel aus Flüssigkeiten bestehen. Das wird Sie körperlich und geistig fitter machen.

Glücklich essen

Denken Sie daran, dass es nicht nur darauf ankommt, was Sie essen, sondern auch wie Sie essen. Die Aufmerksamkeit und Liebe, die Sie Ihrer Nahrung widmen, kommen zu Ihnen zurück. Von Biokost und frisch gepressten Säften, die Sie achtlos in sich hineinschlingen, profitiert Ihr Körper weniger als von einem mit Liebe zubereiteten und gegessenen Hamburger mit Pommes Frites, vor allem wenn Sie dazu einen großen, selbst gemixten Milchshake trinken.

Auch Ihre seelische Verfassung und Ihre Essgewohnheiten können Nahrungsmittel so verändern, dass sie Ihnen nicht bekommen. Denken Sie daran, dass Sie Wut, Trauer, Angst und Einsamkeit mitessen. Essen Sie nie, wenn Sie wütend sind, denn Ihre Stimmung vergiftet auch Ihre Tischgenossen. Gehen Sie weg und seien Sie woanders wütend, und kommen Sie dann zum Tisch zurück. Klarheit und Frieden sollten Ihren Geist beim Essen erfüllen.

Naturbelassen ist am besten

Der tibetischen Weisheit zufolge nehmen Nahrungsmittel die Energie auf, die bei ihrer Verarbeitung und Lagerung aktiv ist. Diese – positive oder negative – Energie überträgt sich auf den Esser. Je naturgemäßer Nahrungsmittel verarbeitet werden, desto mehr profitiert Ihre Gesundheit von ihnen.

Wenn Sie essen, verbinden Sie sich mit allen Menschen, die Ihnen dieses Essen ermöglicht haben. Je weniger Personen an der Verarbeitung der Nahrung vom Produzenten zum Verbraucher beteiligt sind, desto besser ist es für Ihre Gesundheit und Ihr Glück. Auch dies spricht für lokal erzeugte biologische Produkte.

Im Einklang mit den Jahreszeiten essen

Für die Gesundheit ist es am besten, wenn Sie im Einklang mit den Jahreszeiten essen. Aber daran hält sich kaum noch jemand, denn Supermärkte bieten heute das ganze Jahr über alle Nahrungsmittel an. Auch wenn Sie nicht ausschließlich saisonale Produkte essen, sollten Sie wenigstens ein paar in Ihren Speiseplan aufnehmen, um Ihrem Körper, Ihrer Seele und Ihrem Geist etwas Gutes zu tun.

Jeder von uns kann sich vorstellen, welche Nahrungsmittel mit dem Frühling, dem Sommer, dem Herbst und dem Winter assoziiert werden. Bringen Sie möglichst Gemüse, Früchte, Nüsse, Samen, Milchprodukte, Fleisch- und Fischarten auf Ihren Teller, die Ihnen schmecken und für die einzelnen Jahreszeiten typisch sind.

Rohe Lebensmittel

Die tibetische Medizin lehrt, dass rohe Lebensmittel unsichtbare Organismen enthalten können, die bei regelmäßigem Verzehr den Körper vergiften oder zumindest den Verdauungstrakt und die drei Temperamente negativ verändern können. Deshalb gehören rohe Nahrungsmittel wie Salate, Rohkost oder rohes Fleisch nicht zum tibetischen Ernährungsrepertoire, es sei denn, einzelne Kräuter werden benutzt, damit Speisen verträglicher werden.

Gekochte oder leicht gedünstete Speisen dagegen fördern das Gleichgewicht der Temperamente und das Verdauungsfeuer. Gekühlte Nahrung löscht es und bringt die Energien der Nahrungsmittel durcheinander; lassen Sie Nahrungsmittel deshalb möglichst Raumtemperatur annehmen, statt sie direkt aus dem Kühlschrank zu essen.

Die sieben Körperkomponenten

Das Kernstück der tibetischen Ernährungstherapie bilden die sieben Körperkomponenten. Die entsprechende Theorie ist ziemlich komplex und wurde von mir hier so vereinfacht, dass die elementaren Begriffe verständlich werden. Sie werden Ihnen einen neuen Blick auf Ihren Körper und Ihren Geist eröffnen.

Die Körperkomponenten sind die aktiven Prozesse im Körper, die Gesundheit oder eine Störung des Gleichgewichts produzieren. Hier eine Übersicht:

1. *Dangs-ma:* Schlüssel-Nährstoffe aus der Nahrung
2. *Khrag:* aus den essenziellen Kräften von *Dangs-ma* hergestelltes Blut.
3. *Sha:* aus den primären Qualitäten des Blutes aufgebautes Muskelgewebe.
4. *Tshil:* ein bestimmtes Fettgewebe, das beim Aufbau der Muskeln entsteht.
5. *Rus:* die verschiedenen Körperfettarten, die die Knochenstruktur erzeugen und das Knochenwachstum steuern.

6. *rKang:* die aus der formativen Struktur der Knochen gebildeten Markarten.
7. *Khu-ba:* Reproduktive und systemische Verjüngungsflüssigkeiten, die aus der Quintessenz des Marks hergestellt werden.

Die sieben Körperkomponenten sind so etwas wie eine alchemistische Vorlage für unsere körperliche, spirituelle und psychische Gesundheit. Sie sind Boten der Krankheit, steuern den Alterungsprozess und sind auch die Hilfsmittel, die zu strahlender Gesundheit, einer gesunden Haut und einem ausgeglichenen Geist führen.

Die sieben Körperkomponenten werden von starken unbewussten Kräften hervorgebracht, die von der Empfängnis bis zum Tod in ständig sich erneuernden Zyklen sowohl aus unserem Gehirn als auch aus unserem Körper kommen. Die Körperkomponenten sind außerdem Träger einer Weisheit, die an unser Bewusstsein und an unseren Körper abgegeben wird. Daher besteht unser Wesen aus diesem kontinuierlichen, ständig sich ändernden Zyklus der sieben Körperkomponenten.

Die tibetische Medizin beschäftigt sich auch mit dem Stoffwechsel in den sieben Körperkomponenten. Auf jeder der sieben Stufen werden Nährstoffe transformiert und in anderer Form quasi wiedergeboren. Alle wichtigen Organe und Körpersysteme sind an diesem Prozess beteiligt und verfeinern die Komponenten von Stufe zu Stufe. Auf jeder Ebene werden zudem auch Neben– und Abfallprodukte produziert, die ausgeschieden werden.

Wenn der Zyklus auf einer Stufe gestört wird, können wir krank werden. Aus tibetischer Sicht entstehen viele Krankheiten durch Fehl- oder Unterfunktionen des Stoffwechselzyklus, der Gehirn und Körper, Wahrnehmungen und Sinne zu den zerbrechlichen Gebilden verknüpft, die wir Persönlichkeit nennen.

Die Verdauung spielt bei diesem Prozess oft eine Schlüsselrolle. Wenn wir uns schlecht ernähren, ist unsere Verdauung schlecht, was wiederum zu einer schlechten Nährstoffaufnahme führt. Dies wirkt sich auf allen Ebenen, der psychischen, der emotionalen, der intellektuellen und der körperlichen, auf unser Leben aus. Viele körperliche Gesundheitsprobleme werden auf diese Weise ausgelöst, und unter Umständen wird die Lebenskraft eines Menschen so beeinträchtigt, dass er sich nicht mehr verwirklichen kann.

Die tibetische Medizin versucht, alle länger anhaltenden Stoffwechselprobleme zu korrigieren, damit die Harmonie von Geist und Körper sich regenerieren kann. Wenn der Verdauungs- und Ernährungszyklus verbessert wird, kann der Körper den Stoffwechsel der sieben Körperkomponenten selbst korrigieren und zur Gesundheit zurückfinden.

David litt seit Jahren unter einer schlechten Verdauung und hatte sich außerdem ein leichtes, aber trotzdem schmerzhaftes Darmproblem zugezogen. Er beschloss, der tibetischen Ernährungsweisheit zu folgen und nichts Rohes mehr zu essen, sondern die Nahrungsmittel leicht zu erhitzen. Außerdem aß er generell weniger. Dadurch blieb eine Irritation seines Verdauungssystems aus, und außerdem konnte er mehr Nährstoffe resorbieren. Seine Verdauungsbeschwerden gingen zurück, seine Haut, seine Haare und seine Nägel wurden gesünder, und er war insgesamt sehr viel vitaler.

Jede der sieben Komponenten bringt eine spirituelle, eine physische und eine psychische Dimension hervor, die als Bindeglied zwischen Körper und Geist fungiert. Die psychische Dimension der Komponenten wird von den Temperamenten in Gang gehalten. Auf diese Weise beeinflussen die Komponenten unsere Sinne, unsere Emotionen, unsere Reflexe und unser Autoimmunsystem. Da sie die Basis des Stoffwechsels bilden und in allen geistigen und physischen Systemen verarbeitet werden, ist ihre Wirkung so tief greifend, dass sie auch unser Leben organisieren und beeinflussen.

Die Komponenten verknüpfen die drei Temperamente mit Ihrem Körpertyp und können Sie über diese Schnittstelle zu den Nahrungsmitteln führen, die für Ihre körperliche Gesundheit, ein optimales Gewicht und Ihr mentales Wohlbefinden am besten geeignet sind. Die spirituelle Dimension der Körpertypen beruht auf einer Überhöhung der Temperamente, sodass sie die spirituelle Veränderung unterstützen. Möglicherweise finden Sie Ihre Charakteristika bei mehr als einem Körpertyp, aber wie bei den Temperamenten wird einer dominieren.

Die passende Ernährung stärkt die sieben Körperkomponenten und ihre Aktivitäten; eine unpassende Ernährung kann die Komponenten ruinieren und zu seelischer und körperlicher Krankheit führen.

Den eigenen Körpertyp und seine psychischen und spirituellen Dimensionen erkennen

Dangs-ma

Schlüssel-Nährstoffe aus der Nahrung. (Dies bezieht sich auf die Funktion und den Prozess, Nährstoffe aufzunehmen.)

Körpertyp: Groß, schlank, hager, lange Arme und Beine, bewegt sich langsam, nimmt nie zu, egal was oder wie viel er isst. Dieser Körpertyp neigt zu Gelenkbeschwerden. Blasse Haut, abwesender, nachdenklicher Blick. Versteckt den Körper unter weiter Kleidung.

Spirituelle Dimension: Der spirituelle Aspekt dieser grundlegendsten physischen Funktion ist Reinheit und Integrität. Dies bezieht sich auf das innere Wissen, das zu rechtschaffenen und wohltuenden Handlungen sich selbst und anderen gegenüber führt. Auf diese Weise kommen Ihre Temperamente ins Gleichgewicht und unterstützen Sie bei einem ausgeglichenen Leben.

Psychische Dimension: Die Fähigkeit, sich in Gedanken, Worten und Taten allen Menschen gegenüber gewaltlos zu verhalten und aufrichtig, klar und ohne Manipulation zu kommunizieren.

Khrag

Aus den essenziellen Kräften von Dangs-ma hergestelltes Blut.

Körpertyp: Mittelgroß bis groß; gut proportionierter Körper mit breiten Schultern, sich verjüngender Taille, breiten Hüften und festen Muskeln; gesund aussehende Haut, große Augen, volle Lippen. Dieser Körpertyp ist physisch voller Energie und ständig in einer sehr fließenden, expansiven Bewegung. Der Körper ist zwar kräftig, aber nie bedrohlich. Männer und Frauen dieses Typs sehen ähnlich aus. Dieser Körpertyp wird durch schnelle Veränderungen der Körpertemperatur beeinflusst.

Spirituelle Dimension: Die Fähigkeit, den zentralen Punkt im Leid eines Menschen zu sehen und mit Mitgefühl, Weisheit und spiritueller Kraft zu benennen, sodass der Betreffende sich selbst ändern kann, ohne dass Ihre Scharfsichtigkeit zu emotionalen Verwicklungen führt.

Psychische Dimension: Die Kraft, Unwissenheit in all ihren Formen zu überwinden, Vorurteile in egal welchen Verkleidungen zu transformieren und die Menschen trotzdem zu lieben.

Sha

Aus den primären Qualitäten des Blutes aufgebautes Muskelgewebe.

Körpertyp: Kleine Statur, zarte Züge, flinke Augen und spitze Ohren, schmale Lippen und hervortretende Wangenknochen, lange Finger und Zehen. Betonter Rumpf, viel Ausdauer. Weil dieser Körpertyp sehr sensibel auf Nahrung reagiert, ziehen ungeeignete Speisen die Körperkomponente in Mitleidenschaft und lösen Stimmungsschwankungen oder sehr starke Emotionen aus.

Spirituelle Dimension: Die Fähigkeit, demütig zu sein und ohne Bedauern denen zu dienen, die weniger fähig sind als Sie; selbstlos zu sein, indem man liebt, und für andere genauso zu leben wie für sich selbst. Vermeiden Sie es, nach dem Charisma süchtig zu werden, das andere Ihnen zuschreiben.

Psychische Dimension: Die Entschlossenheit, trotz Schwierigkeiten weiterzumachen, wenn Sie für sich oder andere ein neues Leben oder Bewusstsein aufbauen. Die Fähigkeit, zu lieben und geliebt zu werden, sich durch die Liebe aber nicht vereinnahmen zu lassen. Es ist wichtig, dass Sie sich nicht durch die Stärke der Blockaden in die Knie zwingen lassen, sondern erkennen, dass sie wie Regenwolken an einem Sommernachmittag vorübergehen.

Tshil

Ein bestimmtes Fettgewebe, das beim Aufbau der Muskeln verwendet wird.

Körpertyp: Groß, leicht übergewichtig, muskulös, dominanter Körper, kann andere durch körperliche Präsenz beeinflussen. Große Hände, vortretende Fingerknöchel und Gelenke; großes, vorgeschobenes Kinn, große Zähne – bei diesem Körpertyp wirkt alles groß. Rotes oder leicht sich rötendes Gesicht. Dieser Körpertyp wird von der Sexualität gesteuert und kämpft möglicherweise auch mit Süchten.

Spirituelle Dimension: Das Potenzial zu der Erkenntnis, dass man spirituelle Einsicht, Erleuchtung, Weisheit, Macht oder Liebe nicht besitzen kann. Sie können die Besitzerschaft nicht besitzen. All diese Dinge können Sie nur weitergeben.

Psychische Dimension: Gut beziehungsweise den eigenen Traum leben ist ein Akt der Verantwortlichkeit. Diese Dimension treibt den Körper dazu an, es zu probieren und die eigenen Träume zu verwirklichen.

Rus

Die Knochenherstellung aus bestimmten Körperfetten.

Körpertyp: Mittelgroß oder klein, viel physisch erzeugtes Charisma und immense Kraft; rundlich, kurvig und geschmeidig; neigt manchmal zu extrem viel Körperflüssigkeiten oder Fett. Anpassungsfähig an die unmittelbare Umgebung; kann alles essen, was verfügbar ist, ohne krank zu werden. Die Stimmung ändert sich so schnell wie das Barometer.

Spirituelle Dimension: Wunsch, eine spirituelle Struktur aufzubauen, die Menschen zusammenbringt, ihnen aber trotzdem hilft, ihre Individualität zu erkennen. Heilige Strukturen aller Art sind die Knochen, auf denen die Spiritualität ruht, wenn auch nur kurze Zeit. Ein Knochen wächst, wenn er gut versorgt wird; studieren Sie das Knochenwachstum, um sich selbst zu erkennen.

Psychische Dimension: Denken Sie daran, dass die Leute nicht wissen können, wer Sie sind, weil sie nicht wissen, wer sie selbst sind. Jeder Mensch verdient Aufmerksamkeit und Respekt.

rKang

Die aus der formativen Struktur der Knochen gebildeten Markarten.

Körpertyp: Dieser Körpertyp ist kompakt, starr und scheinbar unbeweglich; mental hat er die Tendenz, sich nur mit sich selbst zu beschäftigen. Angespannte Muskeln, angespannter Körper, jede Größe ist möglich. Der Körper scheint steif, ist tatsächlich aber natürlich flexibel; seine dynamische Energie wird physisch, aber ruhig geäußert.

Spirituelle Dimension: Das Mark enthält die Wahrheit, die Geschichte, den Augenblick und die Zukunft der Dinge. Wie extrahieren Sie das Mark aus Ihrer Seele, um zu erfahren, wie sie gemacht ist? Geben Sie das Ego, die Verstellung, das Wissen auf, oder untersuchen Sie nur, wie Ihr Körper ist? Vielleicht beides. Wenn Sie wissen, wie die Dinge sind, können Sie sie verändern.

Psychische Dimension: Im Mark ist alles enthalten – wollen Sie es wirklich herausholen? Sie brauchen den Weg zur Wahrheit nicht zu erzwingen. Sie ist in Ihnen, jetzt.

Khu-ba

Reproduktive und systemische Verjüngungsflüssigkeiten, die aus der Quintessenz des Marks hergestellt werden.

Körpertyp: Dieser Körpertyp sieht wie eine Mischung der anderen aus, mit einer leicht rötlichen Haut als Zeichen der starken Vitalität. Diese treibt einen intensiven Geist und einen schnell handelnden Körpertyp mit raschen Reflexen an. Er kann nicht still stehen: Alles bewegt sich schnell.

Spirituelle Dimension: Genauso wie Ihr Körper erneuert sich auch Ihr Bewusstsein. Genauso wie Ihr Körper vergeht auch die Illusion in Bezug auf das Bewusstsein. Alle Dinge in Ihnen werden verjüngt; alle Dinge kommen von dem, was als Erstes vergeht.

Psychische Dimension: Für Ihren Geist bedeutet Veränderung Krieg. Ihr Alltagsverstand schreit entsetzt auf, wenn die Verjüngung sich nähert, denn er hat Angst, dass er sich hinterher nicht mehr erkennt. Vorstellungen aus der Vergangenheit halten ihn zurück; ein Tod ohne Veränderung ist ihm lieber als ein ewiges bewusstes Leben. Das glaubt Ihr gewöhnlicher Verstand. Aber er kann sich verwandeln und erfahren, dass die Verjüngung auf dieser Dimension Bewusstsein hervorbringt.

Sehen wir uns jetzt weiter an, wie die tibetische Medizin die Ernährung betrachtet.

Die sechs Geschmacksrichtungen

Wie wir auf Grund der Theorie über die sieben Körperkomponenten wissen, durchläuft in den Stoffwechsel gelangte Nahrung einen siebenstufigen Zyklus, in dessen Verlauf sie das Leben und die Vitalität erzeugt, die wir für diese materielle Inkarnation brauchen.

Der springende Punkt der tibetischen Ernährungstheorie sind die sechs Geschmacksrichtungen, die die sieben Körperkomponenten und dadurch wiederum die drei Temperamente (siehe unten) und die fünf Elemente (siehe Kapitel 6 und 7) bedingen und beeinflussen.

Wie bereits gesagt, haben alle Nahrungsmittel, vor allem industriell bearbeitete Massenprodukte, eine Geschichte und Energien, die viele Menschen beeinflussen. Die Beeinflussung erfolgt über die sechs Geschmacksrichtungen: süß, sauer, salzig, bitter, scharf und herb. Der tibetischen Medizin zufolge finden diese Geschmacksrichtungen sich in acht Nahrungsmittelgruppen: Getreide, Getränke, Fleisch, Öle und Fette, gekochte und konservierte Nahrung, Gemüse, Obst, Gewürze.

Die sechs Geschmacksrichtungen hängen eng mit dem Verdauungszyklus zusammen. Extrem Süßes zum Beispiel dämpft den Verdauungskreislauf, extrem Saures schockiert ihn und beeinträchtigt seine Effizienz. Wenn Sie zu viel Salziges essen, bleibt die verdaute Nahrung im Darm hängen und vergiftet Sie. Bei zu viel Bitterem, Scharfem oder Herbem gärt die Nahrung im Verdauungstrakt, was Ihre Vitalität mindert und Ihr emotionales Gleichgewicht stört.

Die sechs Geschmacksrichtungen in der therapeutischen Praxis

Die sechs Geschmacksrichtungen spielen eine wichtige Rolle für den Einfluss, den die drei Temperamente (Wind, Galle und Phlegma) von der Empfängnis an auf den Körper haben. Im Verlauf des Lebens beeinflussen die drei Temperamente, speziell das dominante, wie Ihr Körper sich verändert. Das dominante Temperament und die dominante/n Geschmacksrichtung/en bestimmen, welche Nahrungsmittel für Sie am besten sind. Die tibetische Medizin lehrt, dass für jeden eine andere Ernährung gesund ist.

Weil die sechs Geschmacksrichtungen den Stoffwechsel und die allgemeine Gesundheit beeinflussen, regulieren und gestalten sie, wie Ihr Körper sich fühlt, wie er funktioniert und aussieht. Der folgende Überblick beschreibt ihren Einfluss auf unseren Körper, unsere Persönlichkeit und unser Leben. Filtern Sie beim Lesen heraus, welche Nahrungsmittel und also welche Geschmacksrichtungen bei Ihnen überwiegen. So entdecken Sie, welche Nahrungsmittel und Geschmacksrichtungen gut für Sie sind, wenn Sie krank oder gestresst sind. Sie erkennen, wie die Geschmacksrichtungen sich auf Ihr dominantes Temperament und also Ihren generellen Gesundheitszustand auswirken.

Sie werden feststellen, dass verschiedene Lebensmittel – etwa Schokolade, Zitrusfrüchte, Austern und gewürztes Fleisch –

in mehr als einer Gruppe vorkommen. Das liegt daran, dass sie mehrere Bestandteile enthalten, die sich individuell unterschiedlich auswirken.

Obwohl die Tibeter natürlich keine Schokolade kannten, lässt sie sich den tibetischen Ernährungsgesetzen entsprechend kategorisieren. Interessanterweise sind Schokolade und Kaffee die einzigen Substanzen, die alle Geschmacksrichtungen, Elemente und Temperamente enthalten und deshalb für jeden geeignet sind. Weil sie so anpassungsfähig sind, können sie Geist und Körper verändern. Bei regelmäßigem Konsum werden sie zu einem Gift, nach dem wir süchtig werden können. Anstatt sie ganz wegzulassen, empfiehlt die tibetische Medizin, sie in geringer Dosierung als sedierende, beruhigende Medizin einzusetzen.

Die sechs Geschmacksrichtungen und ihre Eigenschaften

Süß

Nahrungsmittel: Honig, brauner Zucker, Melasse, Schokolade, Milch, Eiscreme, die meisten rohen Fleischsorten, gebackene Nahrungsmittel, Brot, Reis, Gerste, Linsen, Fisch, alle Getreide und Hülsenfrüchte, Obst (außer Aprikosen), Tomaten, Avocados, Wurzelgemüse einschließlich Kartoffeln und Karotten, Sellerie und bearbeitete Nahrungsmittel.

Wirkung

Süßes beeinflusst und steuert das Tempo, mit dem der Körper Nahrungsmittel in Energie umwandelt. Je nach Temperaments- und Körpertyp kann dies langsam, schnell oder eine Kombination von beiden sein. Diese Geschmacksrichtung ist die Ursache dafür, dass der Körper entweder nach Salzigem oder nach Süßem verlangt. Im letzteren Fall sind protein- und fettarme, kohlenhydratreiche Nahrungsmittel am besten, etwa Milch, Fisch, Reis, Sellerie und alle anderen oben aufgeführten Nahrungsmittel.

Gesunde Verwendung

In Maßen genossen sind süße Nahrungsmittel nahrhaft und vorteilhaft für den Körper; sie verbessern die sieben Körperkomponenten und fördern ihr Wachstum. Süßes erhöht das Körpergewicht, ist also wichtig für Alte, Junge und Schwache. Maßvoll süße Nahrungsmittel wie Milch, Reis und Sellerie lindern Halsschmerzen, unterdrücken Husten und aktivieren die Wundheilung. Sie sind ein Gegengift, bringen die fünf Sinne ins Gleichgewicht und verbessern sie. Das Wind- und das Phlegma-Temperament werden von ihnen ins Lot gebracht.

Achtung vor zu viel Süßem

Zu viel Süßes fördert das Wachstum ungesunder Fette und Körperflüssigkeiten, vermindert die Körpertemperatur und die Vitalität, aktiviert das Galle-Temperament und trägt zu zahlreichen Lymph-, Drüsen- und Stoffwechselstörungen bei, die wiederum die Organtätigkeit beeinträchtigen.

Sauer

Nahrungsmittel: Milchprodukte, Schokolade, Eiscreme, Käse, Zitronen und andere Zitrusfrüchte, scharfe Gewürze, Alkohol, gepökelte Nahrungsmittel, Essig, Fisch, Aprikosen (wegen ihrer Wirkung auf die Verdauung), Ananas, Passionsfrucht, Mangos, Beeren.

Wirkung

Diese Geschmacksrichtung reguliert den Stoffwechsel, weil sie das autonome Nervensystem beeinflusst, das den Herzmuskel und die Drüsen steuert.

Gesunde Verwendung

In Maßen genossen können saure Nahrungsmittel dazu beitragen, die Körpertemperatur und den Appetit zu erhöhen beziehungsweise auf dem gleichen Level zu halten und den Durst zu regulieren. Diese Geschmacksrichtung beeinflusst auch, wie Körper und Gehirn miteinander kommunizieren, und dirigiert deren Stoffwechselfunktionen. Saure Nahrungsmittel können Durchfall und einen ungesunden Darm in Ordnung bringen und die Verdauung beeinflussen. Saures verbessert den Tastsinn und kann ein träges Wind-Temperament aktivieren, das heißt seine Bewegung beschleunigen.

Achtung vor zu viel Saurem

Zu viel Saures weckt das Galle-Temperament und beeinflusst außerdem Phlegma, bei dem es die körperliche und geistige Lethargie verstärkt. Saures kann extremen Durst auslösen, was zu Fieber und Delirium führt. Auch Übelkeit und schmerzende Glieder werden mit zu viel Saurem in Verbindung gebracht. Die unmäßige Verwendung kann das Immunsystem sowie die Lymph- und Stoffwechseltätigkeit ernstlich schwächen und Infektionen und schweren organischen und systemischen Störungen Tür und Tor öffnen.

Salzig

Nahrungsmittel: Salz, Schokolade, angebrannte oder gegrillte Speisen, Fisch, Käse, Algen und ähnliche Frischwasserpflanzen, Frühstücksflocken, Speck und Speckprodukte, Snacks.

Wirkung

Dieser Geschmack beeinflusst die anabolischen und die katabolischen Funktionen des Körpers, die der tibetischen Medizin zufolge die Energieerzeugung des Körpers steuern. Wenn diese

Geschmacksrichtung nicht im Gleichgewicht ist und bei Ihnen das Wind-Temperament dominiert, schlafen Sie schlecht; wenn Sie ein Galle-Typ sind, sind Sie nervös; Menschen mit Phlegma-Dominanz leiden unter Verstopfung oder Durchfall. Essen Sie dunkelgrüne Pflanzen, um das Gleichgewicht wiederherzustellen.

Gesunde Verwendung

Viele körperliche Blockaden wie Verstopfung, Wasserverhaltung und schmerzende Gelenke werden durch diesen Geschmack beseitigt; er bringt den Körper auf gesunde Weise zum Schwitzen, regt den Appetit an und sorgt für eine gleich bleibende Körpertemperatur.

Achtung vor zu viel Salzigem

Der Verzehr von zu viel Salzigem kann die verschiedensten Hautprobleme begünstigen, die mit dem Lymphsystem und den Nieren zusammenhängen, etwa schuppige, sich abschälende oder dünn werdende Haut oder Haarausfall. Der exzessive Konsum von Salzigem lässt Sie vorzeitig altern, vermindert das Körpergewicht (wegen des Flüssigkeitsverlustes) und macht durstig, weil die Flüssigkeiten schlecht assimiliert werden. Zu viel Salziges energetisiert Phlegma.

Bitter

Nahrungsmittel: Konzentrierte und konservierte Nahrungsmittel, Schokolade, Alkohol, Kaffee, schwarzer Tee aus Indien (nicht aus China oder Sri Lanka), Kopfsalat, Brunnenkresse, Spargel, Brokkoli, Rucola-Salat, Oliven.

Wirkung

Dieser Geschmack beeinflusst die Effizienz Ihres Drüsensystems stärker als alle anderen Geschmacksrichtungen, was wiederum

Auswirkungen auf Ihre Körperform und Ihr dominantes Temperament hat. Bitteres lenkt den Körpertyp so, dass der Einfluss des Temperaments ihn formt.

Gesunde Verwendung

In Maßen genossen regt Bitteres den Appetit und das Gedächtnis an, stoppt Durst, begrenzt Infektionen, wirkt antibakteriell und antitoxisch und stoppt Ohnmachtsanfälle. Bitteres reduziert extreme Mengen an Fett, Körperflüssigkeiten, Urin und Exkrementen; es verhindert, dass das Galle-Temperament aus dem Gleichgewicht gerät.

Achtung vor zu viel Bitterem

Zu viel Bitteres schwächt den Körper.

Scharf

Nahrungsmittel: Pickles, verarbeitetes Wildfleisch, Alkohol, gedörrte Lebensmittel, Schokolade, Snacks, Chilis, Knoblauch, Zwiebeln, Schnittlauch, Radieschen, Ingwer, Lauch, Zimt, Muskatnuss, Pfeffer aller Art, getrocknete Küchenkräuter.

Wirkung

Scharfes stärkt oder schwächt die Tätigkeit des Immunsystems und die Reaktion des Körpers auf Entzündungen.

Gesunde Verwendung

Der scharfe Geschmack verbessert die Hitze im Magen und im Magen-Darm-Trakt und fördert so die Verdauung, regt den Appetit an und öffnet verstopfte Kanäle im Körper; er unterstützt die Heilung der meisten Rachenbeschwerden und beseitigt abgestorbenes Gewebe.

Achtung vor zu viel Scharfem

Zu viel Scharfes drosselt die Herstellung der Fortpflanzungsflüssigkeiten bei Männern und Frauen, schwächt den Körper und vermehrt Schüttelfrost und Ohnmachten. Es kann die Mobilität der Taille und des Oberkörpers und die Vitalität des Blutes und anderer Körperflüssigkeiten und -gewebe verringern.

Herb

Nahrungsmittel: Rotes Fleisch, tierische Organe, Wurst, angebrannte Nahrungsmittel, geräucherter Speck, geräuchertes Fleisch, Pastete, Kaviar und Meeresfrüchte, Kartoffelchips, Schokolade, Alkohol, Milchprodukte, Toast, Erdnussbutter, Nüsse, Algen, Zucchini, Chicoree, Rosenkohl, Frühlingszwiebeln, Kohl, Ananas, Grapefruit, Kurkuma, Safran, Flaschenkürbis.

Wirkung

Herbes beeinflusst die Kreislauftätigkeit aller Körpersysteme und ihren osmotischen Druck, die Qualität des Blutes und die Menge der nützlichen Flüssigkeiten im Körper.

Gesunde Verwendung

In Maßen genossen unterstützt Herbes die Wundheilung in den Gelenken und Organen; es hilft bei Depression und Antriebsschwäche. Ein ungesunder Teint und Erwachsenenakne werden gebessert, Herbes klärt den Teint und hält die Haut jung.

Achtung vor zu viel Herbem

Der übermäßige Konsum von herben Nahrungsmitteln verstärkt das Gefühl des Aufgeblähtseins in Darm und Magen und trägt zur Aufgedunsenheit des Bauchbereichs bei. Er verengt die Körperkanäle, begünstigt so einen schwachen Darm und Verstopfung und schwächt den Körper schnell. Herbes kann eine Überproduktion von Schleim und Lymphe anregen, was zu Blähungen und extrem viel Luft im oberen Verdauungstrakt, Angina und einem instabilen Herzschlag führt. Ganz allgemein trägt ein Übermaß an Herbem zu Krankheiten der Herzkranzgefäße und zu einer schnellen, gefährlichen und unregelmäßigen Herztätigkeit bei. Es kann außerdem das Denken vernebeln.

Mit dem richtigen Geschmack zum richtigen Zeitpunkt Stress abbauen

Größere Lebensveränderungen sind mit Stress verbunden, der zu verschiedenen Formen einer schlechten Gesundheit führen kann, etwa einer Gewichtszunahme oder -abnahme, womit wir uns weiter unten beschäftigen werden. Wenn Sie in solchen Phasen das Richtige essen, werden die Verletzung und der Schock kleiner und die Chancen für Gleichgewicht und Heilung größer. Die tibetische Medizin glaubt, dass die Geschmacksrichtung, auf die Sie in Stressphasen Lust haben, symbolisch für etwas steht, das Sie tun oder sein sollten, um Ihre Lage zu verbessern oder eine Lösung herbeizuführen.

Wenn Sie in einer Lebenskrise zum Beispiel Lust auf Süßes verspüren, könnte es sein, dass Sie etwas »Süßes« tun sollten, damit die Krise sich beruhigt. Entsprechendes gilt für die anderen Geschmacksrichtungen. Süßes führt zu Frieden und Versöhnung; Saures weckt die Protagonisten auf und macht ihnen den Sinn verständlich; Salziges hilft ihnen, die Fakten zu sehen; Bitteres zeigt an, ob Bitterkeit der Unstimmigkeit zu Grunde liegt; Scharfes schockiert den Selbstzufriedenen; Herbes zeigt, wie es im Herzen anderer Menschen wirklich aussieht.

Störungen ausgleichen

Wenn Sie sich unausgeglichen fühlen, kann es sehr aufschlussreich sein, Ihre Verfassung anhand der sechs Geschmacksrichtungen zu überprüfen. Fühlen Sie sich süß, sauer, salzig, bitter, scharf oder herb? Entscheiden Sie, welche Geschmacksrichtung Ihre Verfassung am besten beschreibt, und essen Sie dann die entgegengesetzte. So stellen Sie das Gleichgewicht wieder her.

- Wenn Sie Lust auf Süßes haben, essen Sie Herbes.
- Wenn Sie Lust auf Saures haben, essen Sie Scharfes.
- Wenn Sie Lust auf Salziges haben, essen Sie Bitteres.
- Wenn Sie Lust auf Bitteres haben, essen Sie Süßes.
- Wenn Sie Lust auf Scharfes haben, essen Sie Salziges.
- Wenn Sie Lust auf Herbes haben, essen Sie Scharfes.

Wenn Sie die Geschmacksrichtungen auf diese Weise als Symbole verwenden, kann dies ein effizienter Kanal zu Ihrem inneren Wissen sein und Ihnen Situationen verständlich machen.

Stressbedingte Gewichtsprobleme

Stress ist so alt wie die Menschheit und existiert in der ein oder anderen Form in jeder Kultur. Die alten Tibeter entwickelten zahlreiche Methoden, um ihn in den Griff zu bekommen. Eine der effizientesten besteht darin, ihn mit Hilfe von Nahrungsmitteln abzubauen. Die tibetische Medizin meint, dass das Gleichgewicht unserer Temperamente umso stärker gestört ist, je ängstlicher wir sind. Mindestens eine der sechs Geschmacksrichtungen wird dann dominanter und schadet den sieben Körperkomponenten, was zu Gewichtsproblemen führt.

Die tibetische Medizin behauptet, dass bei Stress meist zweierlei passiert: Entweder Sie nehmen ab, oder Sie nehmen zu. Ursache sind falsche Nahrungsmittel, die dem Gehirn und dem

Nervensystem Vitalität entziehen, sodass sie nur noch auf Sparflamme arbeiten. Wenn etwa der süße Geschmack dominant wird, speichert der Körper mehr Nährstoffe, die sich in Fett verwandeln. Wenn das Süße die anderen Geschmacksrichtungen völlig dominiert, wird das überschüssige Fett tief im Bauch abgelagert.

Wenn jemand stressbedingt sehr schnell sehr viel zunimmt, sind wichtige Drüsensysteme krank. In diesem Fall ist professionelle Hilfe angezeigt.

Wenn Sie bei Stress das Richtige essen, kann die Spannung sich auflösen; die daniederliegende Energie wird aktiviert, Stimmungsschwankungen werden ausgeglichen und Schlafstörungen behoben. Essen Sie deshalb zehn Tage lang alle oben aufgeführten herben, scharfen und sauren Nahrungsmittel in jedweder Kombination, wenn Sie durch Stress zu- oder abnehmen.

Stress abbauen – die richtigen Nahrungsmittel für Ihr Temperament

In Kapitel sechs haben Sie herausgefunden, welches Temperament bei Ihnen dominiert. Um Ihre Gesundheit zu optimieren und Krankheiten vorzubeugen, sollten die Ihrem Temperament entsprechenden Nahrungsmittel die Grundlage Ihrer täglichen Ernährung bilden.

Wind-Nahrungsmittel (gelb, orange, weiß)

Aprikosen, Ananas, Papayas, Mangos, Äpfel, Bananen, Zitrusfrüchte, Paradiesfeigen, Zuckermais, Mais, Quinoa, Honig, Hühnchen, Wachtel, Ente, Gans, Eigelb, Fischrogen (aber kein Kaviar), Butter, Buttermilch, Ghee.

Galle-Nahrungsmittel (rosa, rot, dunkelrot)

Gekochte Garnelen, Kaviar, Fisch mit rosafarbenem oder rotem Fleisch, gekochtes Lamm, rote Zwiebeln, Rotkohl, Tomaten, rote Paprikaschoten, Kirschen, rote Trauben, Wassermelonen, rote Pflaumen, rosa Grapefruit, Rotwein (kleines Glas). Alle anderen rosafarbenen, roten oder dunkelroten Nahrungsmittel, auch rote Beeren.

Phlegma-Nahrungsmittel (blau, violett oder dunkelbraun)

Brombeeren, Boysenbeeren, Blaubeeren, Auberginen, Datteln, Feigen, Melasse, Samen, Nüsse, Schokolade mit einem Kakaogehalt von mindestens 70 %, Roggen, Roggenbrot (Sauerteig), Leber, Herz, Innereien, Lammnieren und –hirn. Alle anderen Nahrungsmittel in den genannten Farben.

Nahrung ist Medizin

Die tibetische Medizin rät zu Nahrungsmitteln, die unsere Essgewohnheiten regulieren. Die unten aufgeführten Nahrungsmittel sind »Instant-Heilmittel«, um die Vitalität ins Gleichgewicht zu bringen und zu verbessern. Nehmen Sie sie als regelmäßigen Bestandteil Ihrer Ernährung zu den angegebenen Zeiten zu sich.

Milchprodukte: Werden am besten am frühen Morgen vor dem Frühstück und abends zum Abendessen gegessen. Joghurt, Käse und Milch von Schafen, Kühen und Ziegen.

Fleisch, Geflügel, magerer Fisch, Wild: Werden am besten morgens zum Frühstück oder zu einem frühen Mittagessen gegessen oder am frühen Abend zum Abendessen. Für Kranke oder heranwachsende Kinder ist der Verzehr von rotem Fleisch oder Wild mit etwas Fett ganz wichtig, damit das Gehirn funktioniert und für Geist und Körper Gesundheit produziert; Fett an Fleisch bekämpft Infektionen, wenn es richtig gekocht wird. Für gesunde Erwachsene ist möglichst mageres Fleisch am besten. Der tibetischen Medizin zufolge ist es gut, Fleisch zusammen mit gekochtem oder ungekochtem Obst zu essen, aber nicht mit viel Wurzelgemüse.

Fetter Fisch: Lachs, Lachsforelle, Tunfisch, Sardinen, Hering.

Obst: Essen Sie den ganzen Tag über kleine Mengen. Obst erzeugt Frieden in Geist und Körper; in Maßen genossen, regt es den Körper zur Aufspaltung von überschüssigem Fett an. Aber es sollte nicht das Hauptnahrungsmittel sein, denn das würde den süßen Geschmack überstimulieren, den Verdauungstrakt sedieren und Sie geistesabwesend und richtungslos machen.

Gemüse: Essen Sie es regelmäßig zum Frühstück, zum Mittagessen und zum Abendessen. Wurzelgemüse, die lange bei schwacher Hitze gekocht wurden, sind gut für den allgemeinen Gesundheitszustand. Alle Gemüse werden am besten als Suppe zubereitet und besser leicht gekocht als roh gegessen.

Hülsenfrüchte und Bohnen: Essen Sie sie als eigenständige Mahlzeit oder zusammen mit Fleisch; kombinieren Sie sie nicht mit Gemüse, weil dies das Gleichgewicht der sechs Geschmacksrichtungen und der sieben Körperkomponenten stört.

Getreide: Reis, Hafer, Gerste, Hirse, Mais, Buchweizen, Quinoa und Weizen heilen Körper und Geist schnell und fördern das Gleichgewicht. Essen Sie Getreide als eigenständige Mahlzeit oder zusammen mit Fleisch oder Fisch; kombinieren Sie sie nicht mit Hülsenfrüchten oder Bohnen. Essen Sie sie auch nicht zusammen mit Milchprodukten, etwa als Müsli mit Milch. Wenn Sie über lange Zeit Milch und Getreide bei einer Mahlzeit zu sich nehmen, entsteht im Körper eine Dominanz des süßen Geschmacks; dies führt zu Stress, Energiemangel und Konzentrationsschwäche, weil der Körper auf Sparflamme arbeitet. Der tibetischen Medizin zufolge sind die Zusatzstoffe, die in Frühstücksflocken, Gebäck, Schokoriegeln und anderen Süße erzeugenden Fertiggerichten dem Weizen beigemischt werden, die Ursache für die heute so weit verbreitete Weizenallergie. Getreide entspannt das Nervensystem, erhöht die Energie, lenkt die sieben Körpernährstoffe zum Gehirn und fördert ein ausgeglichenes Verhalten und einen erholsamen Schlaf.

Die Nahrung ist ein Hilfsmittel, das zu Selbsterkenntnis und Heilung führen kann. Wenn wir die Verbindungen zwischen den sieben Körperkomponenten, den sechs Geschmacksrichtungen und den drei Temperamenten verstehen, können wir Entscheidungen im Hinblick auf unsere Ernährung und unsere Gesundheit bewusster treffen.

9

Einfache Heilmittel und Methoden zur Selbsthilfe

Viele tibetische Heilmethoden entstanden als Hilfe für Menschen, die kleinere Beschwerden hatten, aber viele Tagereisen von einem Arzt entfernt waren. Der Vorrat an traditionellen Heilmitteln, mit denen Sie sich selbst oder Ihre Familie behandeln können, ist deshalb sehr groß. Nachfolgend stelle ich ein paar einfache Methoden vor, Kräuter und Gewürze, Massage und Hydrotherapie sowie Farben und Klänge für Ihre Gesundheit einzusetzen.

Kräuterheilmittel

Alles Lebendige ist heilig, auch die Heilpflanzen dieser Welt. Kräuter und Gewürze bringen nicht nur mehr Geschmack auf unseren Tisch, sie heilen auch Geist und Körper. Die Weisheit alter Heilsysteme wie etwa der tibetischen Medizin behauptet, dass wir viel lernen können, wenn wir uns einfühlsam und intuitiv mit Pflanzen verbinden.

Wie Tiere und Vögel sagt jede Pflanze uns etwas über unseren Platz in der Welt. Heilpflanzen können uns Informationen über uns selbst geben und unseren Körper ins Gleichgewicht bringen. Ihr Gebrauch kann uns helfen, über unser Leben, unsere Gesundheit und unser Glück oder Unglück nachzudenken.

Das Überleben der Menschheit hing jahrtausendelang davon ab, dass Pflanzen als Medizin eingesetzt wurden. Die Pharmaindustrie hat ihren Anfang in der Pflanzenchemie, und auch die heute gängigen Medikamente werden überwiegend immer noch direkt aus Pflanzen gewonnen. Statt sie im Laden zu kaufen, können Sie es wie Ihre Vorfahren – und auch viele moderne Menschen – machen und einfache Beschwerden mit Kräutern und anderen Heilpflanzen behandeln.

Die tibetische Kräutermedizin stellt uns einen weitläufigen, komplexen Vorrat an Wissen zur Verfügung; verschiedene Heilmittel, die keinerlei Risiko bergen, können Sie mit gängigen Kräutern und Gewürzen jedoch leicht selbst zu Hause herstellen. Die Tees und Tabletten decken die Krankheit nicht zu, sondern regen Körper und Geist zur Heilung an. Es kann sein, dass manche Patienten sich schlechter fühlen, bevor es ihnen besser geht, aber das sollte Sie nicht verunsichern. Die Reaktion zeigt, dass das Heilmittel wirkt und daran arbeitet, das richtige Gleichgewicht im Körper herzustellen und Körper und Geist in Harmonie zu bringen.

Bitte denken Sie daran, dass diese Heilmittel für kleinere, kurzzeitige gesundheitliche Probleme gedacht sind. Wenn die Beschwerden sich nicht bessern oder schlimmer zu werden scheinen, sollten Sie umgehend einen Arzt oder einen anderen Experten für Gesundheit aufsuchen.

Vorratsschrank

Verschiedene getrocknete Kräuter und Gewürze sollten Sie immer vorrätig haben, weil sie bei zahlreichen gängigen Beschwerden einsetzbar sind: Basilikum (getrocknet, aber nicht gemahlen), Chili (gemahlen), Ingwer (gemahlen), Kardamomkörner (schwarz und grün), Knoblauch (gemahlen), Koriander (getrocknete Blätter oder gemahlen), Kumin (gemahlen), Kurkuma (gemahlen), echte Lakritzstangen, Nelken (ganz), Pfefferkörner (oder gemahlenen Pfeffer), Safranfäden, Salbei (gemahlen), Senfkörner (gemahlen), Wacholderbeeren, Zimt (gemahlen), nicht erhitzter Honig aus biologischer Erzeugung.

Diese Zutaten lassen sich zu Abkochungen verarbeiten, die die unten aufgeführten Symptome lindern und bessern.

Eine Abkochung herstellen

Bringen Sie einen halben Liter frisches, abgefiltertes Wasser langsam zum Kochen. Legen Sie den Deckel auf, wenn es anfängt zu kochen, und stellen Sie die Wärmezufuhr ab. Lassen Sie das Wasser völlig abkühlen, damit eventuell vorhandene Keime und negative Energie entfernt werden. Bringen Sie das Wasser erneut zum Kochen und geben Sie die unten angegebenen Kräuter dazu. Abkühlen lassen, abseihen und nach Bedarf verwenden. Bewahren Sie die Abkochung lichtgeschützt in einem Schrank oder im Kühlschrank auf. Je nach Wetter bleibt sie maximal drei Tage lang frisch und verwendbar.

Die Beschwerden und ihre Behandlung

Erkältung

Geben Sie einen gestrichenen Teelöffel Kurkuma, fünf Safranfäden, eine Lakritzstange, einen Teelöffel Salbei, einen Teelöffel Kumin und drei Gewürznelken ins kochende Wasser. Zudecken und 15 Minuten lang sieden lassen, dann die Hitzezufuhr beenden, abkühlen lassen und abseihen.

Dosierung:

- Kinder über zehn Jahre und Erwachsene: Zwei Teelöffel der Abkochung alle zwei Stunden, bis die Symptome abklingen.
- Kinder von fünf bis zehn Jahren: Ein Teelöffel der Abkochung in einem Esslöffel kaltem Wasser dreimal täglich nach den Mahlzeiten, plus eine Tasse vor dem Zubettgehen.

- Sehr alte oder gebrechliche Patienten und Kleinkinder von ein bis fünf Jahren: Ein Teelöffel der Abkochung in einem Esslöffel warmer Milch, dreimal täglich nach den Mahlzeiten.

Achtung: Geben Sie die Abkochung Kleinkindern unter einem Jahr nicht; sie ist zu stark für sie und könnte sie krank machen.

Leichte Infektionen des Brustkorbs

Geben Sie fünf Kardamomkörner wie oben angegeben in kochendes Wasser, streuen Sie einen Viertel-Teelöffel gemahlene Chilis hinein und geben Sie drei Wacholderbeeren, einen halben Teelöffel gemahlenen Knoblauch, fünf Safranfäden, drei Lakritzstangen und einen Teelöffel Zimt dazu. Zwanzig Minuten lang sieden lassen, abkühlen, abseihen.

Dosierung:

- Erwachsene: Drei Teelöffel der Abkochung, stündlich.
- Kinder von fünf bis zehn Jahren: Ein Teelöffel der Abkochung in einem Teelöffel kaltem Wasser, vor jeder Mahlzeit oder Zwischenmahlzeit.
- Kinder von zehn bis achtzehn Jahren: Zwei Teelöffel der Abkochung in zwei Esslöffeln warmem Wasser, alle zwei Stunden.
- Ältere Menschen: Ein Teelöffel der Abkochung in einem Esslöffel warmem Wasser, alle vier Stunden.

Warnung: Dieses Heilmittel ist für Kinder unter fünf Jahren oder Babys nicht geeignet.

Schlafstörungen

Geben Sie in einen halben Liter kochendes Wasser: drei Lakritzstangen, sieben Safranfäden, einen Esslöffel dunkelbraunen biologischen Honig und einen halben Teelöffel Zimt. 15 Minuten lang sieden lassen. Abkühlen lassen und lauwarm abseihen.

Dosierung:

- Trinken Sie ab drei Stunden vor dem Zubettgehen stündlich eine Teetasse der Abkochung.

Wunden

Geben Sie in einen halben Liter kochendes Wasser: je drei Teelöffel Basilikum, Salbei, Ingwer, Kurkuma, Knoblauch und Pfeffer (weiß oder schwarz). Zwanzig Minuten lang sieden lassen, dann abseihen.

Äußerliche Anwendung:

- Geben Sie die Flüssigkeit auf ein Stück sauberen Stoff und betupfen Sie damit fünfmal täglich die betroffenen Bereiche. Oder befeuchten Sie ein Stück Stoff mit der Mischung und legen Sie es eine Stunde lang auf die Wunde; legen Sie viermal täglich eine neue feuchte Kompresse auf.

Innerliche Einnahme:

- Erwachsene und Kinder über zehn Jahren trinken viermal täglich zu den Mahlzeiten vier Teelöffel der Abkochung in zwei Esslöffeln warmem Wasser.

Warnung: Nicht auf leeren Magen trinken!

Schnittwunden und Hautabschürfungen

Geben Sie in einen halben Liter siedendes Wasser: vier Teelöffel Kurkuma, zwei Teelöffel Senfkörner und zwei Teelöffel Ingwer. Zwanzig Minuten lang bei schwacher Hitze köcheln lassen. Abkühlen lassen, abseihen. Dieses mild desinfizierende Mittel beseitigt Infektionen bei kleineren Schnittwunden und Abschürfungen sehr gut. Bei Bedarf mit einem sauberen Stoffstück auftragen.

Warnung: Nicht trinken!

Ständige Müdigkeit

Wenn Sie wenig Vitalität haben und ständig müde sind, hilft Ihnen vielleicht die folgende Abkochung. Geben Sie in einen halben Liter siedendes Wasser: vier Lakritzstangen, drei Teelöffel Koriander, vier Kardamomkörner, zehn Safranfäden und eine Prise geriebene Muskatnuss. Zwanzig Minuten lang sieden lassen, abkühlen lassen und abseihen.

Dosierung:

- Ein Esslöffel alle vier Stunden, drei Tage lang; dann zehn Tage lang jeweils vier Tassen.

Vorratsschrank

Alle folgenden Zutaten sollten in Pulverform oder gemahlen vorliegen: Basilikum, Chili, Ingwer, Kardamom (schwarz oder grün), Koriander, Kumin (Kreuzkümmel), Knoblauch, Kurkuma, Lakritzstangen, Nelken, Pfeffer (schwarz und weiß), Safran, Salbei, Senfkörner (gemahlen), Wacholderbeeren, Zimt. Außerdem brauchen Sie nicht erhitzten biologischen Honig, Melasse, Mais-, Gersten- oder Reismehl.

Diese Zutaten lassen sich zu Tabletten verarbeiten, mit denen Sie verschiedene gängige Gesundheitsstörungen behandeln können.

Einfache Tabletten herstellen

Vermischen Sie die Kräuter mit Reis- oder Gerstenmehl, Honig und Melasse. Die Grundsubstanz besteht aus je einem Esslöffel Melasse und Honig und einem Esslöffel Gersten- oder Reismehl.

Geben Sie für die folgenden Rezepte je einen Teelöffel (5 ml) der aufgeführten Kräuter dazu, außer Safran. Davon können Sie bis zu zwanzig Fäden hinzufügen; schneiden oder brechen Sie sie in kleine Stücke, aber hacken Sie sie nicht.

Rollen Sie die Mischung zu erbsengroßen Kugeln, die Sie mit etwas Mehl bestäuben. Lagern Sie sie auf einem flachen Brett, bis sie trocken sind. Sie können die Kügelchen in die Sonne stellen oder den Vorgang beschleunigen, indem Sie sie bis zu zehn Minuten bei möglichst schwacher Hitze in den Ofen stellen; lassen Sie sie dann an der Luft trocknen. Die getrockneten Tabletten halten sich bis zu zwei Jahre.

Nehmen Sie sie mit etwas Wasser ein.

Beschwerden und Behandlung

Halsschmerzen

Vermischen Sie je einen Teelöffel Nelken, schwarzen Pfeffer, Kurkuma und Koriander und geben Sie diese Mixtur an die Grundsubstanz.

Dosierung:

- Nehmen Sie viermal täglich eine Tablette mit etwas Wasser, und zwar unmittelbar vor den Mahlzeiten und vor dem Schlafengehen.
- Schwangere nehmen die halbe Dosis ein.

Schwache Verdauung und Blähungen

Vermischen Sie je einen Teelöffel Salbei, Kumin und Zimt mit fünf Safranfäden und einem Teelöffel Koriander, und geben Sie diese Mixtur an die Grundsubstanz.

Dosierung:

- Eine Tablette alle drei Stunden.

Kräuterfeuer

Sowohl in der buddhistischen als auch in der Bön-Medizin werden Kräuter spirituell und rituell verwendet. Mein Lehrer ließ das Feuer erst lange brennen; wenn es dann nur noch glühte, streute er die rituellen Kräuter darüber und intonierte Mantras, um die Gottheiten und die Geister der Elemente anzurufen oder Menschen und Situationen aus der Ferne zu heilen.

Sie können eine kleine Menge der Kräuter auf glühende Holzkohle oder ganz vorsichtig über eine Kerzenflamme streuen. Hier ein paar einfache Vorschläge.

Kurkuma: Bei Niedergeschlagenheit, einer negativen Umgebung oder verstopften Nebenhöhlen. Wenn Sie deprimiert sind und nicht wissen weshalb, oder wenn Sie das Gefühl haben, dass Ihre Umgebung voll von negativen Gedanken ist, können Sie, wie oben angegeben, etwas Kurkuma über eine Flamme streuen. Der beißende Geruch beseitigt Verwirrung; wenn Sie ihn einatmen, werden die Nebenhöhlen frei.

Ingwer: Bei Schock, Konflikten, seelischen Schmerzen und Halsschmerzen. Der bittersüße Duft trägt auch dazu bei, Streitende zu versöhnen und verloren gegangenes Vertrauen wiederherzustellen. Ingwer vertreibt trennende Energie. Der eingeatmete Rauch hilft bei Halsschmerzen.

Safran: Zur Reinigung der Umgebung und bei schwachen Augen und schwacher Lunge. Verbrennen Sie zehn Safranfäden auf Holzkohle oder auf einem Feuer, oder indem Sie sie einfach mit einem Streichholz anzünden; dadurch fließt eine höhere spirituelle Energie ein und reinigt die Atmosphäre. Der geheimnisvolle, durchdringende Geruch von brennendem Safran bringt Liebe und beseitigt Blockaden und Angst. Der eingeatmete Rauch ist gut, wenn die Augen oder die Lunge schwach sind.

Knoblauch: Wenn Gewaltszenen Ihre Gedanken dominieren, bei unwillkommenen Menschen und Keimen. Der Rauch von verbranntem Knoblauch vertreibt gewalttätige Gedanken und

Handlungen, befreit die Atmosphäre von Keimen und dem Eindruck, den unerwünschte Menschen hinterlassen haben. Der eingeatmete süßliche Geruch beruhigt nervöse Menschen und beseitigt seelische Schmerzen.

Zimt: Macht harmonisch und kreativ, fördert eine glückliche Stimmung und bringt geistige Klarheit und Energie.

Muskatnuss: Regt bei komplexen Problemen eine Verlagerung der Wahrnehmung an. Zieht Geld an den Ort, wo es verbrannt wird, was aber auch die Verantwortung mit sich bringt, die dem Reichtum innewohnt. Seien Sie deshalb darauf vorbereitet, für und mit diesem Geld zu arbeiten. Das Einatmen von Muskatnuss kann Hautinfektionen bessern.

Schwarzer und/oder weißer Pfeffer: Verbessert die Lernfähigkeit und die Konzentration. Der beißende, stechende Geruch beseitigt schlechte Gerüche in der Umgebung. Der eingeatmete Duft kann die Heilung von Mundgeschwüren unterstützen.

Basilikum und Salbei: Bauen Stress ab und verwandeln Zwietracht in Fröhlichkeit. Der Duft lässt Erinnerungen aus der Vergangenheit hochkommen, was sentimentale Gedanken begünstigt. Wenn er eingeatmet wird, wirkt er als Aphrodisiakum und stimuliert die sexuelle Leidenschaft. Der Duft kann auch zu frommen, freundlichen Handlungen anregen. Wenn die Kräuter verbrannt werden, können sie Ihnen ermöglichen, andere Menschen zu beeinflussen, die sich in derselben Umgebung befinden.

Wacholderbeeren, ganz oder gemahlen: Der Wacholder wird in der tibetischen Spiritualität vielfältig eingesetzt, sein Gebrauch ist heilig. In den buddhistischen und in den Bön-Lehren werden mit seiner Hilfe Gottheiten angerufen, Gebäude gereinigt und eine heilige Umgebung hergestellt. Der süße, trockene Duft der Beeren kann einen Konzentrationszustand herbeiführen, der die Meditation, das Gebet und alle Formen der Gottesverehrung begünstigt.

Massage und andere Selbsthilfemethoden

Massagen spielen in der heutigen tibetischen Medizin zwar eine Nebenrolle, genießen bei den Tibetern selbst aber immer noch hohes Ansehen. Alle Altersstufen profitieren von ihr, Babys genauso wie alte Menschen. Massagen können alle möglichen akuten und chronischen körperlichen Beschwerden bessern, außerdem stressbedingte Probleme und schwere psychische und psychiatrische Erkrankungen. Sie werden nicht nur therapeutisch, sondern auch prophylaktisch und zur Steigerung des allgemeinen Wohlbefindens eingesetzt.

Es gibt verschiedene Massagetechniken, die von einem erfahrenen Heiler in ein generelles Behandlungsprogramm eingebaut werden. Ich möchte mich hier auf die konzentrieren, die Sie bei sich selbst, Familienangehörigen und Freunden anwenden können. Sie sind einfach zu erlernen, und sie kosten nichts.

Ganzkörpermassage für Vitalität und Wohlbefinden

Ein Massageöl ist nicht unbedingt erforderlich; wenn Sie eins benutzen wollen, sollte es geruchlos sein. Massieren Sie sich mit der Handfläche vom Herzen weg, und zwar in kreisenden Bewegungen gegen den Uhrzeigersinn.

Fangen Sie mit Ihrem Oberkörper an und gehen Sie dann über zum Nacken, zu den Armen, den Handgelenken, den Händen und Fingern. Massieren Sie Ihre linke Körperhälfte mit der rechten Hand und die rechte Körperhälfte mit der linken Hand. (Wenn Sie jemand anders massieren, nehmen Sie die Hand, mit der es Ihnen am leichtesten fällt.) Reiben Sie um die Finger und Fingerspitzen mit der Handfläche Ihrer anderen Hand. Gehen Sie dann über zur Innen- und Außenseite der Oberschenkel, zum Kreuz- und Lendenwirbelbereich (fangen

Sie an den Stellen an, die Sie erreichen können), zum Gesäß, den Unterschenkeln, Fersen, Knöcheln, Füßen und Zehen.

Reiben Sie so kräftig Sie können; massieren Sie sich zehn Tage lang zweimal täglich, nach dem Aufwachen und vor dem Schlafengehen, jeweils zehn Minuten lang. Die Massage verbessert die Durchblutung, macht den Körper straffer, unterstützt das Gleichgewicht der drei Temperamente und die Verdauung, baut Stress ab und verbessert ganz generell die Fähigkeit Ihres Körpers, einerseits zu arbeiten, andererseits sich zu entspannen.

Machen Sie nach den zehn Tagen zwei Tage Pause, damit der Körper die positive Wirkung der Massage voll in sich aufnehmen kann, und starten Sie dann einen neuen Massage-Zyklus.

Die Massage ist völlig unbedenklich und kann daher für Sie, Ihre Familie und Ihre Freunde zu einer ständigen Gewohnheit werden, die Ihrer Gesundheit ausgesprochen gut tut. Massieren Sie bei älteren Menschen, Babys oder anderen Personen mit zarter körperlicher Gesundheit vorsichtig und sanft. Führen Sie die Bewegungen langsam und rhythmisch aus, und fragen Sie wenn möglich Ihr Gegenüber, ob der Druck ihm zusagt. Versuchen Sie, die Formen und Konturen seines Körpers zu spüren.

Tibetische Akupressur für kleinere Beschwerden

Die tibetische Form der Akupressur ist einfach und risikolos; sie fördert das Wohlbefinden und bessert kleinere Beschwerden. Als traditionelle Selbstheilungstechnik wurde sie vor Tausenden von Jahren von der einfachen Bevölkerung Tibets entwickelt, die sie als wirkungsvolle Behandlung einsetzte, wenn ein Arzt nicht zur Stelle war. Später wurde das System von Ärzten übernommen und weiterentwickelt.

Wie bei allen Akupressursystemen liegen die Punkte, die gedrückt werden, auf Leitbahnen (Meridianen), die mit der physiologischen und energetischen Struktur von Geist und Körper zusammenhängen. Das tibetische System beruht auf dem Fließen der drei Temperamente, den Energien der Elemente und den Pulsfunktionen.

Sich selbst behandeln mit Akupressur

Arbeiten Sie mit dem Zeigefinger oder mit dem Daumen, oder mit beiden zusammen; drücken Sie den Punkt fest und zählen Sie dabei langsam bis hundert. Nehmen Sie den Druck weg, zählen Sie bis zehn und wiederholen Sie das Ganze fünfmal.

Beschwerden: Übelkeit, Durchfall, Magenschmerzen und Blähungen, weil man zu viel oder etwas Schlechtes gegessen hat, oder auf Grund einer leichten Vergiftung.
Akupressurpunkt: Mitte der Handflächen und alle Fingerkuppen.

Beschwerden: Reisekrankheit, erkältungsbedingte Kopfschmerzen.
Akupressurpunkt: Mitte der Handgelenksquerfalten, Vorder- und Rückseite beider Ohrläppchen.

Beschwerden: Leichte Gelenkschmerzen.
Akupressurpunkt: Mitte beider Ellenbogeninnenseiten.

Beschwerden: Fehlende Vitalität, Muskelschmerzen, stressbedingte Beschwerden.
Akupressurpunkt: Beide Seiten des Brustkorbs über dem Brustbein.

Beschwerden: Verstopfte Nebenhöhlen, Schlaflosigkeit, Unruhe.
Akupressurpunkt: Mitte zwischen den Augenbrauen.

Beschwerden: Überwältigende Müdigkeit, Angst, Kopfschmerzen, Schmerzen im oberen Bereich des Nackens.
Akupressurpunkt: In der Mitte der Stirn, direkt unter dem Haaransatz.

Beschwerden: Steifer Nacken, schmerzhafte Steifigkeit in den Schultern und Armen.
Akupressurpunkt: Am Übergang vom Nacken zur Wirbelsäule.

Beschwerden: Muskelschmerzen in der Wirbelsäule und allgemeine Steifigkeit.
Akupressurpunkt: Beidseits der Wirbelsäule in der Mitte des Rückens.

Beschwerden: Rückenschmerzen.
Akupressurpunkt: Mitte beider Gesäßbacken.

Beschwerden: Schmerzende oder steife Beine.
Akupressurpunkt: Mitte der Kniegelenksfalte.

Beschwerden: Zahnschmerzen, Rückenschmerzen und Verstopfung.
Akupressurpunkt: Mitte des Fußrückens.

Beschwerden: Allgemeine Entkräftung.
Akupressurpunkt: Kuppe der beiden großen Zehen.

Beschwerden: Übermäßiger Genuss, chronische Krankheit, Gelenkverletzungen, Weichteilrheumatismus (zum Beispiel Tennisarm), oder anhaltende Rückenschmerzen.
Akupressurpunkt: Mitte der Fußsohlen, viermal täglich.

Hydrotherapie

Die Hydrotherapie, das heißt die Behandlung mit Wasser, wird in der tibetischen Medizin seit alters her zur Wiederherstellung der Vitalität bei Krankheiten eingesetzt, die von den drei Temperamenten Wind, Galle und Phlegma verursacht wurden. Typischerweise sind dies Stress oder Süchte aller Art bei gestörtem Wind; Gelenkprobleme, Verdauungsstörungen oder Hautkrankheiten bei gestörter Galle; Infektionen bei gestörtem Phlegma. In alten Zeiten wies der Arzt den Patienten manchmal an, sich unter einen starken Wasserfall zu stellen, sich in heißem oder kalten Wasser mit einem Schwamm abzureiben oder sich in eine Art tibetische Sauna zu setzen. Heute können Sie die tibetische Hydrotherapie durchführen, wenn Sie eine Sauna und eine Dusche mit starkem Wasserstrahl benutzen können.

Richtlinien für die Hydrotherapie:

- Gehen Sie nicht in die Sauna, wenn Sie Alkohol getrunken haben (auch wenn es nicht viel war), oder nach einer Mahlzeit. Trinken Sie vor den folgenden Hydrotherapie-Behandlungen immer einen Liter reines Wasser, und, wenn möglich, zwei Liter innerhalb von zwei Stunden nach dem Saunagang.
- Ruhen Sie sich nach den Behandlungen immer mindestens eine Viertelstunde aus.

Mit Dusche und Sauna den Körper entgiften

Bei Gelenkproblemen, Hautkrankheiten und allgemeiner Erschöpfung:

- Stellen Sie sich zehn Minuten lang unter eine warme Dusche. Gehen Sie sofort anschließend fünf Minuten in die Sauna, ohne sich abzutrocknen.

- Reiben Sie sich anschließend sorgfältig mit einem Handtuch trocken; wenn Sie ein bisschen schwitzen, ist das normal.

Bei Stress und einer normalen Erkältung; zur Vorbeugung gegen Grippe und Bronchitis; zur Linderung der Folgen von Rheuma und Arthritis im Frühstadium; zur Unterstützung der Genesung nach einer langwierigen Krankheit:
- Nehmen Sie exakt zwei Minuten lang eine möglichst heiße Dusche. Duschen Sie sich dann zwei Minuten lang so kalt ab, wie Sie aushalten können; gehen Sie anschließend für exakt fünf Minuten in die Sauna.
- Nehmen Sie fünf Minuten lang eine warme Dusche, gehen Sie dann mindestens drei und wenn möglich bis zu zehn Minuten lang in die Sauna.
- Trocknen Sie sich sorgfältig ab.

Bei Kater, aber *nicht*, wenn Sie morgens immer noch sehr betrunken sind:
- Wenn Sie sich schlecht fühlen oder einen leichten Kater haben, trinken Sie zunächst zwei Gläser warmes Wasser mit Zitronensaft oder starken Ingwertee.
- Stellen Sie sich zehn Minuten unter eine sehr warme Dusche.
- Gehen Sie sofort anschließend fünf Minuten in die Sauna.
- Nehmen Sie zehn Minuten eine lauwarme Dusche.
- Gehen Sie noch einmal fünf Minuten in die Sauna.
- Duschen Sie eine Minute lang sehr heiß.
- Rubbeln Sie sich mit einem Handtuch sorgfältig und kräftig trocken.
- Trinken Sie viel Wasser und rubbeln Sie dann mit dem Handtuch kräftig über die Sohlen und die Ballen Ihrer Füße (zehnmal pro Fuß).

Gegen die Folgen von Angst, Panik, Stress und Erschöpfung, wenn ein Schock, die Arbeit oder andere Lebensumstände der Auslöser waren:

- Ziehen Sie sich aus und rubbeln Sie den ganzen Körper möglichst kräftig mit einem sauberen, rauen Handtuch ab. Lassen Sie nichts aus: Denken Sie an die Stellen auf dem Kopf, hinter den Ohren, an Knöchel, Füße und Zehen, Hände und Finger, Lippen und Nase.
- Nehmen Sie ein paar frische Basilikum- oder Salbeiblättchen und gehen Sie unter eine heiße Dusche.
- Reiben Sie Ihren Körper mit den Kräutern ab, während Sie sich eine Minute lang abduschen. Das Wasser muss so heiß sein, dass Sie es gerade noch aushalten können.
- Gehen Sie mit den Basilikum- oder Salbeiblättchen sofort anschließend in die Sauna; zerreißen Sie die Blättchen und reiben Sie Ihren Körper damit ab. Deponieren Sie den Rest als kleines Häufchen neben sich.
- Setzen Sie sich acht bis fünfzehn Minuten lang ruhig in die Sauna und atmen Sie den Duft der Kräuter ein. Duschen Sie sich anschließend fünf Minuten lang mit warmem Wasser ab.
- Rubbeln Sie sich zum Schluss mit einem Handtuch kräftig trocken.

Tibetische Farbheilung, Mondkraft und die Jahreszeiten

Der tibetischen Weisheit zufolge entspricht jeder Jahreszeit eine Farbe. Obwohl der tibetische Kalender und die Einteilung der Jahreszeiten anders sind als im Westen, lassen die entsprechenden Anweisungen sich auch auf unsere Verhältnisse übertragen. Auch wir können mit Hilfe von Farben die Temperamente ins Gleichgewicht bringen und glückliche berufliche, private und spirituelle Erfahrungen anziehen.

Winter: Dezember bis Anfang Februar

Der Winter ist die Jahreszeit, in der die Einsicht und das Reifen der Weisheit im Vordergrund stehen, Nachdenklichkeit und Gleichgewicht. Das Getane wird noch einmal überdacht und auf der Basis vergangener Erfahrungen die Zukunft geplant. Der Winter ist auch die richtige Zeit für eine innere Reinigung.

Der Wintervollmond ist weiß. Verteilen Sie deshalb jeden Monat weiße Blumen oder andere weiße Gegenstände in Ihrer Wohnung und an Ihrem Arbeitsplatz. Stimmen Sie sich auf den Vollmond ein, indem Sie über ihn und die weißen Gegenstände nachdenken. Überlegen Sie, wie sie Ihren Geist und Ihren Körper und alles, was um sie herum ist, reinigen und läutern.

Legen Sie am Ende des Vollmondzyklus eine weiße Blüte oder ein kleines Stückchen weißen Stoff in fließendes Wasser, das trägt Ihre Unreinheiten fort und schafft positive Energie.

Frühling: Mitte Februar bis Ende April

Der Frühling ist die Zeit, in der Glück und Entdeckungsfreude vorherrschen. In dieser Jahreszeit können alle Dinge geheilt werden.

Dem Frühling entspricht die Farbe Rot. Deponieren Sie am Tag jeden Neumondes im Frühling überall in Ihrer Wohnung oder an Ihrem Arbeitsplatz rote Gegenstände. Tragen Sie, wenn Sie wollen, rote Kleidung. Konzentrieren Sie sich auf den Neumond, auf seine symbolische rote Farbe und ihre Fähigkeit, Ihnen die ganze Vitalität des Frühjahrs zu bringen, Sie zu heilen, Ihren Geist und Ihren Körper zu erneuern und Sie glücklich zu machen.

Um den Effekt zu verstärken, können Sie einen der roten Gegenstände, die Sie bei dieser Übung benutzt haben, in Ihrem

Garten oder in einem Topf mit Erde vergraben. Dies bringt Ihnen das ganze Jahr über die Kraft, die dem Frühling eigen ist.

Sommer:
Mai bis Oktober

Zum Wesen des Sommers gehören Ausdehnung, Verwirklichung und bewusste Wahrnehmung dessen, wer Sie sind und was Sie sein können. Der Sommer erinnert daran, dass alle Dinge zu einem fruchtbaren Höhepunkt kommen, bevor sie vergehen und wieder geboren werden. Er ist die Jahreszeit von Geburt und Tod, Erneuerung, Wiederaufbau und Wiederauferstehung – eine Mahnung, dass jede Energie sich in anderer Form wieder verkörpert.

Die Farbe für den Sommer ist Gold. Füllen Sie in den ersten Sommerwochen Ihre Wohnung und Ihren Arbeitsplatz mit goldenen Gegenständen, die die Farbe des goldenen Sommermondes spiegeln. Stimmen Sie sich bei jedem zunehmenden Mond auf die Entfaltung der Fülle ein, und fühlen Sie sich eins mit sich, der Welt und dem Universum. Der Mond bringt Ihnen Zufriedenheit und Einsicht in Ihre Lebensweise, und er schützt Ihren Haushalt und die Menschen, die Sie lieben. Legen Sie kurz vor dem Ende des Sommers, in den letzten Oktobertagen, einen der goldfarbenen Gegenstände in ein Feuer. Dies wird die Energie der Fülle und die Verbundenheit mit der Natur freisetzen.

Herbst:
Letzte Oktobertage bis Anfang Dezember

Der Herbst ist dunkelgrün. Schmücken Sie bei jedem abnehmenden Mond Ihre Wohnung und Ihren Arbeitsplatz mit vielen Gegenständen in dieser Farbe, und tragen Sie möglichst auch etwas Dunkelgrünes.

Der abnehmende Mond verbindet Sie mit der Kraft des Herbstes. Stimmen Sie sich auf den abnehmenden November-Mond ein und ziehen Sie seine starke Energie an, sodass Ihre Probleme, Blockaden und Schwierigkeiten weggeschwemmt werden.

Nehmen Sie beim letzten abnehmenden Mond dieser Jahreszeit (sehen Sie in einem Kalender nach) ein Stückchen grünen Stoff oder ein paar grüne Samen und werfen Sie es beziehungsweise sie in den Herbstwind, sodass Ihre Gabe weit und in alle Richtungen davonfliegt. Geben Sie all die Energie in sie hinein, die Sie bei diesem herbstlichen Mondritual erzeugt haben. So verteilen Sie die Kraft und den Segen.

Mit Klang und Schwingung heilen

Klang ist Schwingung. Die Natur ist Schwingung. Milliarden Schwingungen geben Ihnen Gestalt und Form. Die tibetische Medizin nutzt dieses Wissen seit alters her. Trotzdem ist die formale Version des Heilens mit Klängen und Schwingungen eine sehr intensive traditionelle Kunstfertigkeit, die nur ein wirklicher Meister ausführen sollte. Anstatt sich in Expertentechniken wie dem Obertonsingen zu versuchen, können Sie sich einfach auf die Klänge der Natur einstimmen, die immer und überall um Sie herum sind.

Die folgende Methode ist einfach und unbedenklich, sie wirkt heilend und harmonisierend. Setzen Sie sich bequem auf einen Stuhl, lehnen Sie den Rücken an und stellen Sie die Füße flach auf den Boden. Schließen Sie die Augen. Strecken Sie die Hände gerade vor sich aus, so weit Sie können. Entspannen Sie die Handflächen und die Finger.

Lenken Sie mit Ihrem Geist Ihre gesamte Aufmerksamkeit in die Handflächen und Finger. Spüren Sie die Schwingungen in Ihrer Umgebung mit Ihren Händen und Fingern. Denken Sie sich einfach, sie wären Antennen, mit denen Sie Klänge »fühlen« können.

Stellen Sie sich dann vor, dass Ihre Hände und Finger anfangen, sich auf alle Klänge und Schwingungen einzustimmen, die um Sie herum sind – das Reden der Menschen, den Verkehrslärm, Klänge aus der Natur, einfach alles. Es kann sein, dass Ihre Finger sich bewegen wollen, oder sie wollen einfach still sein. Lassen Sie sie tun, was sie wollen. Sie werden automatisch unangenehme Geräusche und Schwingungen herausfiltern, die Sie stören oder bei denen Sie sich unwohl fühlen, sodass nur die lehrreichen, positiven Erfahrungen bleiben, die Ihre Stimmung verbessern.

Wenn Sie mit Ihren Händen und Fingern lauschen, ist es, als würden Sie in Ihrer Vorstellung eine riesige Harfe spielen.

Verwenden Sie die Klänge und Schwingungen dazu, sich zu heilen, zu entspannen und Vitalität aufzubauen. Versuchen Sie, diese Übung zweimal täglich für jeweils zehn Minuten zu machen.

10

Leben, lieben und sterben

Eines Abends, als meine Seele neu erschaffen war, saß ich mit meinem Lehrer in den Bergen der Nordinsel Neuseelands. Unser Blick ging über einen See, blieb an einem Berg, einem Sternschnuppenregen, dem schüchternen Mond hinter schmalen Wolkenbändern hängen. Ich fragte meinen Lehrer: »Was soll ich jetzt lernen?«

»Du musst lernen zu sterben und wieder ins Leben zurückzukommen«, gluckste er. »Der Tod ist überall, durcheinandergewürfelt mit Leben. Fühle ihn, verstehe ihn.«

Ich sah zu dem Berg auf der anderen Seite des Tals. Es war, als würde er zu mir zurückschauen. Er hieß mich willkommen, öffnete sich wie eine Blüte. Ich schickte meine Seele in ihn hinein und erfuhr etwas über seine Geburt zu einer Zeit, in der die Zeit keine Rolle gespielt hatte, über das Land, aus dem er sich erhoben hatte, über die Pflanzen und Tiere, die er trug, und ich fühlte mich jung, klein und am Anbeginn der menschlichen Spezies.

Die Bewegung durch diese Wahrnehmungen der Seele hindurch war der Tod. Als ich in den Tod hineinsah, sah ich, dass er keine dunkle Leere war, sondern ein glänzender schwarzer Diamant. In ihm war das Tor zur Freiheit, in diesem Leben und in allen anderen.

Ich sah auf den Berg zurück. »Berge sind Bibliotheken«, murmelte Ürgyen. Ich spürte, dass dieser Berg die Weisheit der

Erde enthielt, und ich hatte erfahren, dass das Wissen des Todes und das Wissen der Erde miteinander verbunden sind.

Noch einmal fragte ich meinen Lehrer: »Was soll ich haben? Was soll ich sein?« Ein paar Minuten vergingen. Dann lehnte er sich zu mir herüber und flüsterte: »Die Macht eines Ngagpa, die Essenz eines Kindes, die Weisheit eines Philosophen, die Heilkraft einer Mutter und die Persönlichkeit eines Berges.«

Die Geschenke des Todes

Die meisten Leute im Westen glauben, dass niemand mit echter Einsicht über den Tod sprechen kann, weil noch niemand wirklich gestorben und mit allen Details zurückgekommen ist. Die tibetische Weisheit besagt jedoch ganz klar, dass jeder von uns schon vom Tod zurückgekommen ist. Den Tibetern zufolge ist die Geburt nur die eine Hälfte des Todes, und zwischen diese beiden Hälften ist das Leben gepresst.

Im Augenblick des Todes werden wir in das große Mysterium eingeweiht – das Licht der Befreiung. Wenn wir den Augenblick, in dem wir die Chance haben, in diesem Licht zu sein, aushalten können und zu den Höhen dieser Erfahrung aufsteigen, verstehen wir das Selbst, das Leben und den Tod.

Wir sollten anfangen, alle Aspekte des Todes als Teil unserer Lebenserfahrung zu sehen. Das bedeutet nicht, dass Sie regelmäßig einen Friedhof aufsuchen oder die Knochen Ihrer besten Freundin unter Ihrem Bett aufbewahren müssen; vielmehr ermöglicht das Nachdenken über den Tod Ihnen die Einsicht in die verborgensten Aspekte Ihres Bewusstseins, in denen Leben und Tod zusammen existieren.

Leben und Sterben sind die gleiche Erfahrung. In uns und in unserem Leben, in unserer Erfahrung des Todes und einer möglichen Wiedergeburt gibt es unterschiedliche Bewusstseinszustände: das Wachbewusstsein, das Traumbewusstsein, das meditative Bewusstsein, das Bewusstsein des Sterbeprozesses, das Bewusstsein der Realität und das Wiedergeburtsbewusstsein. All diese Zustände erleben wir jeden Tag und jede Nacht bei allem, was wir tun, vom Zähneputzen am Morgen bis zu unseren Träumen in der Nacht. Wenn wir sterben, werden wir sensitiver, und diese Bewusstseinszustände werden transparenter, sodass wir sie klar wahrnehmen können. Im Westen ist davon die Rede, dass ein Sterbender sein ganzes Leben vor sich aufblitzen sieht, bevor ein Urteil gesprochen wird. Die tibetische Weisheit glaubt, dass Sterbende intensiv und schnell ihr Leben noch einmal erleben, das Gute und das Schlechte. Dadurch sollen Selbsterkenntnis und Versöhnung zu uns kommen, sodass wir in einem Zustand von Gleichgewicht und Frieden sind. Die Gefahr besteht darin, dass diese extremen Emotionen zu stark für uns sind. Deshalb legen die Tibeter solchen Wert darauf, sich um Sterbende zu kümmern.

Ein anderer wichtiger Gedanke bei der Beschäftigung mit dem Tod ist, dass die Kraft des Universums und die Kraft des menschlichen Geistes das Gleiche sind. Sie sind gleich aufgebaut. Im Verlauf des Sterbeprozesses wird der Sterbende, der spirituelle Befreiung erreicht, dazu angehalten, mit seiner Intuition universelle und persönliche Wahrheiten zu hören. Er wird fähig, spontan die Realität zu erfassen – jenen profunden, intimen Augenblick, in dem er seine Unschuld und sein inneres Wissen entdeckt. Ich hoffe, dass Sie genauso spontan eine Verbindung zur alten tibetischen Weisheit über den Tod und die Kunst des Sterbens erleben werden.

Viele Menschen haben Angst vor dem Tod, aber wenn wir uns selbst als ewige Energie sehen, verliert er seinen Stachel. In allen wichtigen Zeiten unseres Lebens, auch und vor allem im Verlauf des Sterbeprozesses und zum Todeszeitpunkt, werden wir näher an Erfahrungen des spirituellen Potenzials herangeführt. In diesem Zwischenzustand hat der Sterbende Zugang zu Gelegenheiten, sich spirituell zu verjüngen. Einige dieser Erfahrungen können wegen ihrer Intensität sehr erschreckend sein, andere sind tröstlich. Aber hinter allen existieren die essenzielle Energie und das Licht der Realität.

Beim Sterben können Menschen genauso in die Irre gehen wie im Leben. Deshalb hat die tibetische Kultur Methoden entwickelt, die Menschen durch diese schwierige Zeit hindurchhelfen sollen – schwierig nicht nur für den Sterbenden, sondern auch für die Hinterbliebenen. In alten Lehren über den Tod und das Sterben heißt es, dass der Sterbende extrem anfällig wird für die starken Emotionen der Menschen, die ihren Verlust betrauern, und dass ihm dies starke Schmerzen bereiten kann. Im Buddhismus und im Bön existieren Texte und mündliche Unterweisungen, die jeden, der mit einem Sterbeprozess zu tun hat, in eine bessere geistige Verfassung bringen. Wenn ein spiritueller Lehrer anwesend ist, liest er die Texte vor; wenn nicht, führt ein aufrichtiger Freund den Sterbenden zur Glückseligkeit.

Spirituelle Lehrer aller tibetischen Traditionen können im Allgemeinen alle Sterbeanleitungen auswendig. Viele haben die Form von Gebeten, die sich an barmherzige Gottheiten richten; sie helfen Menschen durch die unheimlichen Augenblicke des Sterbens hindurch und in die sie durchziehende Schönheit, Erfüllung und Selbsterkenntnis hinein. Westliche Leser können aus dieser Einstellung zum Tod und zum Sterben vor allem lernen, dass sie ihr Leben im Verlauf der verschiedenen Sterbephasen transformieren können, egal was sie getan haben, und egal was sie geglaubt oder nicht geglaubt haben.

Mein Lehrer wurde oft gebeten, nichttibetische Sterbende zu begleiten, die ihr Leben zu einem harmonischen Abschluss bringen wollten. Einmal bat man ihn, jemandem zu helfen, der weit weg war. Er beschwor das Bewusstsein des Betreffenden herauf, indem er ein Bild von ihm auf ein leeres weißes Blatt Papier zeichnete. Dieses rituelle Bild, ein »Jangbu«, wurde auf einen Altar gelegt. Dann redete mein Lehrer mit dem Sterbenden und erklärte ihm alle möglichen Erfahrungen, die auf ihn zukommen würden, einschließlich der verschiedenen Reiche der Existenz und ihren Qualitäten.

Anschließend nahm er die Zeichnung zwischen seine beiden Mittelfinger und hielt das Bild über die Flamme einer Butterlampe. Während die Flammen das Bild zerstörten, verkündete er, dass alle nicht kunstgerechten Taten und Gedanken dieses Menschen beseitigt und geläutert worden wären. Die tibetische Weisheit glaubt, dass das umgeformte Bewusstsein des Sterbenden in den Flammen seinen Weg in ein fruchtbareres Leben findet als das, das er gerade verlassen hat.

Unmittelbar nachdem mein Lehrer das Ritual beendet hatte, klingelte das Telefon. Es war die Familie des Sterbenden. Als er gestorben sei, wäre ein strahlendes Licht von ihm ausgegangen, erzählten sie meinem Lehrer. Der Raum hätte sich mit vielen farbigen Lichtern und angenehmen Düften gefüllt, und die versammelten Familienmitglieder und Freunde hatten tiefe Freude und Ruhe erlebt.

Sehen wir uns nun zwei wichtige Aspekte des Todes genauer an: Wie man sich auf den Tod vorbereitet – was uns auch hilft, uns auf das Leben vorzubereiten – und wie man dem Sterbenden helfen kann, gut zu sterben – eine ganz entscheidende Fertigkeit, die dazu beitragen kann, jeden zu heilen, und alle Vorurteile überwindet. Beide Aspekte werden in den folgenden fünf Punkten angesprochen. Denken Sie intensiv über sie nach. Es ist wichtig, dass Sie sie akzeptieren, wenn Sie von den tibetischen Lehren über den Tod und das Sterben profitieren wollen.

Fünf Dinge über Tod und Sterben sollten Sie verstehen:

- Verstehen Sie mit Ihren eigenen Worten und Begriffen, was der Tod ist.
- Verstehen Sie, dass es wichtig ist, dies zu wissen.
- Verstehen Sie die Methoden, mit denen Sie sich selbst auf den Tod vorbereiten können.

Eine Nahtoderfahrung

Manche Menschen, die gestorben sind, kehren in die Welt zurück und erzählen anderen von ihren Erfahrungen. Mein Lehrer berichtete mir die folgende Geschichte über Latri Gyalwa, einen echten Tibeter, der sich, als er diese Erfahrung hatte, gerade mit seiner Seelenerschaffung beschäftigte. Hier die Geschichte, die mir erzählt wurde.

Latri Gyalwa verlor seine gesamte Vitalität durch eine unheilbare Krankheit, die völlig unerwartet kam. Er begann zu sterben, und als er anfing, von dieser Welt in den Zwischenzustand überzugehen, begann er, das wenige anzuwenden, was ihm noch über die Seelenerschaffung in Erinnerung war. Viele Tage lang hatte er das Gefühl, wie eine Blume von einem starken Wind umhergeweht zu werden. Dann erschien plötzlich ein Führer: ein strahlendes, leuchtendes weibliches Wesen, dessen Aussehen sich ständig von Jamma, der liebenden Mutter, in das einer geheimnisvollen Frau veränderte, deren Gesicht er nicht sehen konnte.

Auf ihrer gemeinsamen Reise begegnete er vielen Menschen, die ihm etwas über das Wesen von Geburt und Tod beibrachten. Er lernte, alle lebenden Geschöpfe zu respektieren, ein guter Mensch zu sein und spirituelle Einsichten und spirituelle Lehrer zu schätzen, egal in welcher Form oder in welchen Umständen sie ihm begegneten. Nach einer Zeit, die ihm endlos vorkam, traf er kurz verschiedene Meister des Todes. Aber zur Verblüffung aller, die sein Totenbett umstanden, kehrte er in seinen Körper zurück und erzählte den schockierten Versammelten, was er erfahren hatte.

Nicht jede Nahtoderfahrung wurde vom Lehrer des »Gestorbenen« als real bestätigt. Wenn es – wie bei Latri – der Fall war, wurde der Betreffende als De-lok bezeichnet. Die Nahtoderfahrungen der De-loks, die im Gedächtnis geblieben sind oder niedergeschrieben wurden, gleichen sehr stark den von westlichen Menschen beschriebenen Erfahrungen.

- Verstehen Sie die Phasen des Sterbeprozesses.
- Verstehen Sie, welche Hilfe andere Menschen brauchen, wenn sie sterben.

Auf den folgenden Seiten untersuchen wir die tibetische Auffassung vom Tod und Ihre Gefühle zu ihm. Wir beschäftigen uns mit neun Überlegungen zum Tod und erfahren, wie wir Glück erzeugen und mit Selbsterkenntnis und innerer Kraft friedlich sterben können.

Die tibetische Auffassung vom Tod

Das Leben ist vergänglich, und deshalb müssen wir lernen, die uns zugemessene Zeit umsichtig und klug zu leben. Alle spirituellen tibetischen Schulen lehren, dass die Wahrnehmung des Todes und das Meditieren über ihn für die Entwicklung unseres Bewusstseins ganz entscheidend sind. Wenn wir die Todeserfahrung verstehen, verlieren wir die Angst vor ihr und können anfangen, all die anderen turbulenten emotionalen Prozesse zu verwandeln, die im Verlauf des Sterbeprozesses an die Oberfläche geschwemmt werden.

Der Tod und das Sterben sind zwei verschiedene Erfahrungen. Wenn wir mit innerer Ruhe und geistiger Klarheit sterben, erleben auch die Menschen, die uns betrauern, Ruhe und Klarheit, was uns alle zu einer besseren Wiedergeburt führt. Die Tibeter betrachten den Tod als dauerhafte Abspaltung des Geistes vom Körper. Der Geist besteht weiter, nachdem der Körper gestorben ist, und nimmt dann einen neuen Körper an.

Jeder von uns hatte zahllose Leben, bei denen er wenig oder keine Kontrolle über die Art seines zukünftigen Lebens hatte. Wenn wir lernen, diesen Prozess zu steuern, fangen wir an, selbst mehr zu bestimmen. Alles, was wir in früheren Leben gedacht und getan, gesagt, geschrieben und gewollt haben, hinterlässt in unserem Geist ein Zeichen, wie alte Schichten Schellackpolitur auf einem billigen Möbelstück. Diese Zeichen können gut, schlecht oder irgendwo dazwischen sein, je nachdem, was wir getan haben (Karma bedeutet »handeln«).

Wenn wir die einzelnen Schichten nacheinander entfernen, bekommen wir Einblick in unser Karma. Denken Sie jedoch daran, dass es zwar wichtig ist, sich karmische Vermächtnisse aus früheren Leben anzusehen, die Beschäftigung mit unserem Karma in diesem Leben aber sehr viel mehr Bedeutung hat (siehe Kapitel 3).

Ihre Gefühle in Bezug auf den Tod

Ihre geistige Verfassung beim Tod ist sehr wichtig. Sie beeinflusst, wie Sie mit der Sterbeerfahrung umgehen und in eine neue Existenzform hineingeboren werden. Wenn Sie über den Tod nachdenken, können Sie anfangen, Ihr Leben verstärkt als etwas Heiliges zu behandeln, was Ihnen inneren Frieden und eine stärkere Verbindung zur Realität bringen wird.

Um sicherzustellen, dass wir einen guten Tod haben, müssen wir an uns arbeiten, während wir leben. Halten Sie inne und denken Sie darüber nach, wie Sie den Tod sehen. Vielleicht denken Sie, Sie hätten überhaupt keine Meinung dazu, aber tief innerlich löst dieses Thema in Ihnen zwangsläufig Gefühle aus. Sie können Ihnen helfen, den Tod zu verstehen. Zu den Emotionen, die sich mit dem Tod – Ihrem eigenen und dem anderer Leute – verbinden, gehören im Allgemeinen Angst, Einsamkeit und Wut. Häufig wird auch Ohnmacht erlebt. Diese Emotionen machen uns oft völlig fertig; denken Sie aber daran, dass Sterbende auch Frieden, Akzeptanz, spirituelle Freude, Vergebung und das völlige Freisein von Not und Schmerz fühlen.

Wut ist die Emotion, die Sterbenden unverhältnismäßig viel Leid beschert und oft die Ursache dafür ist, dass sie in einem weniger wünschenswerten Leben wiedergeboren werden, als sie eigentlich verdienen. Die Umwandlung einer negativen geistigen Verfassung ist die schwierigste Aufgabe, vor der wir stehen – die Eroberung eines anderen Landes ist einfacher, als die Negativität im eigenen Inneren loszulassen.

Denken Sie auch daran, dass die von uns wahrgenommene Realität durch Muster hervorgebracht wird, die hauptsächlich aus miteinander kollidierenden zufälligen Gedanken bestehen; dadurch werden riesige Mengen an Energie freigesetzt, die unserem Leben Form und Substanz geben. Bei diesen zufälligen Gedanken kann es sich um alles Mögliche handeln, von »Ich muss die Wäsche abholen« oder »Was soll ich mir zum Abendessen machen?« bis zu »Was ist der Sinn des Lebens?« Der Sterbe- und Todesprozess fördert diese willkürliche Realität zu Tage.

Viele von uns fühlen sich bei dem Gedanken an den Tod nicht wohl, und unsere Kultur versucht im Großen und Ganzen, ihn zu ignorieren. Seit die ersten Menschen erkannt haben, dass wir sterben müssen, sind immer wieder dieselben Gründe genannt worden, aus denen wir dem Tod so unsicher entgegensehen. Es sind:

- *Ego:* Wir glauben, dass jeder von uns eine unabhängige, für sich existierende Persönlichkeit ist – wie kann diese Persönlichkeit einfach enden? Plötzlich wissen wir, dass nichts ewig ist, auch wir nicht. Die Tibeter glauben, dass dies der Ausgangspunkt für all unsere Schwierigkeiten ist.
- *Fehlendes Vertrauen:* Der Tod konfrontiert uns mit vielen Ungewissheiten: Nur wenige von uns wissen, was passiert, während wir sterben, nachdem wir gestorben sind oder warum wir sterben, und nur widerstrebend vertrauen wir Menschen, die sagen, sie wüssten etwas darüber.
- *Angst:* Oft haben wir entsetzliche Angst, dass unser Tod mit Schmerzen verbunden sein wird. Wir fühlen uns allein und machen uns Sorgen um die Menschen, die wir zurücklassen.

All diese Vorstellungen scheinen berechtigt zu sein. Sie kennen wahrscheinlich Menschen, die sie durchlebt haben, oder Sie haben sie selbst erlebt. Aber sie finden nicht eigentlich in unserem inneren Bewusstsein statt. Es sind Ängste, die wir seit der Kindheit von anderen Menschen übernommen haben. Seelenfrieden stellt sich ein, wenn wir erkennen, dass diese Ängste sich zwar für uns real anfühlen, in Wirklichkeit aber Fantasieprodukte sind. Wenn wir uns die Eigenschaften des Todes ansehen, erfahren wir, dass wir unseren Tod genauso steuern können wie unser Leben.

Neun Überlegungen zum Tod

Zwischen unserer Angst vor dem Leben und unserer Angst vor dem Tod besteht eine direkte Beziehung. Viele Menschen haben Angst vor dem Leben und seinen Ungewissheiten, weil sie meinen, das Leben wäre stärker als sie. Sie sind so, weil sie nicht wissen, wie sie ihre innere Verfassung ändern sollen. Die meisten Sterbenden erleben dieselbe geistige Verwirrung. Deshalb ist es wichtig, ein paar einfache Strukturen parat zu haben, die uns an elementare Wahrheiten erinnern.

Dabei helfen uns neun Überlegungen. Denken Sie möglichst oft über sie nach. Sie sind im Buddhismus genauso bekannt wie im Bön und haben in den verschiedenen spirituellen Traditionen Tibets etwas andere Namen. Die neun Überlegungen werden in drei Hauptgruppen eingeteilt.

Wir alle werden sterben:

1. Jeder von uns stirbt ständig, aber in winzigen Segmenten.
2. Die tibetische Weisheit meint, dass unsere Lebensspanne in der gegenwärtigen Phase des Weltzyklus kürzer wird; Ursache ist der spirituelle Druck, den die Überbevölkerung auslöst.
3. Wir gehen mit dem Tod um, als würde er nur andere Leute betreffen.

Viele Menschen sterben ohne Vorwarnung:

4. Niemand weiß, wann er sterben wird.

5. Unser physischer Körper ist nicht unzerstörbar und lebt nicht ewig, egal wie gut wir für ihn sorgen.
6. Das Sterben ist ein natürlicher Prozess, und es gibt genauso viele Arten zu sterben, wie es Menschen gibt.
Eine spirituelle Praxis hilft uns kurz vor dem Tod:
7. Eine spirituelle Praxis hilft uns, auf eine gute Weise innerlich glücklich zu sterben; es ist egal, um welche Praxis es sich handelt, und ob wir sie verstehen oder nicht.
8. Nichts, was wir besitzen, was wir erarbeitet oder erreicht haben, kann uns durch die Sterbeerfahrung führen. Unser physischer Körper kann uns nicht helfen, seine Zeit ist zu Ende.
9. Liebe Menschen können nicht mit uns kommen oder uns den Tod leichter machen. Sie können uns nur nachwinken. Ähnlich können unsere Feinde uns nicht mehr schaden; Animositäten bleiben zurück.

Der Körper stellt seine Arbeit ein

Die Medizin und die spirituellen Lehren Tibets verwenden viele Methoden, um den Sterbeprozess und die Zeichen des Todes zu verstehen. Sie können anfangen, sich mit ihnen vertraut zu machen, indem Sie überlegen, wie der Körper eines Sterbenden langsam seine Arbeit einstellt, wenn der Tod näher kommt. Stellen Sie sich vor, wie er aussieht und sich anfühlt; wenn Sie schon einmal Zeit mit einem Sterbenden verbracht haben, können Sie an diese Erfahrung zurückdenken. Stellen Sie einen Bezug zu Ihrem Leben her, wie es jetzt ist. Es kann hilfreich sein, sich in der Nähe von Sterbenden aufzuhalten; vielleicht wollen Sie als freiwilliger Helfer in einem Hospiz mitarbeiten.

Wie wir Sterbenden helfen können

In erster Linie helfen wir anderen, indem wir uns selbst helfen. Sehen wir uns die folgenden Schritte an, die alles ansprechen, was wir in diesem Buch erfahren haben.

- Versuchen Sie, den Tod zu akzeptieren. Haben Sie keine Angst vor ihm. Wenn Sie ihn besser verstehen, verliert er seinen Stachel.
- Versuchen Sie, es sich gut gehen zu lassen, und seien Sie so gut, wie Sie können. Vermeiden Sie insbesondere Mord, Diebstahl, Habgier, Wut, sinnliche Begehrlichkeit, Aggression, unpassende sexuelle Energie und eine unangemessene, nicht kunstgerechte Ausdrucksweise. Solche Verhaltensweisen können dazu führen, dass der Tod unangenehm ist, denn sie bringen sofortige psychische Nebenwirkungen hervor und verringern Ihre vitale Energie.
- Finden Sie eine Möglichkeit, Ihren Geist durch eine spirituelle, religiöse oder ethische Praxis zu verstehen. Versuchen Sie, sich selbst zu lieben und allen Lebewesen Mitgefühl entgegenzubringen. Finden Sie einen Weg, der sich für Sie richtig anfühlt, und arbeiten Sie hart daran, ihn praktisch anzuwenden. Egal was Sie tun, es wird Ihnen helfen, wenn Sie aufrichtig sind. Die Ausübung einer spirituellen Praxis lässt Sie den Tod im richtigen Verhältnis sehen, nämlich als weiteren Bestandteil Ihres Lebenszyklus. Mein Lehrer brachte mir eine Kontemplationsübung bei, die mir Einsicht in mein Leben, meinen Tod und mein Selbst gab. Die Übung heißt »Die fünf Vorzüge der Entwicklung von Absicht«. Es handelt sich um eine wirkungsvolle Selbsthilfeübung, die in allen Bereichen Ihres Lebens einen sofortigen und langfristigen Nutzen hervorbringt. Sie aktiviert starkes Mitgefühl, das Sie von Ihren eigenen mentalen Beschränkungen befreien kann.
- Konzentrieren Sie sich auf das, was Sie spirituell glauben, und sehen Sie, wie es Sie reinigt: das, was Sie sagen, tun und

denken, Ihren Geist und Ihren Körper. Sehen Sie dann, wie Ihr Glaube Ihre Umwelt segnet.

- Erzeugen Sie in Ihrem Geist kraftvolle und positive mentale Aussagen dahingehend, dass nichts Negatives Ihr Innenleben verletzen wird, Mitgefühl immer in Ihnen ist und Sie immer versuchen, mitfühlend zu sein.
- Sehen Sie sich die Auswirkungen an, die negative Emotionen auf Sie und andere Menschen haben. Überlegen Sie, wie Sie sie erschaffen, wie Sie sie anziehen und wie sie Ihnen schaden.
- Beten Sie darum, nie von dem Mitgefühl und der Freundlichkeit getrennt zu sein, die in Ihnen vorhanden sind. Beten Sie darum, das auch andere Menschen dieses Mitgefühl und diese Freundlichkeit finden mögen.
- Denken Sie darüber nach, wie und warum Sie leiden, denken Sie an all Ihre Probleme. Gehen Sie dann einen Schritt weiter und überlegen Sie, wie Sie diese Erfahrungen benutzen können, um sich selbst besser zu verstehen.

Der Tod ist unser bester Lehrer, wenn wir ihm richtig zuhören. Damit sollten wir so früh wie möglich anfangen. Um den Tod und seine Geschenke zu verstehen, müssen wir uns zuerst unser Leben ansehen. Teilen Sie dazu Ihr Leben in drei Abschnitte:

- von der Geburt bis 20 Jahre
- von 21 bis 40 Jahre
- ab 41 Jahren

Wenn Sie unter 20 sind, teilen Sie den Abschnitt noch einmal in drei Phasen: von der Geburt bis 10, von 10 bis 15, von 15 bis 20. Wenn Sie 20 bis 40 Jahre alt sind, teilen Sie den Abschnitt wieder in drei Phasen: von 20 bis 30, von 30 bis 35 und von 35 bis 40.

Zu jeder Altersgruppe sollen Sie eine Aussage aufschreiben, die die Quintessenz dieses Zeitabschnittes wiedergibt. Sie hat mit Ihren Gefühlen zu tun – nicht mit dem, was Sie erreicht oder getan haben, sondern mit der emotionalen Realität, die den einzelnen Lebensstufen zu Grunde lag. Die folgende Meditation hilft Ihnen, diese zentrale Aussage zu finden; sie zeigt Ihnen das Wesen Ihrer Vergangenheit und wie Ihr Leben sich weiterentwickelt hat.

Setzen Sie sich ruhig hin. Fangen Sie mit der gegenwärtigen Lebensphase an. Konzentrieren Sie sich zunächst nicht auf irgendetwas Bestimmtes, lassen Sie sich einfach treiben; langsam werden die Schlüsselelemente auftauchen. Gehen Sie behutsam und ruhig mit sich um. Sie werden anfangen, das zu Grunde liegende Thema zu erkennen. Wenn es sich zeigt, lenken Sie Ihren Atem hinein, und während Ihr Atem es durchströmt, stellen Sie sich vor, dass Sie seine Quintessenz herausdestillieren und es von Schlacken befreien.

Lenken Sie auf die zweite Phase so viel Freundlichkeit, wie Sie können. Das Thema zeigt sich dann von selbst. Machen Sie das Gleiche mit der dritten Phase. Jetzt können Sie anfangen, über die Themen nachzudenken und aus ihnen zu lernen. Verweilen Sie bei dieser letzten Phase und überlegen Sie, was Sie herausgefunden haben und welche Bedeutung es für Ihr Leben hat.

Diese einfache Übung macht Ihnen vieles klar. Sie werden mehr Glück und weniger Probleme haben, und Angst und andere mentale Eindrücke werden weniger intensiv werden oder sogar ganz verschwinden. Bei regelmäßiger Ausführung führt diese Meditationspraxis zu tiefem inneren Frieden.

Wenn der Tod für Sie kommt, wird dieser Friede bei Ihnen sein; Sie werden wissen, warum Sie sterben mussten, und Sie werden keine Angst haben. An dem Tag, an dem Sie beschließen, dass Ihr Körper stirbt, wird Ihre innere geistige Welt vom hellen Licht der Liebe und des Bewusstseins erleuchtet. Sie werden zu einem neuen Horizont erwachen, und Ihre selbst geschaffene Seele – die Verschmelzung von Intellekt und Wille, Vorstellungskraft und Symbolverständnis – wird ein kleines, aber unzerstörbares Boot steuern, das Sie über einen riesigen Ozean zu Ihrem letztendlichen Bestimmungsort trägt.

Sterbenden Liebe und Freundlichkeit entgegenbringen

Sehen wir uns jetzt einfache, mitfühlende Methoden an, einem Sterbenden zu helfen. Wenn Sie ihn mit Liebe und Freundlichkeit behandeln, ist das etwas Wunderbares, das jeder tun kann. Aber oft hindern Ängste, Vorurteile, Fixierungen und Ambitionen uns daran.

Denken Sie stattdessen an all die guten Erfahrungen, die Sie in Ihrem Leben gemacht haben. Sie sind durch gute Energie hervorgebracht worden. Mit der gleichen kraftvollen Vitalität können Sie dem Sterbenden helfen, seinen Weg leichter und klarsichtiger zu gehen.

Jeder Tod hat eine Bedeutung, die manchmal aber weder vom Sterbenden noch von den Hinterbliebenen entdeckt wird. Wenn Sie einige der folgenden Anregungen aufgreifen, können Sie dem Sterbenden helfen, den Sinn seines Lebens zu finden – und vielleicht finden Sie auch den Sinn Ihres eigenen Lebens.

Ehrlichkeit, Verständnis, der Wunsch nach Freiheit, Respekt, Liebe und Akzeptanz sind entscheidend für die Herstellung einer positiven Beziehung zwischen dem Sterbenden und seinen Betreuern. Ehrlichkeit in diesem Zusammenhang bedeutet, dass Sie immer nur Sie selbst sein sollten, so, wie Sie innerlich sind. Geben Sie, so gut Sie können. Ihr Herz ist Weisheit; es weiß, worauf es hören muss, wenn Sie es lassen. Äußern Sie Ihre Gefühle direkt und sensibel. Denken Sie daran, dass Sie jederzeit an der Stelle des Sterbenden sein könnten.

Verständnis stellt sich ein, wenn Ihr Herz den Austausch mit dem Sterbenden wahrnimmt. Oft ist nicht das wichtig, was Sie sagen. Lassen Sie nicht zu, dass Ihr Ego oder das Ego des Sterbenden den Austausch blockiert. Wissen Sie nicht alles besser. Seien Sie so mitfühlend wie Sie können, denn das ist das, was der Sterbende braucht.

Der Wunsch nach Freiheit ist oft ein Kampf zwischen dem Sterbenden, der sich an seine Erinnerungen an das Leben klammert, aber auch sterben und im Frieden sein will. Manchmal will ein Sterbender zugesichert bekommen, dass er sterben kann, dass er nicht verantwortungslos handelt, wenn er stirbt und die Hinterbliebenen seine Angelegenheiten regeln müssen. Bieten Sie bei unerledigten häuslichen Angelegenheiten immer Ihre Hilfe an. Das hilft dem Sterbenden, mit weniger Fixierungen auf dieses Leben und dem ruhigen Gefühl zu sterben, seine Dinge in Ordnung gebracht zu haben.

Ein anderer Aspekt der Freiheit ist, dass der Sterbende ohne Bedauern auf die großen Ereignisse in seinem Leben zurückschauen kann, die er früher als Rückschlag oder als negativ betrachtet hat. Dieses Bedauern verzögert seinen Weg zum Glück und bleibt im Geist der Hinterbliebenen haften.

Respektieren Sie immer das Gute in den Menschen. Respekt ist für das Gefühl des Sterbenden, in Sicherheit und geborgen zu sein, genauso entscheidend wie für die Lebenden.

Niemand hat das Recht, einen Sterbenden zu beurteilen. Er selbst ist sein Richter, sein Gericht und sein Erlöser. Erinnern Sie ihn daran, dass er mutig ist und sein Beispiel anderen Menschen Hoffnung macht.

Sterbende spüren auf sie gerichtete Liebe sehr intensiv. Liebe erzeugt eine direkte Verbindung zu dem Sterbenden, die ihm versichert, dass er beschützt wird. Schon allein diese Erfahrung gibt ihm Hoffnung. Ganz wichtig ist zudem, dass Sie den Sterbenden so akzeptieren, wie er ist – an einem Tag glücklich, am nächsten vielleicht depressiv. Auch viele aufgestaute Emotionen können sich in dieser Zeit Luft machen. Seien Sie nicht verletzt durch das, was der Sterbende sagt. Ignorieren Sie seine Worte, aber nicht sein Wesen.

Auf der praktischen Ebene besteht die beste Hilfe für einen Sterbenden darin, die Dinge für ihn möglichst unkompliziert zu machen; das fängt bei der materiellen Umgebung an und hört bei den Besuchen von Freunden oder Familienmitgliedern auf.

Versuchen Sie, sich emotional nicht an den Sterbenden zu binden, denn das wäre wie ein seelischer Leim, der ihn nach dem Tod festhält. Er wird dann bei Ihnen bleiben und nicht weitergehen wollen. Hören Sie allem, was er sagt, genau zu, denn seine Worte sind Äußerungen seines Wesens; lassen Sie sich aber nicht auf intensive emotionale Begegnungen ein.

Sehr hilfreich ist es, einem Sterbenden Kraft zu geben, indem Sie ihn dazu ermuntern, sein Bewusstsein auf seine spirituellen Überzeugungen zu lenken. Platzieren Sie ein paar optimistisch stimmende Gegenstände in seinem Zimmer, eine Statue oder ein Bild, die seine religiöse Überzeugung symbolisieren. Bringen Sie sie in seiner Nähe unter, damit er sie berühren kann, wenn er will. Wenn der Sterbende keinen strukturierten Glauben hat oder sich als Atheist definiert, können Sie ihm helfen, die Schönheit in sich selbst und in anderen Menschen zu sehen. Durch die Konzentration auf den inneren Frieden und positive Beispiele für das Leben und die Schönheit kann er sie in sich erleben. Angst, Wut oder andere starke Emotionen werden dadurch weniger quälend.

Wenn Sie den Sterbenden schon lange kennen, sehen Sie jetzt vielleicht eine ganz andere Dimension seines Charakters und seiner Persönlichkeit. Drängen Sie ihm aber, wenn dies der Fall ist, weder eine religiöse Praxis – etwa eine Beichte – noch bewusstseinsverändernde Drogen auf, weil Sie meinen, das wäre gut für ihn. Es könnte ihn – und Sie selbst – emotional schwer verletzen.

Der wichtigste Aspekt bei der Betreuung eines Sterbenden ist seine geistige Integrität. Ermuntern Sie ihn dazu, sich geistig möglichst viel mit der Freiheit zu beschäftigen und an Mitgefühl und Glück zu denken. Wenn der Sterbende beim Sterben an das Wohlbefinden anderer denkt, wird dieses sich einstellen. Wenn er sich darauf konzentriert, das Leid anderer auf sich zu nehmen und ihnen Mitgefühl zurückzugeben, erzeugt dies einen riesigen Vorrat an positiver Energie und Liebe. Es hilft dem Sterbenden auch, in einem erhabeneren Bewusstseinszustand zu sterben.

Versuchen Sie nach Möglichkeit, die mentalen Muster im Geist des Sterbenden zu verstehen. Wenn er offen dafür ist, können Sie mit ihm darüber sprechen, wie er sein Leben gesehen hat. Mit einem Bewusstlosen können Sie kommunizieren, als wäre er wach und würde Ihnen zuhören. Schicken Sie ihm positive Gedanken; stellen Sie sich vor, dass die Energie durch sein Unbewusstes in sein inneres Selbst vordringt und ihm Ihre guten Wünsche, Ihre uneigennützigen Absichten und Ihr Mitgefühl übermittelt.

Körperliche Schmerzen sollten medikamentös gestillt werden; bei seelischen Schmerzen empfiehlt es sich jedoch nicht, diese mit Sedativa zu behandeln, weil der Betreffende dann noch verwirrter stirbt, als er vor dem Beginn des Sterbeprozesses war. Sie können ihm positiv helfen, indem Sie ihm emotionale Ruhe und Liebe schicken und die Farben und die Atmosphäre seiner Umgebung verändern, zum Beispiel durch Blumen.

Sterbende sind sehr sensibel für ihre Umgebung und die mentalen Energien anderer Menschen. Familienzwiste und andere Streitigkeiten können einem Sterbenden seelisch sehr wehtun. Deshalb sollten alle Frieden schließen.

Vernachlässigen Sie schließlich nicht die lichtere Seite. Sterbende werden gerne unterhalten; finden Sie heraus, welche Kunst- oder Unterhaltungsform ihnen am meisten zusagt, und lassen Sie sie so viel davon haben, wie sie wollen. Es ist so etwas wie geistige Nahrung, die sie mit positiver Energie füllt.

Segen für den Toten

Die folgende Mischung aus Gebet, Segen und Erzeugung vitaler Energie hat auf die Hinterbliebenen eine erhebende, profunde Wirkung. Der Text soll dem Toten helfen und die Trauernden trösten.

Lieber Freund (liebe Freundin), du bist gestorben.
Bald wirst du deinen Körper verlassen
und nie mehr wiederkommen.
Das, was du hier zu tun hattest, ist abgeschlossen,
und du kannst auf deinem Weg nichts mitnehmen.
Alles, was du bedauert hast, was dich verwirrt oder dir wehgetan hat,
beschäftigt dich jetzt nicht mehr.
Lass zu, dass dein Gesicht das helle Licht empfängt.
Du bist jetzt rein und makellos.
Halte an deinem höchsten Glauben fest.
Er ist dein Anker, der dich hält wie einen Drachen im Wind.
Werde eins mit dem Göttlichen.
Lass dich von deinen spirituellen Freunden zur Einheit führen.
Lieber Freund (liebe Freundin), gib allen Dingen deinen Segen.
Mitgefühl begleitet dich auf deinem Weg.

Lenken Sie, während Sie dies sagen, in Ihrer Vorstellung eine Kugel aus strahlendem weißen Licht zum höchsten Punkt am Scheitel des Sterbenden oder Toten. Stellen Sie sich vor, dass es durch ihn hindurchfließt, seinen Körper und sein Bewusstsein reinigt und in sein Herz strömt. Dirigieren Sie das Licht dann wieder zu seinem Scheitel und in die Ausdehnung seines Bewusstseins.

Machen Sie dies sofort nachdem der Tod eingetreten ist und an den 49 folgenden Tagen, an denen der Tote die komplexen Phasen des Sterbeprozesses durchläuft. Dem Toten – und Ihnen – hilft es auch, wenn Sie in dieser Zeit anderen gegenüber so freundlich und einfühlsam sind, wie Sie können. Es ist ebenfalls nützlich, sich mit den spirituellen Überzeugungen des Toten zu beschäftigen.

Versuchen Sie immer, das Bestattungsritual, das Bestattungsinstitut und alles andere im Voraus zu bestimmen. Das macht es Ihnen und dem Toten einfacher. Sorgen Sie dafür, dass um ihn herum und bei seiner Bestattung eine friedliche Atmosphäre herrscht. Der Tote wird neugierig auf die Reaktion der anderen und anwesend sein wollen, aber laute Geräusche bei einer Beerdigung können für jemanden, der vor kurzem gestorben ist, ein Schock sein und ihn in Panik versetzen, denn er hat sich noch nicht ganz damit abgefunden, dass er jetzt tot ist.

Nach dem Tod

Als professioneller Betreuer, Familienangehöriger oder enger Freund werden Sie ziemlich geschafft sein, wenn jemand gestorben ist, auch wenn Sie das gar nicht so empfinden. Das Leben wird nie mehr so sein wie vorher. Wenn Sie erst die Zeit zum Nachdenken haben, werden Sie wahrscheinlich ein ganzes Sammelsurium von Emotionen fühlen: Sie sind todmüde und besorgt, erleichtert und wütend, traurig und glücklich. Möglicherweise kommt Ihnen das Leben wie eine Mischung aus Fantasie und Realität vor. Sie wollen allein sein und brauchen dann plötzlich wieder Menschen um sich (folgen Sie immer beiden Impulsen).

Jeder trauert auf seine Weise. Teilen Sie Ihre Gefühle mit einer Freundin, Ihren Freunden und/oder einem professionellen Therapeuten. Weinen kann hilfreich sein, aber weinen Sie eher um sich selbst, als sich an den Toten zu klammern. Unerledigtes zwischen Ihnen beiden sollten Sie aufgeben, mit Liebe löschen und loslassen. Sie können die Vergangenheit nicht mehr ändern. Wenn wir Erinnerungen an den Toten zu krampfhaft festhalten, bereiten wir uns und anderen große seelische Schmerzen, denn diese sind ansteckend und können sich in der emotionalen Atmosphäre verbreiten.

Das folgende sanfte Gebet hilft bei Schmerz und Verlustgefühlen. Es weckt die Heilkraft und steuert Veränderungen in Ihnen. Mein Lehrer bezeichnete speziell dieses Gebet als »Zor« – eine Bombe – des Glücks. Im Bön wurden symbolische Bomben benutzt, wenn jemand starb oder Blockaden nicht auf andere Weise entfernt werden konnten; sie sollten transformierende Erfahrungen hervorbringen. Vielleicht meinen Sie, die Übernahme des Leids der anderen wäre das Letzte, was Sie wollen, aber wenn Sie so selbstlos sein können, bringt das unermesslichen Segen. Sprechen Sie das ganze Gebet laut und ruhig; richten Sie es an alle Menschen, an alle Lebewesen.

Jeder auf der Welt hat Schmerz und Trauer erlebt.
Alle Lebewesen wissen, dass dies so ist.
Alle Lebewesen wollen frei sein von Leid.
Alle Lebewesen wollen, dass der Schmerz nie wieder kommt.
Auch ich.
In diesem Augenblick leide ich.
Ich weihe mein Leid allem, was lebt.
Ich nehme jetzt das Leid anderer Lebewesen auf mich,
Damit sie frei sind von Kummer und Not.
Möge der Schmerz über Verluste und Unfreundlichkeit völlig überwunden werden.
Unsere Grausamkeit wird jetzt nicht mehr wie ein blutrünstiger Tiger in uns herumschleichen.

Möge alles Leid enden.
Ich werfe dieses Gebet hinaus in die Welt
Und mit meinem reinen einströmenden Atem
Zerstöre ich die Schlacken und die Gewalt dieser Zeit.
Schwärze kommt in mein Herz,
Und dort sterben mein Schmerz und mein Verlust.
Die Finsternis verwandelt sie in das heilende Strahlen
Des hellen Lichts.
Und wenn mein Atem mich kraftvoll, mitfühlend und schön verlässt,
Sind alle Wesen frei von Leid.

Als mein Lehrer starb

Eine kleine Tonschale wurde in meine Hände gegeben. Ein weißer Seidenschal, der im Abendwind flatterte, war um sie geschlungen. Die Schale enthielt etwas von Ürgyens Asche. Seine Familie gab sie mir. Es wäre sein Wunsch gewesen, sagten sie mir.

Ich war nicht traurig über den Tod meines Lehrers, denn für Trauer war kein Platz. Mein Lehrer war am Ende dieses Lebens angekommen, aber das, was er war, ging in mir und anderen weiter. Er starb gut, sein Geist war gesund und sein Körper müde.

Ich brachte seine Asche zurück zum Mount Pihanga und baute aus Steinen einen kleinen Wall, in dem ich ein Feuer entzündete. Ich sprach Gebete und Segen für meinen Lehrer, seine Familie, seine Lehrer und die ganze Welt. Ich stellte die kleine Tonschale mitten ins Feuer. Sie begann zu schmelzen und schloss wie eine Kapsel die Asche in sich ein. Ich ließ das Feuer niederbrennen, und als die geschmolzene Schale sich abkühlte, wurde sie zu einer schwarzen Kugel aus konzentrierter spiritueller Kraft und Segen.

Ich brachte die Kugel an den Rand des Rotoponamu-Sees neben dem Mount Pihanga und warf sie weit ins Wasser hinaus. Sie sank an der tiefsten Stelle und verschmolz ihre Energie mit dem Wasser, dem Feuer, der Erde, dem Wind und dem Himmel dieser Vulkanlandschaft; von dort verbreitete sie ihren Segen und ihre starke Energie an alle Lebewesen. Bis heute befindet die segensreiche Kugel sich dort im See.

Ich kehrte zu dem kleinen Steinschrein zurück, in dem noch das Feuer glomm. Gebetsfahnen flatterten sanft im Abendwind. Purpurfarbener Himmel umgab mich bis zum Horizont. Die flache Trommel meines Lehrers summte, als der Wind über ihre Oberfläche strich. Ich starrte in das unter mir liegende Tal und fragte mich, was ich mit dem, was ich gelernt hatte, anfangen sollte.

Obwohl mein Lehrer mich ermuntert hatte, eine Möglichkeit zu finden, seine Unterweisungen dem westlichen Denken zugänglich zu machen, war ich mir unsicher. Dann fielen mir Worte ein, die Ürgyen vor Jahren gesprochen hatte: »Zweifel sind nutzlos; sei im Frieden, dann kommen die Antworten.«

Ich warf noch etwas Holz ins Feuer. »Such nach den Antworten, dann kennst du die Fragen.«

Der leichte Wind brachte den Duft von Regen mit sich. »Nichts ist, wie es scheint.« Die Stimme meines Lehrers war schwach und kam von weither. Ich sah nach oben und blickte auf einen Sternschnuppenregen.

Nachtrag

Alle Aspekte und Erfahrungen unseres Lebens, alle Erinnerungen, Ängste, Erfolge, Träume und Ziele sind Geschenke, die auf magische Weise Gesundheit, Glück und Heiligkeit enthalten.

Wahre Gesundheit hat nichts mit irgendwelchen Ärzten oder Heilern zu tun, sondern mit innerer Reinheit, Kraft und Geduld. Sie stellen sich ein, wenn wir den Wert unseres Leidens verstehen. Das bedeutet, dass im Verlauf der physischen, psychischen und spirituellen Veränderung harte Arbeit auf uns wartet.

Sie ist das Schwierigste, was wir überhaupt tun können, und wir können sie nur allein erledigen. Andere Menschen können uns helfen, aber letztendlich müssen wir selbst aktiv werden.

Wenn Sie sich selbst heilen, werden Sie Ihre eigenen Einsichten in das Wesen des Wissens und in die Liebe finden, die in allen Menschen vorhanden ist. Jeder Mensch ist heilig. Jeder Mensch ist Liebe, die sich von einer speziellen Form und Persönlichkeit hat einschließen lassen. Wenn Sie das wissen, verbindet schon der kleinste Zipfel von ihr Sie mit dem Glück, denn Glück lässt das Heilige in allen Dingen erahnen.

Einfach dadurch, dass Sie anfangen, Ihr Leben zu heilen, lösen Sie die Heilung in anderen aus und in der Welt, in der wir leben. Der stille Vorgang, im Einklang mit dem zu leben, was Sie sind und sein können, lässt den natürlichen Einfluss des Guten wachsen.

Wenn dieses Gute seinen mannigfaltigen Ausdruck in anderen Menschen findet, bringt es Weisheit und Wissen – das Wissen über die Natur draußen und die Funktionsweise der menschlichen Natur, über die Macht des Geistes und des Denkens in der materiellen Welt. Die Ngagpas waren die ersten Wesen der alten Welt, die dieses Wissen hatten. Sie gaben es weiter, nicht nur an ihre Nachkommen, sondern an die Psyche – den spirituellen Kern – der ganzen Menschheit.

Die Menschheit als Ganzes – das heißt jeder von uns – ist schon seit langem krank. Wir haben unser eigentliches Wesen vergessen. Wir haben aus dem Blick verloren, dass wir nicht nur den Überlebensinstinkt haben, sondern instinktiv auch nach spiritueller Weisheit, Heilung und Glück streben. Wenn wir vergessen, dass wir diese Eigenschaften der inneren Weisheit haben, werden wir unglücklich. Unglücklich sein macht krank. Und so dreht die Spirale sich weiter.

Aber wir brauchen uns nur daran zu erinnern, dass wir selbst, wir alle das Heilmittel sind.

Wenn Sie anfangen, Ihren Geist sowie das Wesen und die Begrenzungen Ihres Denkens zu verstehen, kommen Sie früher oder später an einen Ort des Bewusstseins, der unermesslich ist und außerhalb Ihrer normalen Erfahrungen liegt. Unsere normalen Erfahrungen sind auf unseren Alltagsverstand angewiesen. Der Alltagsverstand glaubt, dass er ein Alltagsbewusstsein hat, und deshalb wird er schüchtern, skeptisch und bedürftig und fühlt sich ohnmächtig. Viele Menschen, die diesem grausamen Schmerz ausgesetzt sind, leben nicht wirklich: Für sie ist das Leben ein Eisberg, und sie sind abgetaucht. Andere bauen sich ein scheinbar erfolgreiches Leben auf, weil sie es schaffen, oben auf dem Eisberg zu bleiben. Sie achten nicht darauf, dass sie langsam in das unermessliche Bewusstsein hineinschmelzen und verschwinden werden.

Und trotzdem ist in diesem Alltagsselbst die Essenz eines höheren Bewusstseins, das einzig das ist, was Sie sind. Es erfüllt alle Dinge, vom Meer bis zum Himmel, vom Ersten, der geboren wird, bis zum Letzten, der stirbt, und Sie kommunizieren mit allen Dingen. Jeder Tag wird zu einem Tag, einem

Tag der Freude und Schönheit, der sich genauso wie Sie aus natürlichem Entzücken am Erschaffen neu erfindet.

Wie erreichen Sie das? Indem Sie die Fähigkeit zum Gleichgewicht entwickeln. Damit ist nicht gemeint, dass Sie ein Ding gegen ein anderes abwägen, oder dass Sie wenig kunstgerecht von Aktion zu Aktion rennen – wahres Gleichgewicht zeigt sich nur in den Räumen zwischen den Augenblicken. Sie dürfen nicht an die Zeit glauben, nur an ihre Auswirkungen.

Um zu wissen, was Gleichgewicht ist, müssen wir unsere Geschichte kennen. Das ist nicht nur die Abfolge von persönlichen, sozialen, kulturellen und globalen Ereignissen, sondern auch die Prägung unseres Selbst durch unser Bewusstsein. Die größte Ungerechtigkeit, die wir als Spezies – jenseits von Grausamkeit, Krieg und Krankheit – einander und uns selbst antun, ist die Tatsache, dass wir unsere Verbundenheit mit allen lebenden Geschöpfen vergessen. Wir ziehen uns in den Alltagsverstand zurück und glauben, wir wären von anderen getrennt, würden über, unter oder neben ihnen stehen und wären deshalb nicht verantwortlich.

Aber wir sind nicht von ihnen getrennt. Wir alle sind das Gesicht des Gottes, an den wir glauben. Auch wenn jeder von uns anders lebt und stirbt, sollten wir nach einer allgemeinen Gleichheit streben, die sich nicht auf äußere Leistungen gründet, sondern auf das Spirituelle, die Einheit und Schönheit unseres Menschseins.

Wir sind Liebe, Weisheit und Mitgefühl. Wir sind unsere größten Leistungen und unsere größten Demütigungen. Wir sind Geheimnis und Klarheit. Wir sind das große Gelächter, das jeder hören kann, wenn wir genau auf das Wirken des Universums in der Natur und in unserem Herzen lauschen. Wir sind das Universum, der Kosmos, der sich hoch hinaufschwingt, damit wir uns selbst erkennen. Wir sind der Kosmos, der sich nach unten neigt, damit seine spirituelle Weisheit in der Welt der Zeit und des Alltagsverstandes genutzt werden kann.

Von Kindheit an sucht jeder von uns in seinem Leben ein Prinzip oder eine Erfahrung, die ihn beseelen kann. Dazu ziehen wir Geschichten, Überzeugungen und Ereignisse heran, die Wichtigkeit und Wert atmen. Dinge, die unsere Vorstellungskraft übersteigen, unterstützen unsere Suche und erlauben uns, unseren Alltagsverstand hinter uns zu lassen. Das ist die Schnittstelle, an der Unmögliches wirklich und bedeutsam sein kann, Wunder und Glaube sich vermischen und alles anerkannt wird.

Viele Leute halten einen Glauben für etwas Verrücktes, Lächerliches, und genau das ist er. Wenn wir glauben, können wir über die festgelegten Überzeugungen unserer Gesellschaft hinausgehen und in die absolute Freiheit des reinen Bewusstseins eintreten.

Wir müssen zu der Einstellung zurückfinden, die wir als Kinder hatten. Die meisten von uns wissen, dass kleine Kinder an alles glauben; genau dies ist der geistige Rahmen, in dem wir Unterscheidungsvermögen und Bewusstheit entwickeln und den Glauben entdecken können.

Der erste Schritt zum Glauben besteht darin, an alles zu glauben; der zweite ist die Erfahrung, dass dieses Alles an uns glaubt, an jeden Einzelnen. Diese Erfahrung existiert jetzt in uns. Wir wissen es, aber wir haben Angst davor. Wir können diese Erfahrung sofort haben, aber wir schrecken zurück. Machen wir die Tür auf. Es ist unser Geschenk an uns selbst.

Das ist die tibetische Lebenskunst.

Danksagung

Die wertvolle Unterstützung von Christopher Walls, Sharon Seager und Dr. Stephanie Wright hat mir die Zeit gegeben, dieses Buch zu schreiben; ihnen sage ich meinen herzlichen Dank.

Fiona Harrold verdanke ich die Bekanntschaft mit meiner wunderbaren, begeisterten und aufrichtigen Herausgeberin Rowena Webb. Ich danke Rosemary Trapnell, Briar Silich und Ian Hughes, dem Art-Director bei meinem englischen Verlag Hodder, für seine Sorgfalt und seine Aufmerksamkeit für die Details. Mein Dank gilt auch Samantha Evans, Katy Follain und Jamie Hodder-Williams sowie allen Mitarbeitern bei Hodder, auf die ich angewiesen war. Kein Buch ist eine Einzelleistung.

Meiner Agentin Kay McCauley bin ich sehr verbunden für ihre Hilfe auf meinem Weg zum Schriftsteller, für ihre Freundschaft und ihre Ratschläge.

Ein großes Dankeschön muss auch an die brillante Schriftstellerin Sarah Stacey gehen, die bei der redaktionellen Bearbeitung des Buches weit über den Ruf der Pflicht hinausgegangen ist und alle wesentlichen Punkte des anspruchsvollen Themas herausgearbeitet hat, ohne meinen Originaltext allzu sehr zu verändern. Ohne sie wäre dieses Buch nicht entstanden. Durch ihre Anleitung habe ich schreiben gelernt, und dafür gebührt ihr mein tief empfundener Dank und Respekt.

Anhang

Der Besuch bei einem Arzt der tibetischen Medizin

Wenn Sie einen Arzt der tibetischen Medizin konsultieren wollen, sollten Sie unbedingt sicherstellen, dass er qualifiziert und kompetent ist. Ein Verzeichnis buddhistischer oder Bön-orientierter tibetischer Ärzte existiert derzeit nicht, aber eine internationale Vereinigung ist im Aufbau.

Die erste Konsultation kann zehn Minuten oder auch zwei Stunden dauern; es kommt darauf an, wie der Arzt Ihren Zustand beurteilt, und was Ihren Bedürfnissen am besten entspricht. Die nachfolgenden Termine finden wöchentlich, monatlich oder dreimonatlich statt. Die Kosten sind ganz unterschiedlich und können auch in einer Spende bestehen; erkundigen Sie sich vorher.

Mit Hilfe der folgenden Richtlinien können Sie von der ersten Konsultation und den anschließenden Behandlungen maximal profitieren. Stellen Sie direkte Fragen und rechnen Sie mit klaren Antworten: Haben Sie keine Angst, Fragen zu stellen und immer weiter zu fragen, bis Sie klare Antworten bekommen, die Sie ganz verstehen.

Diagnose: Der tibetischen Medizin zufolge ist die Diagnose die »absolute Behandlung«. Die richtige, genaue Diagnose gibt dem Arzt Einblick in die Interaktion Ihrer mentalen, emotionalen und physischen Systeme. Diese Einsicht sollte Ihr Selbstheilungspotenzial aktivieren und Ihnen helfen, sich friedlich und klar zu fühlen. Im Allgemeinen wird der Arzt Ihnen auch sagen, wie die Prognose aussieht, wenn Sie Ihre Ernährung, Ihr Verhalten und Ihre Lebensweise nicht wie empfohlen ändern.

Diagnostische Verfahren: Drei Haupttechniken stehen zur Verfügung:

- Der Arzt untersucht den Patienten auf Symptome und Anzeichen hin, die sich durch eine Beobachtung seines Aussehens, seines Charakters, seiner Persönlichkeit und seiner Sprechweise ergeben. Der Arzt sieht sich den Urin und andere Körperausscheidungen an, außerdem die Augen und die Zunge. Bringen Sie zum ersten Termin eine Urinprobe mit.
- Durch respektvolle, sensible Berührungen untersucht der Arzt den Puls, die Körpertemperatur, die Schemata des Körperwachstums, die Haut, die Knochen, die Finger- und Zehennägel und besonders genau die Körperbereiche, die Beschwerden machen. Die Pulsdiagnose offenbart das Wesen der Krankheit und ihre Formen; davon ausgehend kann ein erfahrener Arzt erkennen, wie die Beschwerden entstanden sind, und die beste Art der Behandlung festlegen. Dadurch verstehen Sie nicht nur, was mit Ihnen nicht stimmt, sondern auch warum das so ist und wie Sie Ihre Krankheit und Ihr Leben heilen können. Versuchen Sie, vor und während der Konsultation möglichst entspannt zu sein – dies unterstützt eine akkurate Pulsdiagnose. Wenn spirituelle Übungen Ihnen vertraut sind, können Sie sich vor dem Besuch darauf konzentrieren. Ein guter Arzt wird Ihnen jedoch immer helfen, egal in welcher momentanen Verfassung Sie sind.
- Der Arzt fragt Ihre medizinische Geschichte ab, einschließlich Ess- und Verhaltensgewohnheiten, Symptomen, Krankheiten und Beschwerden, den Auswirkungen von jahreszeitlichen und klimatischen Veränderungen.

Medikamente: Die meisten traditionellen tibetischen Heilmittel können bedenkenlos zusätzlich zu westlichen pharmazeutischen Drogen eingenommen werden. Vergewissern Sie sich aber, dass Ihr tibetischer Arzt alle Medikamente, die Sie eventuell einnehmen, kennt und versteht, denn es könnte beeinflussen, was er verordnet.

Veränderungen der Lebensweise: Der Arzt sollte alle Einflüsse auf Ihre Gesundheit berücksichtigen, denen Sie zum Zeitpunkt der Konsultation ausgesetzt sind. Veränderungen der Lebensweise spielen bei der Behandlung eine Schlüsselrolle, aber möglicherweise empfiehlt der Arzt Veränderungen, die Sie nicht vornehmen können oder wollen. Haben Sie in diesem Fall keine Angst, darüber zu sprechen und zu verhandeln. Wenn es Ihnen möglich ist – und Sie dem Arzt vertrauen –, empfiehlt es sich jedoch, seinem Rat zu folgen.

Weitere Informationen

Wenn Sie mehr über die Arbeit von Christopher Hansard und die Arbeit der anderen Mitarbeiter des Eden Medical Centre erfahren wollen, kontaktieren Sie bitte:

Sharon Seager
General Manager
Eden Medical Centre
63a King's Road
London SW 3 4NT
Telefon: + 44 (0) 20 7881 5800
E-Mail: sas@edenmedicalcentre.com
Website: www.edenmedicalcentre.com

Informationen über die tibetische Bön-Medizin in Europa erhalten Sie unter dieser Anschrift:

Dr. A. M. Ritt und Dr. Ch. Ritt
Institut für tibetische Bön-Medizin
Schottenfeldgasse 3/12
A – 1070 Wien
Telefon: + 43-1-522-433-69

Dieses Institut wird zum Mittelpunkt der Bön-medizinischen Studien in Europa. Es ist auch verbunden mit dem Shen Ting Ling Tibetan Bön Institute.

Register